普通医药院校创新型系列教材

医学免疫学与病原生物学

龚卫娟　主编

U0230672

科学出版社

北京

内 容 简 介

医学免疫学与病原生物学是基础医学中非常重要的课程。本教材共分三篇,医学免疫学部分主要介绍人体免疫系统的组成、功能,固有及适应性免疫应答的规律、产物、超敏反应、自身免疫性疾病、免疫缺陷病、肿瘤及移植排斥反应等疾病的免疫学发病机制、免疫学诊断和防治等;医学微生物学部分主要介绍与医学有关的细菌、病毒和真菌等病原生物的生物学特性、致病性与免疫性、病原学检查方法及流行与防治原则,以控制和消灭感染性疾病和与之有关的免疫损伤等,达到保障和提高人类健康水平的目的;人体寄生虫学部分主要介绍与人类疾病相关寄生虫的基本生物学特性、对人类的危害、流行与防治原则。

为适应继续教育的特点和教学需要,本教材力求既简明扼要,又拓宽视野和加深理解,对专科层次即已熟知的内容进行了大幅削减,但也保证了本门课程固有的知识体系。

本教材可供普通医药院校医学及相关专业本、专科学生,继续教育学员,以及从事各层次医学及医学相关专业教学、管理工作者参考、学习使用。

图书在版编目(CIP)数据

医学免疫学与病原生物学 / 龚卫娟主编. —北京:
科学出版社,2018.3
普通医药院校创新型系列教材
ISBN 978 - 7 - 03 - 056612 - 6

Ⅰ. ①医… Ⅱ. ①龚… Ⅲ. ①医药-免疫学-医学院校-教材②病原微生物-医学院校-教材 Ⅳ. ①R392
②R37

中国版本图书馆 CIP 数据核字(2018)第 036251 号

责任编辑:闵 捷
责任印制:谭宏宇 / 封面设计:殷 靓

科学出版社 出版
北京东黄城根北街 16 号
邮政编码:100717
http://www.sciencep.com

南京展望文化发展有限公司排版
广东虎彩云印刷有限公司印刷
科学出版社发行 各地新华书店经销

*

2015 年 9 月第 一 版 开本:889×1194 1/16
2018 年 3 月第 二 版 印张:10 1/2
2020 年 8 月第五次印刷 字数:285 000

定价:41.00 元
(如有印装质量问题,我社负责调换)

普通医药院校创新型系列教材

专家指导委员会

主 任
龚卫娟

委 员
（按姓氏笔划排序）

丁玉琴　万小娟　王 艳　王劲松　刘永兵
刘佩健　许正新　李吉萍　李国利　肖炜明
吴洪海　张 菁　张 瑜　陈玉瑛　郁多男
季 坚　郑 英　胡 艺　胡兰英　祝娉婷
贾筱琴　龚卫娟　康美玲　梁景岩　葛晓群
程 宏　谢 萍　窦英茹　廖月霞

普通医药院校创新型系列教材

《医学免疫学与病原生物学》
编辑委员会

主 编
龚卫娟

副主编
钱 莉 李国才 田 芳

编 委
（按姓氏笔画排序）

孔桂美 田 芳 阴银燕 严 华 李国才
杨维平 陆 凤 陈红菊 钱 莉 龚卫娟
焦红梅 蔺志杰 潘兴元

审 校
季明春

前　言

　　医学免疫学、医学微生物学和人体寄生虫学是生物医学领域中非常重要的支柱性基础课程，也是国家执业医师资格考试的重要课程，具有完整的理论体系和广泛的实用性，与临床医学及其他生命科学领域学科具有广泛的交叉和渗透。本教材在内容上，由医学免疫学、医学微生物学和人体寄生虫学共三篇组成。医学免疫学的新理论和新技术发展迅速，在临床应用方面越来越受到人们的重视，免疫学相关疾病及防治技术是本教材的重要内容之一。病原生物学的内容编排不仅充分反映临床工作的实际需求，还引入对埃博拉病毒、严重急性呼吸道综合征冠状病毒等病原体的介绍。

　　本教材在内容上突出"科学性、实用性和先进性"的原则，体现医学职业教育的特色，使之更加适应岗位的需要，符合社会的要求；编写时力求突出重点、删繁就简、除旧布新、循序渐进、深入浅出、语言规范、通俗易懂。各部分内容以基础理论知识为主，并适当介绍本学科的一些新进展和新成就。在每章开始有"学习要点"，涵盖掌握、熟悉、了解不同层面的知识点；每章最后附加小结、思考题，以加深对重点内容的理解和掌握。本教材最后附有"推荐补充阅读书目及网站"，以利于读者自学。

　　在对以往使用的教材进行全面调研的基础上，在扬州大学医学院各级领导的带领下，本教材基于《病原生物学与免疫学》进行了修订，对部分内容、概念进行了更新，在医学免疫学、病原生物学中的名词选用上进行了校对，对部分概念解释说明不完全、不恰当之处进行了修正。

　　本教材的出版是全体编委共同努力、合作的结果，由扬州大学出版基金资助。尽管我们为本教材的编写做了很大努力，但医学免疫学和病原生物学的发展迅速，编写内容和文字上如存在疏漏之处，恳请使用本教材的师生和读者给予批评指正，以利于今后不断完善与提高。

主编

2017 年 10 月

前 言

目　录

第二篇　医学微生物学

第七章　病毒概论 088

第八章　常见病毒 095

第一篇

医学免疫学

第一章

基础免疫学

学习要点

- **掌握**：① 免疫的概念、基本功能；固有免疫应答与适应性免疫应答的基本特点；② 巨噬细胞和 NK 细胞的功能；③ 补体的活化及功能；④ 三种专职 APC 的功能；⑤ T 细胞、B 细胞的亚群、功能及应答；⑥ 特异性体液免疫应答中抗体产生的一般规律；⑦ 免疫球蛋白的结构和功能；⑧ 免疫耐受与免疫调节的概念；⑨ 免疫耐受与免疫抑制的区别。
- **熟悉**：① 固有免疫应答的时相；② T 细胞、B 细胞的表面分子；③ 免疫球蛋白的水解片段；④ 免疫耐受机制；⑤ 免疫调节机制。
- **了解**：① 免疫细胞和免疫分子；② 淋巴细胞归巢与再循环；③ 其他固有免疫细胞和分子；④ T 细胞、B 细胞的发育；⑤ 人工制备抗体；⑥ 免疫耐受的临床意义。

第一节 免疫学绪论

一、免疫的概念

近代免疫学认为：免疫是机体的一种生理功能，能够区分"自己"或"非己"，对"非己"物质产生免疫应答并予以清除，而对"自己"物质呈现负免疫应答以维持内环境稳定。免疫具有二重性，在异常情况下会导致机体的损伤。

二、免疫的基本功能

1. **免疫防御**　免疫防御是指机体防御病原生物感染、并清除入侵病原微生物和其他有害物质的能力。过高可引起超敏反应，过低可引起免疫缺陷，易导致机体感染。

2. **免疫自稳**　机体能通过清除体内出现的变性、衰老和死亡细胞，维持内环境相对稳定，以维护机体生理平衡的功能。如果这种功能发生紊乱，易得自身免疫性疾病。

3. **免疫监视**　机体免疫系统具有识别、清除突变细胞和持续性感染细胞的功能。此功能失调可导致肿瘤或持续性感染的发生。

三、免疫系统

人体免疫系统是一个"网络系统"，涉及许多彼此间相互依赖、相互作用的组分（表 1-1）。

1. **免疫器官**

(1) 中枢免疫器官：包括骨髓和胸腺，是免疫细胞发生、分化、发育和成熟的场所。

表 1-1 人体免疫系统的组成

免疫器官		免疫细胞	免疫分子	
中枢	外周		膜型分子	分泌型分子
胸腺	脾脏	固有免疫细胞	TCR	免疫球蛋白
骨髓	淋巴结	吞噬细胞	BCR	补体
	黏膜相关淋巴组织	树突状细胞	MHC 分子	细胞因子
	皮肤相关淋巴组织	NK 细胞	CD 分子	
		NKT 细胞	黏附分子	
		其他细胞	细胞因子受体	
		适应性免疫应答细胞		
		T 细胞		
		B 细胞		

1) 骨髓:不仅是所有免疫细胞发生的场所,而且是除 T 细胞以外的免疫细胞分化成熟的场所,也是免疫应答中抗体产生的主要场所,是血清抗体的主要来源。

2) 胸腺:是 T 细胞发育成熟的主要场所。

(2) 外周免疫器官:包括淋巴结、脾脏和黏膜免疫系统等,是成熟 T 细胞、B 细胞等免疫细胞定居的场所,也是产生免疫应答的场所。

1) 淋巴结:广泛存在于全身非黏膜部位的淋巴通道上,T 细胞、B 细胞及其他免疫细胞有组织地分布其中。树突状细胞(dendretic cell,DC)等抗原提呈细胞(antigen presenting cell,APC)摄取抗原后可迁移至淋巴结,并将加工处理过的抗原提呈给 T 细胞,使其活化、增殖、分化为效应 T 细胞。淋巴结中的 B 细胞可识别游离的或被滤泡树突状细胞(folliclular dendretic cell,FDC)捕获的抗原,在 T 细胞的辅助下,活化、增殖、分化为浆细胞,并分泌抗体。髓窦中的巨噬细胞可吞噬并清除由组织进入淋巴液的病原体和毒素,具有重要的过滤功能。

2) 脾脏:负责对血源性抗原产生免疫应答,还可清除血液中衰老死亡的血细胞、免疫复合物等,从而使血液得到净化。脾脏也是 B 细胞外周发育的重要场所。

3) 黏膜免疫系统:也称黏膜相关淋巴组织(mucosal-associated lymphoid tissue,MALT),主要指呼吸道、消化道及泌尿生殖道的黏膜上皮淋巴细胞、黏膜固有层中无被膜的弥散淋巴组织,以及扁桃体、阑尾等集聚化的淋巴组织。该系统对入侵黏膜表面的病原体产生免疫应答,在局部免疫中发挥重要作用。

(3) 淋巴细胞归巢与再循环:成熟淋巴细胞离开中枢免疫器官后,可选择性迁移并定居于外周免疫器官或组织的特定区域,称为淋巴细胞归巢。定居在外周免疫器官的淋巴细胞,可由淋巴循环进入血液循环,在毛细血管后微静脉处穿越高内皮静脉(high endothelial venule,HEV),重新分布于全身淋巴器官和组织。淋巴细胞在血液、淋巴液、淋巴器官和组织间反复循环的过程称为淋巴细胞再循环。

2. 免疫细胞　　免疫细胞主要由执行非特异性免疫功能的固有免疫细胞和具有特异性免疫功能的适应性免疫细胞组成。

3. 免疫分子　　抗体、BCR 和 TCR 分子作为特异性免疫分子,均包含可变区和恒定区。可变区是特异性结合表位的区域。

具有非特异性免疫功能的免疫分子有很多,如补体、细胞因子、MHC 分子、CD 分子等。

四、免疫应答的种类及特点

机体的免疫细胞通常处于静止状态,必须被抗原活化,经免疫应答产生效应细胞和分子后,才能执行免疫功能。免疫应答是免疫系统识别和清除抗原的过程。根据免疫应答识别的特点、获得形式及效应机制,分为固有免疫应答和适应性免疫应答两类。

固有免疫是机体出生就具有的,在长期进化过程中逐渐形成。固有免疫细胞不经历克隆扩增而能快速应答,是机体抵御病原体入侵的第一道防线。

适应性免疫应答分为三个阶段:① 识别阶段,指 APC 加工、处理并提呈抗原给特异性 T 细胞的阶段;② 活化、增殖和分化阶段,指被特异性抗原选择、活化的 T 细胞、B 细胞经历克隆增殖,并终末分化为效应细胞的阶段;③ 效应阶段,是抗体和效应 T 细胞清除抗原并产生免疫记忆的阶段。与固有免疫应答相比,适应性免疫应答具有特异性、多样性和记忆性等显著特点。

固有免疫与适应性免疫相辅相成,密不可分。固有免疫往往是适应性免疫的先决条件和启动因素,适应性免疫的应答产物大大促进固有免疫应答的效应。

第二节　固有免疫系统

固有免疫系统不仅是快速反应的早期屏障,而且还是获得性免疫系统的激活者和调控者。

一、固有免疫系统的组成

1. 组织屏障

(1) 皮肤黏膜屏障:为机体防御入侵者的第一道防线。皮肤是机体外表面的主要屏障,黏膜是机体内表面的重要屏障。

(2) 血-脑屏障:能阻挡血液中的病原体和其他大分子物质进入脑组织及脑室,保护中枢神经系统。婴幼儿血-脑屏障尚未发育完善,易发生中枢神经系统感染。

(3) 血-胎屏障:由子宫内膜的基蜕膜和胎儿绒毛膜滋养层细胞组成,可阻挡母体感染的病原体进入胎儿内。在妊娠 3 个月内胎儿发育尚不完善,风疹病毒、巨细胞病毒等可进入胎儿体内,引起畸胎或流产。

2. 固有免疫细胞

(1) 吞噬细胞:主要包括单核-巨噬细胞和中性粒细胞两大类。

1) 单核-巨噬细胞:包括血液中单核细胞和组织器官中的巨噬细胞。单核细胞来源于骨髓,占血液中白细胞总数的 3%～8%,胞质中富含溶酶体,进入组织器官后发育为巨噬细胞。

巨噬细胞的生物学功能主要包括:① 直接识别、吞噬并清除病原体。巨噬细胞可通过其表面 PRR 受体,直接识别病原体来源的 PAMP 和衰老、损伤或凋亡的自身细胞表面的特定分子结构;还可通过表面 Fc 受体和补体受体,识别抗体或补体结合的病原体,通过吞噬或吞饮作用将抗原摄入胞内形成吞噬体。在吞噬体内,可通过氧依赖和氧非依赖的自由基杀伤病原体。吞噬体还可与溶酶体融合形成吞噬溶酶体,在多种水解酶的作用下,进一步使细菌消化降解。② 加工和提呈抗原。巨噬细胞是专职 APC,可将摄入的外源性抗原和内源性抗原(是指在 APC 的内或外)加工处理,并以抗原肽- MHCⅡ/Ⅰ类分子复合物的形式展示于细胞表面,供 CD4$^+$ 和 CD8$^+$ T 细胞识别。③ 参与和促进炎症反应。巨噬细胞可表达多种细胞因子和趋化因子受体,被募集至感染部位并被活化,从而吞噬和清除病原体。巨噬细胞可还分泌多种炎性细胞因子如 IL - 8、IL - 1β、TNF - α、IL - 6 等参与炎症反应,甚至分泌多种胞外酶引起组织细胞损伤。④ 抗肿瘤和抗病毒作用。当巨噬细胞被脂多糖及 IFN - γ 等细胞因子激活后,可将活性氧、氮自由基和酶类物质释放至胞外,杀伤肿瘤或病毒感染细胞。此外,活化巨噬细胞还可通过分泌大量 TNF - α 诱导肿瘤或病毒感染细胞发生凋亡,在抗肿瘤和病毒特异性抗体参与下,通过抗体依赖的细胞介导的细胞毒性作用(antibody-dependent cell-mediated cytotoxicity,ADCC)效应杀伤肿瘤和病毒感染细胞。⑤ 免疫调节作用。活化的巨噬细胞可分泌多种细胞因子对其他免疫细胞功能进行调节。如 IL - 1β 促进 T 细胞、B 细胞活化、增殖和分化;IL - 6 促进 B 细胞增殖分化;IL - 12、IL - 15 和 IL - 18 促进 T 细胞、NK 细胞增殖和分化;分泌 IL - 10 抑制单核-巨噬细胞的活化、NK 细胞活化等。

笔记栏

2）中性粒细胞：占循环白细胞总数的 60%～70%，但存活期仅数天，组织中所需的中性粒细胞可以不断从血液中补充。中性粒细胞有很强的趋化作用和吞噬功能，当病原体入侵时，它们可在趋化因子的作用下迅速穿越血管内皮细胞进入感染部位，展现出极强的吞噬杀伤作用。中性粒细胞表面有 Fc 受体和补体受体，也可通过调理作用促进和增强其杀菌作用。

（2）NK 细胞：主要分布于外周血和脾脏，能杀伤肿瘤细胞、病毒感染细胞、细菌、寄生虫和真菌。它们可以直接通过穿孔素/颗粒酶途径、Fas/FasL 途径、TNF-α/TNFR-I 途径诱导靶细胞凋亡，亦可通过 ADCC 发挥作用。NK 细胞是机体抗肿瘤和病毒感染细胞的第一道防线。

NK 细胞不表达特异性抗原识别受体，其活化由其表面活化性受体转导的活化性信号和抑制性受体转导的抑制性信号之间的平衡来决定。活化信号通常是靶细胞表面一些特殊的糖类或蛋白分子；而自身细胞则因为表面 MHC Ⅰ 类分子与杀伤细胞免疫球样蛋白样受体结合（killer Ig-like receptor, KIR），传递抑制信号而免受攻击。当细胞受到病毒感染或成为肿瘤细胞时，往往会下调 MHC Ⅰ 类分子表达以逃逸 CTL 细胞攻击，或同时诱导表达 MHC Ⅰ 类相关抗原分子（MHC class I chain-related protein A, MICA）激活 NK 细胞。

（3）γδT 细胞：γδT 细胞表面抗原受体缺乏多样性，主要识别某些病原体或感染/突变细胞表达的共同抗原，如热休克蛋白、CD1 提呈的脂类抗原等。它们还可直接识别某些多肽抗原，无须 MHC 提呈。γδT 细胞是皮肤黏膜局部抗病毒感染的重要效应细胞，对肿瘤细胞也有一定的杀伤作用，其杀伤机制与 NK 细胞基本相同。此外，活化的 γδT 细胞可分泌多种细胞因子参与免疫调节。

（4）NKT 细胞：是指表面具有 NK1.1 的 T 细胞，主要分布于肝、骨髓和胸腺。其 TCR 分子缺乏多样性，抗原识别谱窄，可识别 CD1 分子提呈的脂类和糖类抗原，不受 MHC 限制。NKT 细胞可以非特异性杀伤肿瘤细胞和病毒或胞内寄生菌感染的细胞，也可分泌 IL-4、IFN-γ 等细胞因子参与免疫调节和炎症反应。

（5）B1 细胞：表面具有 CD5 和 IgM，但无 IgD，来源于胚肝，主要存在于腹腔、胸腔和肠壁固有层，具有自我更新能力。其 BCR 缺乏多样性，抗原识别谱窄，主要识别某些细菌表面共有的糖类抗原，48 h 内即可产生以 IgM 为主的低亲和力抗体，不产生免疫记忆。

（6）其他细胞：嗜碱性粒细胞约占循环白细胞的 0.2%，可被招募至组织。肥大细胞存在于黏膜和结缔组织中。尽管二者的形态特征和分布有所不同，但功能非常相似，均可释放组胺、肝素和过敏性嗜酸性粒细胞趋化因子，为参与 Ⅰ 型超敏反应的重要效应细胞。嗜酸性粒细胞占循环白细胞的 1%～3%，在抗寄生虫感染中发挥重要活性。另外，其释放的组胺酶和芳基硫酸酯酶，可灭活肥大细胞释放的组胺和白三烯，具有抑制炎症的作用。

3. 固有免疫分子

（1）补体系统：是最重要的固有免疫分子，包含 30 余种蛋白质，主要由肝脏合成，存在于血液和组织中。补体蛋白大多是酶原类物质，在发挥作用前必须激活。补体激活有三条途径，最终汇集于共同的末端途径。

1）经典途径：最早发现的补体激活途径。免疫复合物（immune complex，IC）是其主要激活物，该途径必须等抗体产生后才发挥作用。

C1 复合物是这条途径激活的关键成分，由一个 C1q 与两个 C1r 和 C1s 分子组成。C1 生理状态下与抑制剂结合，其激活需满足以下条件：① C1 结合到 IgM 或 1gG3、IgG1 及 IgG2 的补体结合位点；② 单个 C1 分子必须同时与两个以上补体结合位点结合才能活化；③ 仅 IC 可激活补体，游离抗体不能激活补体。

活化的 C1s 裂解 C4，产生的大片段 C4b 可共价黏附于附近的细胞表面。在有镁离子存在时，C2 能结合到 C4b，随即被附近的 C1s 分子裂解，产生的大片段 C2a 可与 C4b 结合形成 C4b2a 复合物，即经典途径中的 C3 转化酶，可以裂解 C3。C3 转化酶从 C3 分子上切去一个 C3a 小片段，C3b 分子通过共价键与 C4b2a 结合，形成新的复合物 C4b2a3b，即为经典途径的 C5 转化酶，其切割产物 C5b 进入末端途径。

2）旁路途径：进化最早的补体激活途径。其激活物包括某些细菌内毒素、酵母多糖、葡聚糖、凝聚的 IgA 和 IgG4 等,可以在病原体入侵早期发挥作用。

C3 在旁路途径中起着关键作用。由 C3 缓慢自发性水解产生或由其他补体激活途径产生的 C3b 可与 B 因子形成复合物,复合物中的 B 因子可被 D 因子酶解,从而产生 C3bBb,即旁路途径的 C3 转化酶,能非常有效地把 C3 蛋白转变成 C3b,继续结合到细菌表面,形成了一个正反馈环,放大反应。当更多的 C3b 分子加入到 C3bBb分子中,便形成了 C5 转化酶。

3)凝集素激活途径:最晚发现的一条途径。这条途径的核心成分是甘露糖结合凝集素 (mannose binding lectin,MBL),可识别多种病原体表面所特有的甘露糖等糖类分子,也可以在感染早期发挥作用。

正常血清中 MBL 水平极低,在感染早期,巨噬细胞和中性粒细胞可产生 TNF - α、IL - 1 和 IL - 6 等细胞因子,导致机体发生急性期反应,并诱导肝细胞分泌 MBL。MBL 可与 MBL 相关丝氨酸蛋白酶(MBL associated serine protease,MASP)结合。当 MBL 与甘露糖结合后,MASP 就发挥水解酶的功能,裂解 C3 产生 C3b,随后的步骤与经典途径一致。

三条激活途径的末端途径相同,其主要过程为:先由 C6、C7、C8 依次加入 C5b,形成亲脂性孔道,C9 加入后形成具有完全溶解活性的攻膜复合物(membrane attack complex,MAC)。MAC 是由 12~15 个 C9 分子和 1 个 C5b678 复合体结合组成的,在细胞膜上形成内径约 11 nm 的孔道,允许可溶性小分子物质、离子和水分子通过,不允许蛋白质等大分子从胞质逸出。水和离子进入细胞引起渗透性溶解,最终造成细胞溶解和破坏。

补体系统的作用具有非特异性,为防止其攻击自身细胞,补体的级联反应受到严格调控。① 补体激活过程中的中间产物极不稳定,是补体级联反应的重要自限因素。例如,C3b 在 60 μs 内不能结合到细胞表面,则会被灭活。② 自身细胞表面具有许多调控蛋白来抑制补体的功能。例如,衰变加速因子(decay accelerating factor,DAF)可以和其他补体调控蛋白一起作用,加快 C3 转化酶的分解;CD59 可以阻止 MAC 在自身细胞表面钻孔。

除了裂解细菌,补体系统还有其他功能。① 调理活性,当 C3b 黏附到病原体表面时,它能被血清蛋白切割为一个较小片段,灭活的 iC3b。在吞噬细胞表面有补体受体能结合 iC3b,从而促进吞噬作用。② 引起炎症反应,补体的裂解片段能作为趋化因子募集其他免疫细胞。C3a 和 C5a 是 C3 和 C5 的裂解时释放出的小片段,它们招募巨噬细胞和中性粒细胞,并激活这些细胞,增强它们的吞噬杀伤功能,还能与肥大细胞和嗜碱性细胞结合,诱导其脱颗粒,释放组胺和其他活性介质,促进炎症反应。③ 免疫黏附作用,C3b 可与 IC 形成复合物,该复合物可与红细胞、血小板表面的补体受体结合,继而转运至肝脏和脾脏,被巨噬细胞清除。免疫黏附是机体清除循环 IC,防止 IC 在组织中的沉积引发超敏反应的重要机制。④ 参与免疫调节,补体参与 B 细胞的发育成熟和免疫记忆功能。

作为天然免疫的重要组分,补体系统不仅在机体早期抗感染免疫机制中发挥重要作用,而且还参与适应性免疫应答的启动、效应和维持。补体通过与适应性免疫相互作用,有助于机体形成完备的免疫应答机制,以完善免疫系统的功能。

(2)其他固有免疫分子:机体中还存在溶菌酶和防御素等固有免疫分子,对细菌、真菌和某些有包膜病毒具有直接杀伤作用。细胞因子亦参与固有免疫,如直接抗病毒的 IFN - α/β,诱导和促进炎症反应的 IL - 1、IL - 6、TNF - α 和 IL - 8 等,诱导和增强抗肿瘤作用的 IFN - γ、GM - CSF、IL - 12 和 IL - 21 等。

二、固有免疫应答

1. 固有免疫应答的时相　　机体接触病原体后,固有免疫应答的发生可大致分为 3 个阶段:瞬时固有免疫应答阶段、早期固有免疫应答阶段和适应性免疫应答诱导阶段。

瞬时固有免疫应答发生于感染 0~4 h 内。皮肤黏膜及其分泌液中的抗菌物质和正常菌群作为物理、化学和微生物屏障,可阻挡外界病原体对机体的入侵,具有即刻防御作用。少数病原体突破屏障结构,进入皮肤和黏膜下组织后,可被局部的巨噬细胞迅速吞噬清除。有些病原体可激活补体

笔记栏

而被溶解破坏,补体裂解产物可引发局部的炎症反应。在促炎因子的作用下,局部血管内中性粒细胞被活化,穿过血管内皮进入感染部位。绝大多数病原体感染终止于此时相。

早期固有免疫应答发生于感染后 4~96 h 之内。在某些细菌成分如脂多糖(lipopolysaccharide,LPS)、感染部位产生的 IFN-γ 和粒细胞-巨噬细胞集落刺激因子(granulocyte-macrophage colony-stimulating factor,GM-CSF)等作用下,感染周围组织中的巨噬细胞被募集到炎症反应部位并被活化,增强局部的抗感染能力。同时局部血管通透性增强,血小板和内皮细胞活化,形成血栓阻止炎症扩散;内源性致热源可引起机体发热;大量中性粒细胞入血;刺激肝脏合成急性期蛋白,如 C-反应蛋白,MBL 等;某些 B1 细胞还可在 48 h 内产生 IgM 为主的抗体;NK、NKT 及 γδT 细胞可杀伤破坏病毒感染和某些胞内感染的细胞。

适应性免疫应答诱导阶段发生于感染 96 h 之后。此时,活化的巨噬细胞和 DC 上调表面的MHC 分子及共刺激分子,进入附近的外周免疫器官,为特异性免疫应答的启动做好准备。

2. 固有免疫系统成员的协同效应　　为了更有效地抵御病原体入侵,固有免疫系统各成员间必须进行合作。在细菌感染期间,NK 细胞识别 LPS 等分子,产生大量 IFN-γ,活化巨噬细胞,促使它们产生大量 TNF。TNF 可与巨噬细胞表面受体结合,促使巨噬细胞分泌 IL-12。TNF 和IL-12 共同影响 NK 细胞,继而促进 IFN-γ 分泌。

吞噬细胞和补体系统也有协同作用。C3b 能调理病原体,增强吞噬细胞的吞噬能力,而激活的巨噬细胞也可以产生 C3、B 因子和 D 因子等补体蛋白。在炎症反应中,巨噬细胞分泌炎性物质可增加血管的渗透性,促进更多补体蛋白释放到组织中。

第三节　适应性免疫系统

适应性免疫系统包括 T、B 两种特异性淋巴细胞和 APC。APC 是能摄取加工抗原,并通过MHC 分子提呈给 T 细胞,启动适应性免疫应答的细胞。专职 APC 包括 DC,巨噬细胞和 B 细胞。T 细胞是具有高度异质性的群体,其中 CD4+ Th 细胞和 CD8+ CTL 细胞被 APC 激活,增殖、分化为效应 T 细胞,通过释放细胞因子和细胞毒性介质产生特异性细胞免疫效应。B 细胞直接识别抗原后,在 CD4+ Th 细胞的辅助下,增殖分化为浆细胞,产生抗体介导特异性体液免疫效应。适应性免疫应答清除抗原的效率更高,且有免疫记忆性。

一、特异性细胞免疫

1. MHC 分子　　参与特异性免疫应答的 MHC 分子有 I 类和 II 类两种类型。MHC I 类分子在机体绝大多数有核细胞表面表达,能将内源性抗原提呈给 CTL 细胞;MHC II 类分子仅表达在专职 APC 及活化 T 细胞表面,负责将外源性抗原提呈给 Th 细胞。不同 MHC 分子结合不同基序的抗原短肽。MHC 分子存在交叉提呈现象,表现为 MHC I 类分子提呈外源性抗原,在肿瘤及病毒特异性免疫应答中发挥重要作用。

2. 专职 APC　　专职 APC 包括 DC、巨噬细胞和 B 细胞,它们组成性表达 MHC 分子和共刺激分子,刺激 T 细胞活化。

(1) DC:是目前发现功能最强、唯一激活初始 T 细胞的抗原提呈细胞。皮肤、黏膜组织中 DC为未成熟 DC,仅低水平表达 MHC 分子和共刺激分子,但具有强大的抗原摄取和加工能力。它们通过模式识别受体(pattern recognition receptor, PRR)识别病原体特有的分子模式(pathogen-associated molecular pattern, PAMP),吞噬病原体,向局部引流淋巴结迁移并成熟,上调 MHC 和共刺激分子的表达,显著增强抗原提呈能力。

(2) 巨噬细胞:活化 T 细胞进入感染部位后在局部巨噬细胞的刺激下,分化形成效应细胞,发挥免疫功能。

（3）B细胞：初始B细胞主要捕获可溶性抗原，在辅助性Th2细胞的帮助下，活化B细胞提呈抗原肽给Th2细胞，通过接受Th2细胞的CD40L和IL-4的刺激，分化形成浆细胞。与其他APC相比，由于BCR对抗原具有很高的亲和力，B细胞可以富集低浓度抗原。

3. T细胞

（1）T细胞表面分子

1）TCR-CD3复合体：TCR可分为αβ和γδ两型，αβ TCR特异性识别MHC分子提呈的抗原肽。αβ TCR分子在识别抗原时，既识别特异性抗原肽，又识别MHC分子的多态性部位，具有"双识别"的特性。CD8$^+$T细胞仅识别MHC Ⅰ类分子提呈的抗原，具有MHC限制性。γδ分子多态性较低，识别CD1分子提呈的非肽抗原和热休克蛋白等，无MHC限制性。TCR在胞质区很短，不能有效传递抗原结合信号。CD3分子由γ、δ、ε、ζ、η五种肽链组成，可以与TCR形成复合体。CD3分子的胞内区很长，含有免疫受体酪氨酸活化基序（immune receptor tyrosine-based activation motif, ITAM）。因此，T细胞通过TCR识别特异性抗原，经CD3分子传递活化信号。

2）CD4和CD8：成熟T细胞只能表达CD4或CD8，CD4与MHCⅡ类分子结合，CD8分子与MHC Ⅰ类分子结合。它们不仅可加强T细胞和APC之间的亲和力，还参与TCR介导的信号传递，所以被称为共受体。CD4还是HIV壳膜蛋白gp120的受体，是人类免疫缺陷病毒（human immunodeficiency virus, HIV）侵入并感染CD4$^+$T细胞的重要机制。

3）共刺激分子：传递T细胞活化所必需的共刺激信号。目前研究最清楚的共刺激分子是CD28和CTLA-4，它们的配体都是表达于APC表面的CD80/86分子。CD28表达于90%CD4$^+$T细胞和50%CD8$^+$T细胞，提供活化信号。CTLA-4只在活化T细胞中表达，其与CD80/86的亲和力显著高于CD28，但传递抑制信号，抑制T细胞的活化。

4）黏附分子：T细胞表面具有CD2、LFA-1等大量黏附分子，可以与APC表面的CD58和ICAM-1相互作用，增强两者间的亲和力，参与免疫突触的形成。

（2）T细胞的发育成熟：T细胞由骨髓产生，迁移至胸腺发育成熟。在胸腺皮质中，前体T细胞首先进行TCR重排，如果成功重排γ、δ链，则发育成为γδ T细胞；如果不成功，则尝试重排β链，如果成功，则前体T细胞增殖，继续重排α链并表达成CD3、CD4与CD8分子，表达αβ TCR-CD3复合体。如果不能重排出功能性β链，前体T细胞凋亡。CD4与CD8双阳性前体T细胞在皮质中经历阳性选择，不能识别自身MHC分子的细胞凋亡，由此获得MHC限制性。阳性选择的同时，如果前体T细胞TCR识别MHCⅡ类分子，则发育成CD4单阳性T细胞；如果TCR识别MHC Ⅰ类分子，前体T细胞表达CD8分子，发育成CD8单阳性T细胞。

单阳性T细胞在CCR7等趋化因子的帮助下进入皮质-髓质交界处，并进行阴性选择，能够以较高亲和力识别自身抗原肽-MHC复合物的细胞被克隆删除。髓质胸腺上皮细胞（medullary thymic epithelial cell, mTEC）在阴性选择中发挥重要作用。mTEC会表达转录调控因子AIRE，使绝大多数组织特异性表达的基因得以在胸腺表达，这样，经过阴性选择的T细胞不能识别外周的自身抗原，获得了自身耐受性。

经过阴、阳性选择后，成熟T细胞数量仅占进入胸腺前体T细胞的1%～3%，它们输出外周后定居在淋巴组织中，发挥特异性细胞免疫功能。

（3）T细胞亚群

1）根据T细胞所处的活化阶段：分为初始、效应和记忆T细胞（memory T cell, Tm）。初始T细胞是从未接受抗原刺激的成熟T细胞，处于细胞周期的G$_0$期，存活期短，参与淋巴细胞再循环。初始T细胞在外周淋巴器官内接受抗原刺激而活化，并最终分化为效应T细胞（effector T cell, Teff）和Tm细胞。Teff存活期亦较短，表达高水平的高亲和力IL-2R和黏附分子，不参与淋巴细胞再循环，而是向外周炎症组织迁移。Tm细胞亦处于细胞周期的G$_0$期，但存活期长。再次免疫应答时，它们向外周炎症组织迁移，接受抗原刺激后可迅速活化增殖，并分化为Teff和Tm细胞。

笔记栏

2) 根据 TCR 的不同：αβ T 细胞占成熟 T 细胞的 90%～95%，分布于外周血和外周淋巴组织，介导特异性细胞免疫和参与免疫调节。γδ T 细胞仅占成熟 T 细胞的 5%～10%，主要分布于皮肤和黏膜组织，识别 CD1 分子提呈非肽抗原热休克蛋白等，无 MHC 限制性，具有抗感染和抗肿瘤作用。

3) 根据共受体的不同：可分为 $CD4^+$ T 细胞和 $CD8^+$ T 细胞。$CD4^+$ T 细胞活化后主要分化为辅助性 T 细胞(T helper, Th)和调节性 T 细胞(regulatory T cell, Treg)，$CD8^+$ T 细胞活化后分化为细胞毒性 T 细胞(cytotoxic T lymphocyte, CTL)。

4) 根据效应功能的不同：可分为 Th 细胞、CTL 细胞和 Treg。Th 细胞主要通过分泌不同细胞因子来调节免疫系统，又可以分为 Th1 细胞、Th2 细胞、Th17 细胞和滤泡辅助 T 细胞(follicular help T cell, Tfh)。Th1 细胞主要分泌 IL-2、IFN-γ 等细胞因子，介导细胞免疫应答，主要表现为增强巨噬细胞的吞噬杀伤活性，提高 CTL 细胞的杀伤能力，并参与迟发型超敏反应。Th2 细胞主要分泌 IL-4、IL-5、IL-10 和 IL-13 等细胞因子，促进 B 细胞的增殖分化和抗体的生成，并在超敏反应和抗寄生虫感染中发挥重要作用。Th17 细胞分泌 IL-17 等细胞因子，在自身免疫性疾病和感染性疾病中发挥调节作用。Tfh 细胞主要分泌 IL-21，在淋巴滤泡中辅助 B 细胞分化为浆细胞产生抗体。需要指出的是，Th 细胞的各种亚群不是一成不变的，在一定细胞因子环境下可以相互转变。

CTL 细胞指表达 αβ TCR 的 $CD8^+$ T 细胞，介导特异性杀伤效应，对抗肿瘤、抗病毒具有重要意义。

Treg 的表型特征为 $CD4^+CD25^+Foxp3^+$，根据产生场所不同，又可分为在胸腺内诱导分化的自然调节性 T 细胞(natural Treg, nTreg)和由外周抗原刺激产生的诱导性调节性 T 细胞(inducible Treg, iTreg)。Treg 通过直接接触和分泌 IL-10、TGF-β 等细胞因子来发挥免疫调节作用，抑制 $CD4^+$ T 细胞、$CD8^+$ T 细胞、B 细胞及 NK 细胞等的活性，是免疫应答的重要负调节因子。

知识拓展

滤泡性辅助性 T 细胞

滤泡性辅助性 T 细胞(follicular T-helper cell, Tfh)是近年来发现存在于生发中心的一种特殊辅助性 T 细胞，其表达 CXCR5、PD-1、ICOS、Bcl-6、IL-21 等分子。Tfh 细胞在生发中心中参与高亲和力 B 细胞的选择机制尚不清楚。2014 年清华大学祁海教授在 *Nature* 杂志发表研究论文，揭示 T 细胞、B 细胞之间的一种相互作用模式，并证实 ICOS 配体分子促进细胞间接触。

---

(4) T 细胞对抗原的识别：T 细胞与 APC 的结合分为非特异性结合和特异性结合两个阶段。首先由黏附分子介导 T 细胞与 APC 间发生短暂而可逆的结合，为 TCR 结合特异性抗原肽-MHC 复合物创造机会。未能识别相应抗原的 T 细胞与 APC 分离，再次进入淋巴细胞循环。若 T 细胞发现对应特异性抗原肽-MHC 复合物，则稳定并延长 APC 与 T 细胞间的结合(可持续数天)，从而诱导抗原特异性 T 细胞活化和增殖。

在 APC 与 T 细胞相互作用的过程中，多种信号分子聚集在富含神经鞘磷脂和胆固醇的脂筏中，并相互靠拢成簇，形成免疫突触。其中心区为 TCR 和抗原肽-MHC 复合物、CD4/CD8、CD28 及其配体分子，周围环形分布着大量黏附分子。这种结构有助于增强 T 细胞与 APC 间的亲和力，并促进 T 细胞的信号转导，有利于 T 细胞的激活。

(5) T 细胞的活化与分化：T 细胞的充分活化需要三个信号：① 特异性抗原结合信号。② 共刺激信号，如缺乏此信号，T 细胞将进入无能状态。③ 细胞因子信号，多种细胞因子参与 T 细胞的增殖与分化过程，其中最重要的是 IL-2。IL-2R 由 α、β、γ 链组成，静止 T 细胞仅表达低水平的中等亲和力 IL-2R(由 βγ 链组成)，活化 T 细胞可表达高亲和力 IL-2R(由 αβγ 链组成)，并分泌 IL-2。通过自分泌和旁分泌作用，IL-2 与 T 细胞表面 IL-2R 结合，诱导 T 细胞增殖和分化。

初始 $CD4^+$ T 细胞活化后形成 Th0 细胞，在局部微环境不同细胞因子的调控下分化。IL-12 和 IFN-γ 等可促进 Th0 细胞向 Th1 细胞极化；IL-4 等可促进 Th0 细胞向 Th2 细胞极化；TGF-β 和

IL-6(小鼠)或 IL-1β 和 IL-6(人)可诱导 Th0 细胞向 Th17 细胞极化,TGF-β 和 IL-2 可诱导 Th0 细胞向 Treg 极化。Th1 细胞和 Th2 细胞应处于相对平衡状态,Th1 细胞分泌的 IFN-γ 可促进更多 Th1 细胞形成,同时抑制 Th2 细胞的增殖;相反,Th2 细胞分泌的 IL-4 和 IL-13 可促进 Th2 细胞的形成,同时抑制 Th1 细胞的形成。许多疾病的发生和结局与 Th1/Th2 失衡有直接关系,如类风湿关节炎和多发性硬化症与 Th1 细胞因子分泌过多有关,而特应性皮炎和支气管哮喘与 Th2 细胞因子分泌过多有关。

初始 CD8+ T 细胞的激活有两种方式:① 依赖 Th 细胞方式,靶细胞一般低表达或不表达共刺激分子,不能有效激活初始 CD8+ T 细胞。待其凋亡后,靶细胞内产生的病毒抗原和肿瘤抗原,以及脱落的供体细胞同种异体 MHC 抗原等可被 APC 摄取,通过 MHCII类分子提呈给 Th 细胞。活化的 Th 细胞还释放细胞因子作用于初始 CD8+ T 细胞,促进其增殖。② 不依赖 Th 细胞方式,主要是高表达共刺激分子的病毒感染 DC,可不需要 Th 的辅助而直接刺激 CD8+ T 细胞产生 IL-2,诱导其自身增殖并分化为 CTL 细胞。

(6) T 细胞的免疫效应

1) Th 细胞的效应:效应性 Th1 细胞主要通过分泌细胞因子及表面高表达共刺激分子 CD40L 分子发挥效应,在宿主抗胞内病原体感染中起重要作用。Th1 细胞分泌 IFN-γ 及表面 CD40L 分子,充分激活巨噬细胞,使其产生更强的呼吸爆发效应,产生更多的反应性自由基,彻底清除胞内病原体。Th1 细胞产生 IL-3 和 GM-CSF,促进骨髓干细胞分化为单核细胞。Th1 细胞还可产生 TNF-α 等细胞因子,促进单核细胞募集到炎症部位发挥活性。Th1 细胞产生 IL-2 等细胞因子,促进 Th1 细胞、Th2 细胞、CTL 细胞和 NK 细胞的活化增殖,放大免疫效应。Th1 细胞分泌的 IFN-γ 可促进 B 细胞产生调理性抗体,增强巨噬细胞的吞噬功能。Th1 细胞产生的 TNF-α 等可活化中性粒细胞,促进其杀伤病原体。

2) Th2 细胞的效应:① Th2 细胞产生 IL-4、IL-5、IL-10、IL-13 等细胞因子,辅助 B 细胞分化为浆细胞,产生不同类型抗体。② Th2 细胞分泌的细胞因子可激活肥大细胞、嗜碱性粒细胞和嗜酸性粒细胞,参与超敏反应和抗寄生虫感染。

3) Th17 细胞的效应:① Th17 细胞分泌 IL-17,刺激上皮细胞、角朊细胞等分泌防御素等抗菌物质,增强抗感染能力。② Th17 细胞产生 IL-1β、IL-6、TNF 等炎症因子诱导局部炎症反应。③ Th17 细胞分泌粒细胞集落刺激因子(granulocyte colony-stimulating factor, G-CSF)和 GM-CSF 等活性因子,刺激骨髓生成更多的髓系细胞,并激活中性粒细胞和单核细胞。④ Th17 细胞分泌 IL-8 等趋化因子,募集中性粒细胞和单核细胞至炎症部位。

4) CTL 细胞的效应:外周淋巴组织内生成的效应 CTL 细胞在趋化因子作用下向感染灶聚集,可以高效、特异地杀伤被病毒或某些胞内寄生菌感染的宿主细胞、肿瘤细胞等。效应 CTL 细胞高表达黏附分子(如 LFA-1、CD2),可有效结合表达相应受体的靶细胞。一旦 TCR 特异性识别抗原,TCR 的激活信号可增强效-靶细胞表面黏附分子的水平及亲和力,有效形成免疫突触。活化 CTL 发生极化,其高尔基体与胞质中的细胞毒颗粒等均向效-靶细胞接触部位重新排列,从而保证 CTL 分泌的非特异性效应分子仅特异作用于直接接触的靶细胞,不影响邻近正常细胞。

CTL 主要通过两条途径杀伤靶细胞:① 穿孔素/颗粒酶途径,穿孔素储存于胞质颗粒中,其序列与补体 C9 分子有同源性,也可以形成类似于 MAC 的孔道,颗粒酶 B 等通过此孔道进入靶细胞,激活凋亡相关的信号传导,导致靶细胞凋亡。② Fas/FasL 途径,效应 CTL 可表达 FasL,并分泌 TNF-α、TNF-β。这些效应分子可分别与靶细胞表面的 Fas 和 TNF 受体结合,通过激活胞内 caspase 信号转导途径,诱导靶细胞凋亡。

(7) 效应 T 细胞的转归

1) T 细胞记忆:T 细胞进行克隆扩增后,部分可分化为 Tm 细胞。Tm 细胞的表型为 CD45RA−CD45RO+,而初始 T 细胞表型为 CD45RA+CD45RO−。当 Tm 细胞再次遇到相同抗原时,可迅速活化、增殖并分化为 Teff,产生更快、更强、更有效的再次免疫应答,但 Tm 细胞的产生和

笔记栏

维持机制尚未完全阐明。

2）T细胞活化后诱导的细胞凋亡（activation-induced cell death，AICD）：受抗原刺激形成的Teff不仅引起靶细胞凋亡，而且随着体内抗原的清除，其本身也通过AICD从体内清除，以维持免疫细胞数量平衡，有助于控制免疫应答强度。AICD与Teff表面FasL及Fas的诱导表达有关。另外，抗原被清除后，活化T细胞亦可由于缺少抗原刺激而启动线粒体凋亡途径诱导自身凋亡。

二、特异性体液免疫

1. B细胞　　B细胞有三个主要功能：产生抗体、提呈抗原和参与免疫调节。B细胞被抗原激活可分化为浆细胞产生抗体，发挥中和毒素或病毒、激活补体、调理吞噬作用以及ADCC作用来清除病原体。活化B细胞可作为APC激活T细胞。体内还存在一群分泌抑制性细胞因子（TGF-β、IL-10）的调节性B细胞，可对免疫应答进行调节。

（1）B细胞表面分子

1）BCR-Igα/Igβ复合体：BCR就是膜表面免疫球蛋白（membrane-bound immunoglobulin，mIg），直接识别抗原表位。未成熟B细胞主要表达mIgM，成熟B细胞表达mIgD和mIgM。与TCR一样，BCR的胞内区很短，无法将抗原刺激信号传导入核。Igα/Igβ的胞内区很长，含有ITAM基序，可募集下游信号分子，转导特异性抗原刺激信号。

2）共受体：B细胞表面CD19、CD21及CD81通过非共价偶联成复合体，形成B细胞的共受体。CD19/CD21/CD81复合体中，CD19可转导活化信号；CD21即补体受体2（complement receptor 2，CR2），可结合C3活化后形成的C3d片段，亦为EB病毒受体，与EB病毒感染B细胞有关；CD81为4次跨膜分子，其主要作用可能是联结CD19和CD21，稳定CD19/CD21/CD81复合物。

3）共刺激分子：B细胞的活化同样需要共刺激信号，主要由Th细胞表面分子CD40配体（CD40 ligand，CD40L）和B细胞表面CD40等分子间的相互作用产生。CD40属肿瘤坏死因子受体超家族成员，组成性表达于成熟B细胞，CD40L表达于活化T细胞。B细胞活化后可高表达CD80和CD86分子，提供T细胞活化的共刺激信号。

4）黏附分子：活化B细胞向T细胞提呈抗原及Th细胞对B细胞的辅助，均需要细胞间的接触，此过程需要黏附分子ICAM-1与LFA-1之间的相互作用。

5）其他分子（CD20，CD22，CD32）：CD20是B细胞特异性标志，表达于除浆细胞外的各发育分化阶段的B细胞，在B细胞增殖分化中有重要作用。CD22特异性表达于B细胞，胞内段含有免疫受体酪氨酸抑制基序（immune receptor tyrosine-based inhibition motif，ITIM），向B细胞传递抑制信号，为B细胞的抑制性受体。CD32即FcγRII，可负反馈调节B细胞分化和抗体分泌。

（2）B细胞亚群：根据B细胞是否表达CD5分子，B细胞主要可分为B1细胞和B2细胞。B1细胞主要参与固有免疫；B2细胞是传统B细胞，为参与特异性体液免疫应答的主要细胞。

B1细胞占B细胞总数的5%～10%，主要定居于腹膜腔、胸膜腔和肠道固有层中。B1细胞出现较早，胚胎期即可产生，CD5分子阳性，具有自我更新能力，主要针对碳水化合物（如细菌多糖等）产生应答，无须Th辅助，不发生类别转换（class switch recombination，CSR）和体细胞高频突变（somatic hypermutation），产生低亲和力IgM抗体。在无外源性抗原刺激的情况下，B1细胞自发分泌针对微生物脂多糖和某些自身抗原的IgM型抗体，被称为天然抗体。B1细胞属固有免疫细胞，在免疫应答早期发挥作用，并与自身免疫病的发生有关。B2细胞发育较晚，不表达CD5分子，主要定居于淋巴器官。在抗原刺激和T细胞辅助下，分化为浆细胞，产生多种类型的高亲和力抗体，介导特异性体液免疫功能。

（3）B细胞对胸腺依赖性抗原的应答：胸腺依赖性抗原（thymus-dependent antigen，TD-Ag）刺激B细胞产生抗体依赖辅助性T细胞，故只有B2细胞产生应答。

初始B2细胞通过BCR直接特异性识别并结合可溶性抗原，当BCR被多价抗原交联后，Igα/Igβ胞内段ITAM基序中的酪氨酸被磷酸化，将抗原刺激信号转导入核。共受体CD19/CD21/

笔记栏

CD81 复合体中的 CD19 分子促进 BCR - Igα/Igβ 复合体转导的信号,降低 B 细胞活化所需的阈值,提高 B 细胞对抗原刺激的敏感性。

B2 细胞在识别、结合抗原的同时会内化抗原并进行加工处理,以抗原肽- MHC Ⅱ 类分子复合物展示在细胞表面,并且上调共刺激分子与黏附分子的表达,成为抗原提呈细胞。随后活化的 B2 细胞随即向 T 细胞区迁移,寻找具有相同抗原特异性的 T 细胞,刺激 T 细胞活化。活化的 Th 细胞通过高表达 CD40L 分子、黏附分子和分泌 IL - 4 等细胞因子辅助 B2 细胞活化、增殖、分化,最终形成浆细胞。

B 细胞活化后发生克隆增殖,1 周左右在淋巴滤泡内形成生发中心。生发中心内活化的 B2 细胞每 6～8 h 分裂一次,被称为生发中心母细胞。生发中心母细胞分裂增殖产生的子代细胞体积小,称为生发中心细胞。随着生发中心细胞的增加,生发中心可分为两个区域:一个是暗区,分裂增殖的生发中心母细胞在此紧密聚集,滤泡树突状细胞(FDC)很少;另一个为明区,生发中心细胞在此聚集不紧密,但与众多 FDC 接触。B2 细胞在生发中心可完成体细胞高频突变和抗体亲和力成熟过程,最终形成分泌高亲和力 IgG/IgA/IgE 的浆细胞和记忆性 B 细胞。

(4) B 细胞对胸腺非依赖性抗原(thymus-independent antigen,TI-Ag)的免疫应答:细菌多糖等 TI 抗原在激活 B 细胞产生抗体时无须 T 细胞的辅助。根据激活 B 细胞方式的不同,TI 抗原又可分为 TI - 1 抗原和 TI - 2 抗原。

TI - 1 抗原不仅能与 BCR 结合,还能通过其有丝分裂原成分与 B 细胞上的丝裂原受体结合,引起 B 细胞的增殖和分化,因此又被称为 B 细胞丝裂原,如脂多糖(lipopolysaccharide,LPS)。成熟或未成熟 B 细胞均可被 TI - 1 抗原激活,诱导产生低亲和力的 IgM。高浓度 TI - 1 抗原仅通过丝裂原可使 B 细胞活化,诱导 B 细胞的多克隆增殖,产生混合抗体;低浓度 TI - 1 抗原能激活抗原特异性 B 细胞,产生特异性抗体。TI 抗原不能诱导类别转换、抗体亲和力成熟及记忆性 B 细胞生成。

TI - 2 抗原多为细菌荚膜多糖,具有高度重复的结构。B1 细胞是体内对 TI - 2 抗原应答的主要细胞,TI - 2 抗原仅能激活成熟 B1 细胞。TI - 2 抗原通过其高度重复结构使 B1 细胞的 BCR 发生广泛交联而被激活,但 BCR 过度交联会使成熟 B1 细胞产生耐受。另外,尽管 TI - 2 抗原无须 T 细胞辅助就能直接激活 B1 细胞,但 T 细胞分泌的细胞因子可显著增强 B1 细胞对 TI - 2 抗原的应答,并促进 B1 细胞产生类别转换,由分泌 IgM 转换为 IgG。B1 细胞对 TI - 2 抗原的应答具有重要的生理意义。许多胞外菌具有胞壁多糖,能抵抗吞噬细胞的吞噬消化。B1 细胞针对 TI - 2 抗原产生的抗体可发挥调理作用,促进巨噬细胞对其吞噬。由于人体内 B1 细胞至 5 岁左右才发育成熟,故婴幼儿易感染含 TI - 2 抗原的病原体。

(5) 特异性体液免疫应答中抗体产生的一般规律:抗原初次刺激机体所引发的应答称为初次应答。初次应答中所形成的记忆淋巴细胞再次接触相同抗原刺激后可产生迅速、高效、持久的应答,即再次应答。

初次应答中抗体产生的过程可分为四个阶段:① 潜伏期,指抗原刺激后至血清中能测到特异性抗体前的阶段。此期可持续数小时至数周,时间长短取决于抗原的性质、抗原进入机体的途径、所用佐剂类型及宿主的状态等;② 对数期,此阶段抗体数量呈指数增长,抗原的性质与剂量是决定抗体增长速度的重要因素;③ 平台期,此期抗体浓度基本维持在一个稳定的较高水平;④ 下降期,由于抗体被降解或与抗原结合而被清除,血清中抗体浓度慢慢下降,此期可持续几天或几周。

与初次应答比较,再次应答时抗体的产生过程有如下特征:① 潜伏期短,大约为初次应答的一半;② 抗体浓度迅速增加,很快到达平台期,且平台高(有时可比初次应答高 10 倍以上);③ 抗体维持时间长;④ 诱发再次应答所需抗原剂量小;⑤ 再次应答主要产生高亲和力的 IgG 抗体,而初次应答主要产生低亲和力的 IgM 抗体。

再次应答的强弱主要取决于两次抗原刺激的间隔长短:间隔短则应答弱,因为初次应答后存留的抗体可与再次刺激的抗原结合,形成抗原-抗体复合物而迅速被清除;间隔太长则反应也弱,因为记忆细胞有一定的寿命。再次应答的效应可持续存在数个月或数年,故大多数情况下机体一旦被病原体感染后,在相当长时间内可具有防御该病原体的免疫力。

笔记栏

2. 免疫球蛋白　　　抗体(antibody,Ab)是B细胞受到抗原刺激后、分化为浆细胞而产生的一类免疫效应分子,能与相应抗原发生特异性结合,主要存在于血清等体液中,参与特异性体液免疫。1968年,世界卫生组织将具有抗体活性或化学结构与抗体相似的球蛋白统一命名为免疫球蛋白(immunoglobulin,Ig)。所有抗体都是Ig,但Ig并不都具有抗体的活性。

(1) Ig的分子结构:Ig的单体分子由4条肽链通过二硫键连接而成,N端都在一起,其中分子质量较大的称为重链(heavy chain,H),分子质量较小的为轻链(light chain,L)。同一天然Ig分子中的两条H链和两条L链的氨基酸序列完全相同。根据重链结构和免疫原性的不同可将Ig分为5类,即γ、μ、α、ε和δ链,分别对应于IgG、IgM、IgA、IgE和IgD;根据轻链结构和免疫原性的不同则可分为κ型和λ型。

1) 可变区和恒定区:Ig重链和轻链N端氨基酸序列变化很大,称为可变区(variable region,V区);其余序列相对恒定,称为恒定区(constant region,C区)。在重链和轻链的可变区内,各有3个区域的氨基酸变异度最大,称为超变区,其余的区域氨基酸变化较小,称为骨架区。重链和轻链超变区共同构成抗原结合位点,因为抗原结合位点与抗原表面决定抗原特异性的特殊结构(称为表位)互补,所以超变区又称为互补决定区(complementarity-determining region,CDR)。

2) Ig的结构域:重链和轻链都包含若干球形结构域,每个结构域由约110个氨基酸组成。轻链有V_L和C_L两个结构域;IgG、IgA和IgD的重链有4个结构域,分别称为V_H、C_H1、C_H2、C_H3;IgM和IgE还多一个C_H4。

3) 铰链区:C_H1与C_H2之间的区域为铰链区,此部位与抗体分子的构型变化有关。当抗体与抗原结合时,该区通过活动改变"Y"形两个臂之间的距离。一方面促进抗原结合位点易与抗原表位结合,另一方面使抗体分子变构,暴露其补体结合位点。免疫球蛋白铰链区的柔韧性主要与该部位含较多脯氨酸残基有关。

4) Ig的特殊结构:血清IgM是五聚体,分泌型IgA(secretory IgA,sIgA)是二聚体,这些单体之间依靠连接链(joining chain,J链)连接。sIgA还有一种特殊结构称分泌片,由局部黏膜的上皮细胞合成。具有促进上皮细胞从组织中吸收IgA,并将其分泌到黏膜表面的作用,还可保护消化道黏膜sIgA免受蛋白酶降解。

(2) Ig的水解片段:木瓜蛋白酶可在IgG分子重链链间二硫键近氨基端处将其切成大小相近的3个片段,其中2个相同片段可与抗原特异性结合,即抗原结合片段(Fab);剩下Fc片段为可结晶片段,不结合抗原表位,但与抗体分子的其他生物学活性有关。胃蛋白酶则可以在IgG分子重链链间二硫键近羧基端将其切成2个大小不同的片段,一个是具有双价抗体活性的$F(ab')_2$片段,小片段无任何生物学活性,称为pFc'片段。由于$F(ab')_2$片段既保留了特异性结合抗原的生物学活性,又避免了Fc片段可能引起的不良反应,因而被广泛用于生物制品。如白喉抗毒素、破伤风抗毒素经胃蛋白酶消化后超敏反应发生的概率降低。

(3) Ig的功能

1) V区的功能:主要识别并特异性结合抗原分子,其中CDR起决定性作用。

2) C区的功能:① 激活补体系统。人IgG1-3和IgM与相应抗原结合后,可发生构象改变而暴露补体结合位点,从而通过经典途径激活补体。激活补体的能力为IgM>IgG1>IgG3>IgG2。IgA、IgE和IgG4本身难于激活补体,但形成聚合物后可通过旁路途径激活补体系统。通常IgD不能激活补体。② 结合Fc受体。IgG和IgE可与表面具有相应Fc受体的细胞结合,产生不同的生物学效应。IgG(特别是IgG1和IgG3)可通过其Fab段与细菌结合,Fc段与巨噬细胞或中性粒细胞表面相应FcγR结合,促进吞噬细胞对细菌的吞噬,这种效应被称为调理作用。NK细胞、巨噬细胞和中性粒细胞等表达FcγR,通过与已结合在病毒感染细胞和肿瘤细胞等靶细胞表面的IgG抗体的Fc段结合,促进对靶细胞的杀伤,即ADCC作用。IgE为亲细胞抗体,可在未结合抗原的情况下直接通过其Fc段与肥大细胞和嗜碱性粒细胞表面的高亲和力FcεR结合,并使其致敏。若刺激IgE产生的相同变应原再次进入机体,则可与致敏细胞表面特异性IgE结合,促使这些细胞合成和释放生物活性物质,引起Ⅰ型超敏反应。③ 穿过胎盘和黏膜。在人类,只有 IgG 可以通过胎盘,是一种重要的自然被动免疫机制,对于新生儿抗感染具有重要意义。

(4) 各类免疫球蛋白的主要特性与免疫学功能

1) IgM:是个体发育中最早合成和分泌的抗体。血清 IgM 是五聚体,分子质量最大,称为巨球蛋白。IgM 理论上具有 10 个 Fab 片段,但由于空间位阻,实际结合的抗原表位数为 5。IgM 激活补体的能力最强,一个 IgM 五聚体就可以同时结合两个以上 C1 复合物的头部,启动补体经典激活途径。IgM 是机体在感染早期产生的免疫球蛋白,可作为感染性疾病的血清学早期诊断指标。

2) IgG:出生后 3 个月开始合成,3～5 岁接近成人水平。IgG 是血清和胞外液中含量最高的 Ig,占血清总量的 75%～80%。IgG 半衰期 20～23 d,是再次免疫应答的主要抗体,亲和力高,体内广泛分布,是机体抗感染的“主力军”。IgG 是唯一能通过胎盘屏障从母体进入胎儿的抗体。某些自身抗体如抗甲状腺球蛋白抗体、抗核抗体可引起Ⅱ、Ⅲ型超敏反应。

3) IgA:分为血清型和分泌型两型。分泌型(sIgA)为二聚体,由 J 链连接,经黏膜上皮细胞分泌至外分泌液中。其主要参与黏膜免疫,阻止病原菌黏附于黏膜细胞。sIgA 在黏膜表面可中和毒素。新生儿易患呼吸道、胃肠道感染可能与 IgA 合成不足有关。婴儿可从母亲初乳中获得 sIgA,是重要的自然被动免疫。

4) IgE:血清中含量最低。IgE 是一种亲细胞性抗体,易与组织中肥大细胞和血液中嗜碱性粒细胞高亲和力抗体结合,引起这些细胞脱粒,释放组胺等活性介质,从而引起Ⅰ型过敏反应。IgE 在抗寄生虫感染中具有重要作用,蠕虫、血吸虫和旋毛虫等寄生虫感染后,可诱导机体产生大量 IgE 抗体。

5) IgD:很少分泌,在血清中的含量极低,而且很不稳定,容易降解。mIgD 作为成熟 B 细胞 BCR 的组分之一,是 B 细胞的重要表面标志。

(5) 人工制备抗体

1) 多克隆抗体:采用传统免疫方法,将抗原物质经不同途径注入动物体内,经数次免疫后分离动物血清,即获得多克隆抗体,是由多克隆 B 细胞产生抗体,具有高度的异质性。多克隆抗体具有来源广泛、制备容易、作用全面,具有中和抗原、免疫调理、介导 ADCC 作用等优点,但由于其特异性不高、易发生交叉反应、不易大量制备,应用受限。

2) 单克隆抗体:Kohler 和 Milstein 在 1975 年建立了体外淋巴细胞杂交瘤技术,用人工的方法将产生特异性抗体的 B 细胞与骨髓瘤细胞融合,形成 B 细胞杂交瘤。这种杂交瘤细胞既具有骨髓瘤细胞无限繁殖的特性,又具有 B 细胞分泌特异性抗体的能力。由单一克隆化的杂交瘤细胞产生的抗体即为单克隆抗体,简称单抗,只针对单一抗原表位。单抗具有纯度高、特异性高、亲和力恒定、重复性强、效价高、成本低并可大量生产等优点。缺点是其为鼠源性,对人具有较强的免疫原性。

3) 基因工程抗体:通过基因工程技术制备的抗体,包括人-鼠嵌合抗体、人源化抗体、双特异性抗体和单链抗体等。基因工程抗体既有均一性、特异性强的特点,又能克服鼠源性的弊端,是目前治疗性抗体的主要来源。

第四节　免疫耐受与免疫调节

免疫耐受指免疫系统接受抗原刺激后所表现的特异性无应答状态,也称负免疫应答。免疫调节是免疫系统具有感知免疫应答的强度并实施调控的能力,是免疫系统在识别抗原、启动应答和产生记忆以外的另一项重要功能。

一、免疫耐受

免疫耐受具有抗原特异性,只对特定的抗原不应答,但对其他抗原仍保持正常免疫应答。免疫

笔记栏

耐受与免疫抑制截然不同,后者无抗原特异性,即机体对各种抗原均呈无反应性。机体对外来抗原的免疫应答和对自身抗原的免疫耐受,对机体保持自身内环境稳定具有重要的意义。

1. 免疫耐受的类型

(1) 天然免疫耐受:Owen 于 1945 年报道异卵双胎小牛的胎盘血管相互融合,血液自由交流,出生后两头小牛体内均存在两种不同血型抗原的红细胞,构成血细胞嵌合体。如果将一头小牛的皮肤移植给其孪生小牛,亦不产生排斥。这种天然免疫耐受的形成是由于胚胎期未成熟淋巴细胞视接触的抗原为自身抗原,诱导出对该抗原的特异性耐受状态。

(2) 获得性免疫耐受:是通过人工诱导而形成的。获得性免疫耐受与抗原剂量、抗原类型、抗原免疫途径及抗原表位的特点均有关系。抗原剂量过低或过高,均呈现特异性无应答状态。通常 T 细胞耐受易于诱导,所需抗原剂量低,耐受持续时间长(数月至数年);而诱导 B 细胞耐受需要大剂量抗原,且持续时间短。耐受的形成还与抗原分子的性质、抗原进入机体的途径有关。另外,机体的免疫状态对耐受的诱导成功与否也有影响。

2. 免疫耐受的机制

(1) 中枢耐受:是指在胚胎期,或 T 细胞、B 细胞在发育过程中遇到抗原后所形成的耐受。T 细胞、B 细胞分别在胸腺和骨髓中发育成熟,二者在表达功能性抗原识别受体阶段,如果分别与微环境基质细胞表面表达的自身抗原肽-MHC 分子或自身抗原表位结合,则启动凋亡程序,导致自身反应性 T 细胞、B 细胞被清除。

(2) 外周耐受

1) 克隆清除及免疫忽视:如果自身反应性 T 细胞、B 细胞不能在中枢器官清除,它们将进入外周免疫器官及组织。若特异性抗原识别受体对自身抗原具有高亲和力,而生理条件下外周微环境缺乏共刺激信号,这些自身反应性细胞会发生凋亡而被克隆清除;若其特异性抗原识别受体对自身抗原的亲和力低,或自身抗原浓度低,则自身反应 T 细胞与特异性抗原并存,称为免疫忽视。

2) 克隆无能:外周免疫耐受中,自身反应性细胞常以克隆无能或克隆不活化状态存在。这主要是由于不成熟 DC 及组织细胞虽然表达自身抗原,但不能有效提供共刺激信号,从而使自身反应性细胞呈现克隆无能状态。部分克隆无能细胞易发生凋亡而被清除,部分克隆无能细胞长期存活,在 IL-2 作用下,进行活化并克隆扩增,导致自身免疫性疾病。

3) Treg 的作用:Treg 可通过分泌 TGF-β 和 IL-10 直接抑制 CD4$^+$ 或 CD8$^+$ T 细胞的活性,也可表达 CTLA-4 分子抑制 APC,从而间接抑制 T 细胞的活性。

4) 免疫豁免部位:脑及眼前房部位等特殊部位,移植同种异型抗原时不被排斥,被称为免疫豁免部位。免疫豁免部位的细胞不能随意穿越屏障,进入淋巴循环和血液循环;而免疫效应细胞也不能随意进入这些隔离部位。另外,这些部位产生大量的抑制性细胞因子(如 TGF-β 和 IL-10),抑制免疫细胞的功能。

3. 免疫耐受的临床意义　　免疫耐受的诱导、维持和破坏与许多临床疾病的发生、发展及转归密切相关。通过诱导和维持免疫耐受,可防治超敏反应性疾病、自身免疫性疾病及移植排斥反应;而通过终止免疫耐受,可激发机体对感染性病原体及肿瘤抗原的免疫应答,从而有利于病原体的清除和肿瘤的防治。

知识拓展

肠道黏膜免疫系统对正常食物抗原及正常菌群产生耐受,却对有害食物抗原和致病菌群发生免疫应答。肠道共生菌发挥着双重功能,不仅可诱导机体对其耐受,而且在肠道免疫系统抵抗外来病原体的侵袭过程中发挥重要作用。目前认为,多种免疫学机制参与肠道免疫耐受的形成。例如,肠道局部 CD103$^+$ DC 可通过产生 TGF-β 和维甲酸等促进 iTreg 产生,抑制炎症反应。其他免疫细胞如 B 细胞、嗜酸性粒细胞和肥大细胞等也参与调节肠道内环境的稳态平衡。

二、免疫调节

免疫调节涉及免疫细胞之间、免疫细胞与免疫分子之间及免疫系统与其他系统之间的相互作用,构成一个相互协调、相互制约的网络结构,使免疫应答维持合适的强度,从而保证机体内环境的稳定。

1. 分子水平的调节 T细胞、B细胞和NK细胞表面既有活化性受体,也有对活化性信号进行反馈调节的抑制性受体,从而保证机体产生适度的免疫应答。例如,T细胞表面共刺激分子除CD28外,还有抑制性的CTLA-4。CTLA-4同样与CD80/86分子结合,但传递抑制性信号。CTLA-4在T细胞活化后约24 h表达,抑制活化的T细胞。B细胞表面表达抑制性FcγRII-B受体,当足够抗体产生时,可形成大量IC复合物,复合物中抗原与BCR结合,而抗体则与FcγRII-B受体结合,抑制抗体的进一步生成。

NK细胞同样表达活化性受体NCR、NKG2D和抑制性受体KIR、CD94/NKG2A等,NK细胞的活性由这两种受体传递信号之间的平衡来决定。一般活化性受体胞内段含有ITAM基序,当其酪氨酸发生磷酸化后,即可向细胞传导活化信号;而抑制性受体胞内段含有ITIM基序,抑制活化信号的传导。抑制性受体的活化通常是较晚发生的事件,既保证激活信号有充分时间发挥作用,也使得免疫应答保持在适度的范围内。

2. 细胞水平的调节

(1) 发挥调节作用的T细胞:Treg在反馈性调节中居核心地位。nTreg是在胸腺诱导的,主要通过直接接触抑制APC或T细胞的活性。nTreg可抑制自身免疫病的发生,还参与肿瘤的发生和诱导移植耐受。iTreg一般在外周由抗原及多种因素激发而产生,可以来自初始T细胞,也可从自然调节性T细胞分化而来,其分化和发挥功能依赖于TGF-β、IL-10等抑制性细胞因子的参与。Th1和Th2是效应T细胞,但同时也具有免疫调节作用,二者相互抑制。

(2) 独特型网络与免疫调节:抗原进入机体后,选择出表达特定BCR的B细胞发生克隆扩增,大量分泌特异性抗体(Ab1)。当数量足够大时,Ab1可作为抗原在体内诱发抗-抗体(Ab2)的产生。因Ab2针对Ab1特有的CDR区表位(独特型表位),故被称为抗独特型抗体。抗独特型抗体可分别针对骨架区抗体(α型,称Ab2α)和CDR区抗体(β型,称Ab2β)。Ab2β抗体的结构与抗原相似,并能与抗原竞争Ab1,被称为抗原的内影像。Ab2α和Ab2β都可作为一种负反馈因素,对Ab1的分泌起抑制作用。大量Ab2的产生又可以诱生Ab3,如此反复,构成独特型网络。独特型网络也适用于TCR及T细胞克隆间的相互作用及调节。

利用独特型网络原理可进行免疫干预。一是应用抗原内影像Ab2β所具有的结构特点,诱导产生Ab3(与Ab1有相同独特型),增强机体对抗原的特异性应答。主要用于抗感染免疫,特别针对那些不宜直接对人体接种的病原体。二是诱导Ab2或抗独特型T细胞的产生,以最终减弱或去除体内原有Ab1(或相应T细胞克隆)所介导的抗原特异性应答,主要用于防治自身免疫病。

(3) AICD的负反馈调节:Fas分子一旦与配体FasL结合,即可启动死亡信号传导。Fas可表达在多种细胞表面,活化的淋巴细胞Fas表达上调,但FasL的大量表达通常只见于活化T细胞(特别是活化的CTL)和NK细胞。高表达FasL的活化CTL细胞在杀伤靶细胞的同时,会启动对高表达Fas的活化淋巴细胞的清除,这就是AICD作用。AICD是一类高度特异性的生理性反馈调节,其目标是限制抗原特异性淋巴细胞数量。Fas或FasL基因发生突变时,会形成自身免疫性淋巴细胞增生综合征(autoimmune lymphoproliferative syndrome,ALPS)。

3. 神经-内分泌-免疫系统整体水平的调节 免疫系统行使功能时,往往与其他系统,特别是神经和内分泌系统发生相互作用。例如,紧张和精神压力可加速免疫相关疾病的进程,内分泌失调也影响免疫性疾病的发生和发展。神经递质、内分泌激素与免疫细胞、免疫分子之间存在广泛的联系。

(1) 神经内分泌因子影响免疫应答:免疫细胞表达接受各种激素信号的受体,皮质类固醇和雄

笔记栏

激素等可通过相应受体下调免疫反应；而雌激素、生长激素、甲状腺素、胰岛素则增强免疫应答。

（2）抗体和细胞因子作用于神经内分泌系统：针对神经递质受体和激素受体的抗体将和相应配体发生竞争，并可出现类似于抗独特型抗体的结构，以网络形式相互制约。

（3）细胞因子与激素网络：多种细胞因子如 IL-1、IL-6 和 TNF-α 通过下丘脑-垂体-肾上腺轴线，刺激糖皮质激素的合成，后者可下调 Th1 和巨噬细胞的活性，使细胞因子分泌量下降，反过来导致皮质激素合成减少，解除对免疫细胞的抑制。

小 结

1. 免疫系统是一个网络系统，包括免疫器官、细胞和分子，可分为固有免疫系统和获得性免疫系统两大分支。
2. 固有免疫系统包括多种细胞和分子，它们相互合作，对病原体的入侵迅速反应。
3. 适应性免疫系统包括 T、B 两种特异性淋巴细胞和 APC。
4. 免疫耐受指机体对抗原产生的特异性无应答状态。

【思考题】
（1）免疫的概念和基本功能是什么？
（2）固有免疫系统的成员是如何相互配合以清除入侵病原体的？
（3）三种专职 APC 在 T 细胞应答中的作用有何不同？
（4）简述 T 细胞亚群，各亚群分别介导什么免疫学效应？
（5）简述再次应答时抗体产生的一般规律。
（6）简述 B 细胞表面分子在 B 细胞应答中的作用。
（7）简述 Ig 的基本结构和功能。
（8）简述五种 Ig 的功能与生物学特性。

笔记栏

第二章

临床免疫学

学习要点

- **掌握**：① 超敏反应的概念；② 四型超敏反应的发病机制；③ Ⅰ型超敏反应的特点；④ 自身免疫病发病的相关因素；⑤ AIDS 的免疫学机制；⑥ TSA 和 TAA；⑦ 机体抗肿瘤免疫应答；⑧ 肿瘤的免疫逃逸机制；⑨ 同种异体移植排斥的类型；⑩ 同种异体移植供者的选择原则。
- **熟悉**：① Ⅰ型超敏反应的防治原则；② 自身免疫病的免疫损伤机制；③ 免疫缺陷病的共同特征、治疗原则；④ 肿瘤的免疫学诊断和治疗；⑤ 移植抗原的种类；⑥ 同种异体移植排斥反应的机制。
- **了解**：① 四型超敏反应的常见临床疾病；② 典型自身免疫病和治疗方法；③ AIDS 的临床表现、诊断、预防和治疗；④ 常见原发性免疫缺陷病；⑤ 肿瘤抗原的分类；⑥ 同种异体移植排斥的防治。

第一节 超 敏 反 应

已致敏的机体受到相同抗原再次刺激时,出现生理功能紊乱或组织细胞损伤的异常适应性免疫应答,称为超敏反应。根据超敏反应的发生机制和临床特点,分为Ⅰ、Ⅱ、Ⅲ、Ⅳ四型。目前国内外由超敏反应引起的疾病发病率明显上升。

一、Ⅰ型超敏反应

Ⅰ型超敏反应又称变态反应或速发型超敏反应,其特点是：① 由 IgE 介导、肥大细胞和嗜碱性粒细胞释放生物活性介质而引起的局部或全身反应；② 发生快,消退亦快；③ 常引起生理功能紊乱,几乎不发生组织细胞严重损伤；④ 具有明显个体差异和遗传倾向。

1. 参与Ⅰ型超敏反应的主要成分

(1) 变应原：指能诱导机体产生 IgE 的抗原物质,主要包括：① 某些药物或化学物质,如青霉素、磺胺等小分子药物,它们可在体内与某些蛋白结合而成为变应原；② 吸入性变应原,如植物花粉、尘螨排泄物、生活用品的纤维、真菌菌丝及孢子、昆虫毒液、动物皮毛等；③ 食物变应原,如牛奶、鸡蛋、海产类食物、食物添加剂、防腐剂、保鲜剂和调味剂等；④ 由动物血清制备的抗毒素,注入机体后能诱发Ⅰ型超敏反应。

(2) IgE 及其受体：IgE 主要由鼻咽、扁桃体、气管和胃肠道黏膜下固有层淋巴组织中的浆细胞产生,这些部位也是变应原易于侵入并引发Ⅰ型超敏反应的部位。IgE 受体分为 FcεRⅠ 和 FcεRⅡ

笔记栏

两种。IgE 主要与分布在肥大细胞和嗜碱性粒细胞表面的 FcεRⅠ高亲和力结合,使其致敏。结合 IgE 的细胞被称为致敏靶细胞。

(3) 肥大细胞与嗜碱性粒细胞:肥大细胞主要分布于呼吸道、胃肠道和泌尿生殖道的黏膜上皮及皮下结缔组织近血管处。嗜碱性粒细胞主要分布于外周血中,数量较少。两种细胞均高表达 FcεRⅠ,胞质中含有嗜碱性粒颗粒,颗粒中储存组胺、激肽原酶等生物活性介质。

(4) 嗜酸性粒细胞:主要分布于呼吸道、胃肠道和泌尿生殖道的黏膜皮下的结缔组织处,循环血中仅少量存在。活化后表达 FcεRⅠ并释放胞内颗粒。颗粒内容物主要包括嗜酸性粒细胞阳离子蛋白、主要碱性蛋白、嗜酸性粒细胞过氧化物酶、胶原酶等。另外嗜酸性粒细胞释放的组胺酶和芳基硫酸酯酶,可灭活肥大细胞释放的组胺和白三烯,对Ⅰ型超敏反应起到一定的抑制作用。

2. 发生机制

(1) 机体致敏:变应原进入机体后,诱导特异性 B 细胞产生 IgE 类抗体应答。IgE 以其 Fc 段与肥大细胞或嗜碱性粒细胞表面的 FcεRⅠ结合,使机体处于对该变应原的致敏状态。通常致敏状态可维持数月甚至更长。如长期不接触相应变应原,致敏状态可逐渐消失。

(2) IgE 受体交联引发细胞活化:相同变应原再次进入机体,与致敏靶细胞上 2 个或 2 个以上相邻 IgE 结合,导致 FcεRⅠ交联,启动靶细胞的活化信号。

(3) 释放生物活性介质:活化的肥大细胞或嗜碱性粒细胞可释放预先存在于颗粒内的介质和新合成活性介质。预存于细胞内的介质主要是组胺和激肽原酶。组胺为引起速发相症状的主要介质,可以使小血管扩张、毛细血管通透性增加、平滑肌收缩、支气管痉挛。激肽原酶催化血浆激肽原转变为缓激肽,其刺激平滑肌收缩、引起支气管痉挛;扩张血管、毛细血管通透性增强;吸引嗜酸性粒细胞、中性粒细胞向局部趋化。

新合成的介质包括白细胞三烯(LT)、前列腺素 D2(PGD2)和血小板活化因子(PAF)等。LTs 是花生四烯酸经脂氧合酶途径形成的介质,可使支气管平滑肌强烈而持久地收缩,是引起迟发相支气管痉挛的主要介质,也可引起毛细血管扩张、通透性增强和黏膜腺体分泌增加。PDG2 是花生四烯酸经环氧合酶途径形成的产物,使平滑肌收缩、血管扩张和通透性增加。PAF 是羟基化磷脂在磷脂酶 A2 和乙酰转移酶作用后形成的产物,使血小板活化释放组胺、5-羟色胺等血管活性胺类物质。

(4) 局部或全身Ⅰ型超敏反应:由活化的肥大细胞和嗜碱性粒细胞释放的生物活性介质作用于效应组织和器官,引起局部或全身性的过敏反应。根据反应发生的快慢和持续时间的长短,分为速发相和迟发相两种反应类型。速发相反应通常在接触变应原后数秒内发生,可持续数小时,主要由组胺、前列腺素等引起,表现为毛细血管扩张、血管通透性增强、平滑肌收缩、腺体分泌增加。迟发相反应在变应原刺激 46 h 后,可持续数天以上,表现为局部以嗜酸性粒细胞(约占 30%)、中性粒细胞、嗜碱性粒细胞等浸润的特征性炎症反应。活化的肥大细胞和嗜碱性粒细胞可释放嗜酸性粒细胞趋化因子(ECF)、中性粒细胞趋化因子招募嗜酸性粒细胞和中性粒细胞到达炎症部位。

3. Ⅰ型超敏反应发生的遗传和环境因素　　受环境中普通抗原物质刺激后易发Ⅰ型超敏反应的个体,被称为特应性个体。特应性个体具有异常高水平的血清 IgE,多有家族遗传性。易感因素分析表明,环境因素和家族因素在哮喘的发生危险中各占 50%。位于 5Q31-33 的紧密连锁基因群,编码多种细胞因子,其中 IL-4 基因启动子变异,可导致 IgE 抗体大量产生。编码 FcεRIβ 亚单位基因多态性与哮喘和湿疹的发生密切相关。环境因素的影响表现为儿童早期接触感染性疾病,有助于防止特应症和过敏性哮喘的发生。

4. 临床常见疾病

(1) 全身性过敏反应:多见于药物、异种动物血清过敏性休克。以青霉素过敏反应最为常见。青霉素降解产物(青霉烯酸或青霉噻唑醛酸)与体内蛋白质共价结合后,可刺激机体产生 IgE,使肥大细胞和嗜碱性粒细胞致敏。当机体再次接触青霉素时,即可触发过敏反应,重者可发生过敏性休克而死亡。青霉素制剂在弱碱性溶液中易形成青霉烯酸,因此使用前应临时配制,放置 2 h 后不宜使用。临床发现少数人在初次注射青霉素时发生过敏性休克,可能因平时吸入空气中青霉菌孢子,

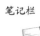

或曾使用过被青霉素污染的医疗器械所致。临床上应用破伤风抗毒素、白喉抗毒素等动物免疫血清时,有些患者可因曾经注射过相同血清被致敏而发生过敏性休克。

(2) 呼吸道过敏反应:最常见于支气管哮喘和过敏性鼻炎,常因吸入花粉、尘螨、真菌和毛屑等变应原或呼吸道病原微生物引起。支气管哮喘急性发作属速发相反应,48 h后进入迟发相,出现以嗜酸性粒细胞和中性粒细胞浸润为主的炎症反应。

知识拓展

哮 喘

哮喘是遗传因素与环境因素相互作用的结果。目前已经发现超过100个哮喘易感基因,分为四大类:① 固有免疫和免疫调节相关基因,如CD14,TLR2/4/6/10,IL-10,TGF-β1,HLA等;② Th2细胞分化与效应功能相关基因,如GATA3、IL-4/5/13、IL-4/5/13R等;③ 上皮细胞及黏膜免疫相关基因,如丝氨酸肽酶抑制因子Kazal型5(serine peptidase inhibitor Kazal type 5,SPINK5)及多种趋化因子基因;④ 与肺功能、呼吸道重构功能相关的基因,如肾上腺素受体2和TNF。

(3) 胃肠道过敏反应:少数人进食鱼、虾、蟹、蛋、奶等食物后发生过敏性胃肠炎,出现恶心、呕吐、腹痛和腹泻等症状,严重者可发生过敏性休克。

(4) 皮肤过敏反应:主要包括荨麻疹、湿疹和血管神经性水肿,多由药物、食物和肠道寄生虫引起。

5. 防治原则

(1) 避免接触变应原:通过询问过敏史或皮肤试验,寻找出变应原。避免再次接触,是预防I型超敏反应最有效的方法。

(2) 脱敏治疗:对于已经查明的变应原,如异种动物血清、花粉或尘螨等,可采用小剂量、间隔较长时间、反复多次注射的方法进行脱敏治疗。但脱敏是短暂的,经一定时间后机体又可重新被致敏。脱敏的机制可能是:通过改变抗原进入途径,诱导机体产生大量特异性IgG类抗体,降低IgE抗体应答;或IgG类抗体与相应变应原结合,阻断变应原与致敏靶细胞上IgE结合;或与诱导调节性T细胞产生有关。

(3) 药物防治

1) 抑制生物活性介质合成和释放:阿司匹林为环氧合酶抑制剂,可抑制PGD2等介质合成。色甘酸钠可稳定细胞膜,阻止致敏靶细胞释放生物活性介质。肾上腺素、异丙肾上腺素和前列腺素E激活腺苷酸环化酶促进cAMP合成,而甲基黄嘌呤和氨茶碱抑制磷酸二酯酶阻止cAMP分解。两者均可升高cAMP水平抑制靶细胞脱颗粒和生物活性介质的释放。

2) 拮抗生物介质的活性:苯海拉明、氯苯那敏、异丙嗪、氯雷他定等为组胺受体拮抗剂,可拮抗已释放组胺的生物学活性。

3) 改善器官反应性:肾上腺素不仅可解除支气管痉挛,还可使外周毛细血管收缩而提高血压,在抢救过敏性休克时具有重要作用。葡萄糖酸钙、氯化钙、维生素C等除可解除痉挛外,还可降低毛细血管通透性和减轻皮肤和黏膜的炎症反应。

(4) 免疫疗法:根据I型超敏反应的发生机制,考虑的免疫生物疗法有:将IL-12和变应原分子疫苗共同使用,促进Th2型免疫应答向Th1型转换,下调IgE的产生;将变应原疫苗和DNA重组载体制备成DNA疫苗,诱导Th1型免疫应答;人源化IgE单克隆抗体抑制致敏靶细胞释放介质,治疗持续性哮喘;可溶性IL-4受体与IL-4结合,降低Th2细胞应答,减少IgE产生。

二、Ⅱ型超敏反应

Ⅱ型超敏反应是由抗体(IgG或IgM类)与靶细胞表面相应抗体结合后,在补体、吞噬细胞和

笔记栏

NK 细胞参与下,引起的以细胞溶解或组织损伤为主的病理性免疫反应。

1. 发生机制

(1) 靶细胞及其表面抗原:血细胞和某些上皮细胞、内皮细胞均可成为 Ⅱ 型超敏反应中被攻击的靶细胞。靶细胞表面的抗原可分为以下几类:① 同种异型抗原。如 ABO 血型抗原,Rh 抗原和 HLA 抗原。② 异嗜性抗原。外来组织与正常组织细胞之间的抗原,如链球菌胞壁成分与心脏瓣膜、关节组织之间的共同抗原。③ 自身抗原。感染或理化因素改变的自身抗原。④ 小分子半抗原。如青霉素、奎尼丁等,它们的分子质量很小,本身不足以引起免疫应答,但结合在组织细胞表面后可变成完全抗原,引起超敏反应。

(2) 抗体破坏靶细胞的机制

1) 激活补体溶解靶细胞:IgG 或 IgM 类抗体与靶细胞表面抗原结合后,通过激活补体活化的经典途径形成攻膜复合物而溶解细胞。

2) 调理吞噬作用:抗体与靶细胞特异性结合后,通过其 Fc 段与效应细胞表面存在的 Fc 受体结合,介导调理作用;补体裂解产物亦可通过与补体受体结合而介导调理作用,促进吞噬细胞的吞噬。

3) ADCC 作用:IgG 与靶细胞表面抗原结合后,其 Fc 段与 NK 细胞等细胞表面的 Fc 受体结合,介导 ADCC 作用,杀伤靶细胞。

(3) 抗体介导靶细胞功能紊乱:某些疾病(如 Grave's 病)状态下,抗细胞表面受体的抗体与相应受体结合,并不引起靶细胞溶解,而是导致靶细胞功能紊乱,表现为受体介导的对靶细胞的刺激或抑制作用。

2. 临床常见疾病

(1) 输血反应:多见于 ABO 血型不符的输血。供血者红细胞表面的血型抗原与受者血清中的天然抗体(IgM)结合后,激活补体使红细胞溶解引起溶血反应。反复输血可诱导机体产生抗血小板或抗白细胞抗体,引起非溶血性输血反应。

(2) 新生儿溶血症:血型为 Rh⁻ 的母亲由于流产或分娩等原因,接受 Rh⁺ 胎儿的红细胞刺激后,产生抗 Rh 的 IgG 类抗体。再次妊娠时,如果胎儿血型为 Rh⁺,Rh 抗体通过胎盘进入胎儿体内,溶解红细胞,引起流产、死胎或新生儿溶血。母子间 ABO 血型不符引起的新生儿溶血症也不少见,但症状轻。全身换血可治疗新生儿溶血症,在第一胎分娩后 72 h 内给母亲注射抗 Rh 抗体可以预防第二胎发生新生儿溶血症。

(3) 血细胞减少症:甲基多巴胺类药物,或某些病毒如流感病毒、EB 病毒感染后,可使红细胞膜表面成分改变,从而刺激机体产生抗体。这种抗体和体内红细胞结合后,激活补体而导致自身免疫性贫血。当青霉素、磺胺、安替比林、奎尼丁和非那西丁等药物和血细胞膜蛋白或血浆蛋白结合后,成为完全抗原而刺激机体产生相应抗体。抗体与结合药物的红细胞、粒细胞或血小板作用,激活补体引起药物溶血性贫血、粒细胞减少症或血小板减少性紫癜。

(4) 肺出血-肾炎综合征:病毒、药物或有机溶剂等损伤肺泡基底膜后,机体对基底膜产生自身 IgG 类抗体。该抗体与肺泡基底膜及肾小球基底膜结合后,激活补体或通过调理吞噬作用,导致肺出血和肾炎。

(5) 甲状腺功能亢进:又称 Grave's 病。是一种特殊的 Ⅱ 型超敏反应。该病患者体内产生针对甲状腺细胞表面甲状腺刺激素受体(TSHR)的自身抗体,该抗体与 TSHR 结合后,可刺激甲状腺细胞分泌大量甲状腺素,引起甲状腺功能亢进。

(6) 重症肌无力:该病患者体内产生抗乙酰胆碱受体的自身抗体。当自身抗体与神经肌肉接头处的乙酰胆碱受体结合,可干扰乙酰胆碱的活性,减少受体的数量,导致肌肉无力。

笔记栏

三、Ⅲ型超敏反应

Ⅲ 型超敏反应又称免疫复合物型超敏反应。由抗原和抗体结合形成中等大小的可溶性 IC 复合物,沉积于局部或全身多处毛细血管基底膜后,激活补体,并在中性粒细胞、血小板、嗜碱性粒细胞等参与下,引起充血水肿、局部坏死和中性粒细胞浸润为主的炎症反应和组织损伤。

1. 发生机制

(1) 免疫复合物沉积的条件

1) 抗原抗体比例和免疫复合物分子质量:可溶性抗原与抗体比例不同,形成免疫复合物的大小各异。当抗原抗体比例合适时,形成大分子 IC,易被吞噬细胞清除;抗原(或抗体)过剩则形成小分子 IC,从肾小球滤过;抗原(或抗体)略多于抗体(或抗原)时,形成中等大小的免疫复合物,不易被吞噬,而随血流沉积于不同组织部位的基底膜。

2) 抗原物质持续存在:长期反复感染、用药或接触外源性抗原等均使抗原不断刺激机体产生抗体,所形成的免疫复合物在血液循环中滞留时间较长,且过量 IC 不易被清除,有利于免疫复合物的沉积。

3) 组织学结构和血流动力学因素:肾小球基底膜和关节滑膜等处的毛细血管压较高,动脉交叉口、脉络膜丛和眼睫状体等处易产生涡流,有利于免疫复合物的沉积。

4) 机体清除免疫复合物的能力:导致机体清除可溶性免疫复合物能力降低的因素包括补体功能障碍或补体缺陷,吞噬细胞功能异常或缺陷。

(2) 免疫复合物引起机体损伤的机制

1) 补体的作用:补体经典激活途径产生的 C3a 和 C5a,可与肥大细胞或嗜碱性粒细胞上的 C3a 和 C5a 受体结合,使其释放组胺等活性物质,致局部毛细血管通透性增加,渗出增多,引起水肿。同时,C3a 和 C5a 可招募中性粒细胞到达免疫复合物沉积部位。

2) 中性粒细胞的作用:中性粒细胞招募到免疫复合物所在部位,吞噬免疫复合物的同时,释放多种溶酶体酶,包括蛋白水解酶、胶原酶和弹性蛋白酶等,损伤血管及局部组织。

3) 血小板和嗜碱性粒细胞的作用:肥大细胞和嗜碱性粒细胞释放的血小板活化因子,可使局部血小板聚集。激活、促进血栓形成,引起局部出血、坏死。血小板活化还可释放血管活性胺类物质,进一步加重水肿。

2. 临床常见疾病

(1) 局部免疫复合物病

1) Arthus 反应:为实验性Ⅲ型超敏反应。用马血清经皮下反复免疫家兔数周后,会在局部出现红肿、出血和坏死等剧烈炎症反应。原因主要是,马血清反复免疫家兔可诱导机体产生大量抗体,再次注射马血清后,血中抗体和局部抗原在血管壁相遇,结合为 IC 并沉积,引起局部血管炎。

2) 类 Arthus 反应:胰岛素依赖型糖尿病患者在局部反复注射胰岛素后,刺激机体产生相应 IgG 类抗体。若再次注射胰岛素,在局部出现红肿、出血和坏死等类似 Arthus 反应的炎症反应。

(2) 全身免疫复合物病

1) 血清病:通常在初次注射大量异种动物抗毒素血清(如抗破伤风毒素和抗蛇毒血清)后 1～2 周发生,其主要症状是发热、皮疹、淋巴结肿大、关节肿痛和一过性蛋白尿等。这是由于患者体内新产生的针对抗毒素的抗体和大量未排出的抗毒素结合形成大量中等大小免疫复合物所致。停止注射抗毒素后症状可自行消退。临床应用 TNF-α 单抗和大剂量青霉素、磺胺类药物也可引起血清病样反应。

2) 急性免疫复合物肾小球肾炎:一般在 A 族链球菌感染后 2～3 周发生。由于体内产生抗链球菌抗体,该抗体可与体内链球菌可溶性抗原结合形成循环免疫复合物,沉积在肾小球基底膜上,引起免疫复合物型肾炎。其他病原微生物如葡萄球菌、肺炎双球菌、乙型肝炎病毒或疟原虫感染后也可发生。

3) 系统性红斑狼疮(systemic lupus erythematosus,SLE):SLE 患者体内出现多种自身抗体,如抗核抗体、抗史密斯抗体等。自身抗体与相应自身抗原结合形成免疫复合物,沉积于全身多处血管基底膜,导致组织损伤,引起多器官病变。

笔记栏

四、Ⅳ型超敏反应

Ⅳ型超敏反应是一种由特异性致敏 T 细胞介导的细胞免疫应答类型。效应性 T 细胞与特异性抗原结合后,引起以单个核细胞浸润为主要特征的炎症反应。该超敏反应发生较慢,通常在接触相同抗原24~72 h 后出现炎症反应,又称迟发型超敏反应(delayed type hypersensitivity,DTH)。

1. 发生机制

(1) 抗原致敏:引起Ⅳ型超敏反应的抗原主要有胞内寄生菌、病毒、寄生虫和化学物质。这些抗原物质经 APC 摄取、加工和提呈给 T 细胞识别,使 T 细胞分化形成效应性 T 细胞(致敏 T 细胞)。效应 T 细胞主要为 $CD4^+$ Th1 细胞、$CD8^+$ CTL、$CD4^+$ Th2 细胞和 Th17 细胞参与。

(2) T 细胞介导的炎症反应和组织损伤

1) Th1 细胞介导的炎症反应:效应性 Th1 细胞再次接触抗原后活化,释放多种细胞因子和趋化因子,如 IFN - γ、TNF - α 和 LTα 等。这些细胞因子的释放可招募淋巴细胞和巨噬细胞到达抗原部位,并使巨噬细胞活化,进一步释放炎症因子 IL - 1 和 IL - 6,加重炎症反应。

2) Th17 细胞介导的炎症反应:Th17 细胞活化后可招募到炎症部位,通过分泌 IL - 17 募集单核细胞和中性粒细胞达到炎症部位,参与组织损伤。

3) CTL 的细胞毒作用:CTL 细胞和靶细胞相互作用后被活化,通过释放穿孔素和颗粒酶,使靶细胞溶解和凋亡;或通过其表面 FasL 与靶细胞表面 Fas 结合,导致靶细胞凋亡。

2. 临床常见疾病

(1) 感染性迟发型超敏反应:多见于结核杆菌等胞内寄生物感染。胞内感染结核杆菌的巨噬细胞在 Th1 细胞释放的 IFN - γ 作用下被活化,可将结核杆菌杀死。如果结核杆菌抵抗活化巨噬细胞的杀伤效应,则可发展为慢性感染,形成肉芽肿。肉芽肿的中央为由巨噬细胞融合所形成的巨细胞,在缺氧和巨噬细胞的细胞毒作用下,可形成干酪样坏死。

(2) 接触性迟发型超敏反应:典型代表性疾病为接触性皮炎。由于接触小分子半抗原物质,如油漆、染料、农药、化妆品和某些药物(磺胺和青霉素)等引起。小分子半抗原与体内蛋白质结合成完全抗原,经朗格汉斯细胞摄取提呈给 T 细胞,并刺激细胞活化、分化为效应 T 细胞。机体再次接触相应抗原可发生接触性皮炎,导致局部皮肤出现红肿、皮疹、水疱,严重者可出现剥脱性皮炎。

第二节　自身免疫性疾病

自身免疫是机体免疫系统对自身成分发生免疫应答,存在于所有个体,在通常情况下不对机体产生伤害。自身免疫病是机体对自身成分发生免疫应答所导致的疾病状态。自身免疫病可分为器官特异性自身免疫病和系统性自身免疫病。器官特异性自身免疫病指自身靶抗原为某一器官的特定组分,病理损害和功能障碍局限于该器官,如桥本甲状腺炎、Grave's 病和胰岛素依赖糖尿病(insulin-dependent diabetes mellitus,IDDM)。系统性自身免疫病的自身靶抗原为多个器官组织的共有成分(如细胞核、线粒体等),故病变可累及多个系统和器官,引起多器官损害,如系统性红斑狼疮(SLE)。

自身免疫病和其他疾病相比,有以下特点:① 患者体内可检测到自身抗体和(或)自身反应性 T 细胞;② 自身抗体和(或)自身反应性 T 细胞介导对自身细胞或组织成分的适应性免疫应答,造成组织器官损伤或功能障碍;③ 病情转归与自身免疫应答强度密切相关;④ 反复发作,慢性迁延。

一、自身免疫性疾病的损伤机制及典型疾病

自身免疫病的病理损伤主要由自身抗体和(或)自身反应性 T 细胞所致,其损伤机制与超敏反

笔记栏

应相同。

1. 自身抗体引起的自身免疫性疾病

（1）自身抗体引起的细胞破坏性自身免疫性疾病：一些自身抗体可以启动自身细胞的破坏而引发自身免疫性疾病。如自身免疫性溶血性贫血是由抗红细胞表面抗原的自身抗体（IgG 或 IgM）引起的溶血性疾病。药物和 Rh 血型不合引起的溶血性贫血都属这类疾病。自身免疫性血小板减少性紫癜是由抗血小板表面成分抗体引起的血小板减少性疾病，患者可发生凝血功能障碍。自身免疫性中性粒细胞减少症是由抗中性粒细胞抗体引起的中性粒细胞减少性疾病，患者易患化脓性感染。

自身抗体可通过下述方式引起自身细胞的破坏：① 自身抗体识别和结合细胞膜上的抗原后激活补体导致直接溶解细胞效应；② 结合自身抗体的细胞表达 FcR 被吞噬细胞清除；③ 结合自身抗体的细胞被 NK 细胞等通过 ADCC 作用杀伤；④ 结合自身抗体的细胞经抗原抗体复合物激活补体，产生具有趋化作用的因子 C5a，招募中性粒细胞到达并释放酶和活性介质引起细胞损伤。

（2）针对细胞表面受体的自身抗体引起的自身免疫性疾病：有些自身抗体可通过刺激细胞表面受体的功能而引发自身免疫性疾病。例如，Grave's 病是由血清中针对促甲状腺激素受体（thyroid stimulating hormone receptor，TSHR）的自身 IgG 抗体引起的自身免疫性疾病。患者体内自身 IgG 抗体持续作用于甲状腺细胞的 TSHR，刺激甲状腺细胞分泌过多的甲状腺素，进而发生甲状腺功能亢进。有些自身抗体可阻断细胞受体的功能引发自身免疫性疾病。重症肌无力患者体内抗乙酰胆碱受体的抗体在神经肌肉接头处结合乙酰胆碱受体，使之内化并降解，致使肌肉细胞对运动神经元释放的乙酰胆碱的反应性进行性降低。

（3）细胞外成分自身抗体引起的自身免疫性疾病：细胞外抗原的自身抗体也可引起自身免疫性疾病。肺出血肾炎综合征是由抗基底膜Ⅳ型胶原自身抗体引起的自身免疫性疾病。Ⅳ型胶原广泛地分布在身体各处，包括肺和肾脏基底膜。由抗基底膜Ⅳ型胶原自身抗体启动的免疫应答可使患者肾小球基底膜受损而发生肾炎。约 40% 的肺出血肾炎综合征的患者发生肺出血，发生肺出血的患者几乎都是吸烟者。在正常情况下，肺基底膜位于血管内皮细胞和肺泡上皮细胞之间，血管内皮细胞间形成的紧密连接使血液中的抗基底膜Ⅳ型胶原抗体不能到达基底膜。吸烟可损伤肺泡毛细血管内皮细胞，使抗基底膜Ⅳ型胶原抗体得以结合于基底膜，引起损伤性炎症，进而导致肺出血。

（4）自身抗原抗体复合物引起的自身免疫性疾病：自身抗体与自身抗原结合形成的 IC 复合物可引起自身免疫性疾病。如 SLE 患者体内产生针对多种细胞核抗原物质的自身 IgG 类抗体。这些抗体和细胞核抗原物质形成的大量的 IC 复合物，沉积在皮肤、肾小球、关节、脑等器官的小血管壁，引起肾小球等多器官病变。

2. 自身反应性 T 细胞引起的自身免疫性疾病　　体内存在的针对自身抗原的自身反应性 T 细胞在一定条件下可引发自身免疫病。IDDM 患者体内存在的自身反应性 T 细胞持续杀伤胰岛 β 细胞，致使胰岛素的分泌严重不足。髓鞘碱性蛋白（MBP）特异性 Th1 细胞在小鼠可引起实验性变态反应性脑脊髓炎（EAE），过继转移 MBP 特异性的 Th1 细胞克隆可使正常小鼠发生这种疾病。人类多发性硬化症的发病机制和 EAE 相似。

值得注意的是，有些自身免疫性疾病的发生是自身抗体和自身反应性 T 细胞共同作用的结果，如有些重症肌无力患者的体内既存在抗乙酰胆碱受体的自身抗体，也存在乙酰胆碱受体自身反应性 T 细胞。

二、自身免疫性疾病发生的相关因素

1. 隐蔽抗原的释放　　体内某些自身抗原（如精子、眼晶状体、神经髓鞘磷脂碱性蛋白等）处于特殊解剖部位，自胚胎期从未与机体免疫系统接触，被称为隐蔽抗原。在手术、外伤或感染等情况下，隐蔽抗原释放入血流或淋巴液，得以与免疫系统接触，从而产生自身免疫应答，引发自身免疫性疾病。

2. 自身抗原发生改变　　物理、化学及生物等因素可以使自身抗原发生改变,这种改变的自身抗原可引起自身免疫病。

3. 分子模拟作用　　一些微生物和正常宿主细胞或细胞外成分有相类似的抗原表位,感染人体后激发的免疫应答产物也能攻击人体细胞或细胞外成分,引起自身免疫病,这种现象被称为分子模拟。

4. 表位扩展　　某些表位隐藏于抗原大分子的内部,称为隐蔽表位。由于此类表位并不暴露或低水平表达,相应特异性的淋巴细胞克隆可存在于成熟淋巴细胞库中。病理情况下,APC 摄取损伤的组织碎片,经加工处理后,可能将自身抗原的隐蔽表位提呈给自身反应性 T 细胞识别。因此随疾病的进展,免疫系统可能不断扩大识别自身抗原表位的范围,此现象称为表位扩展(epitope spreading)。

5. 免疫忽视的打破　　免疫忽视是指机体对低水平自身抗原不发生自身反应性免疫应答的现象。免疫忽视可被一些因素打破,如多克隆刺激剂、共刺激分子和细胞因子。

6. 遗传因素　　自身免疫性疾病有家族遗传倾向,其易感性与遗传因素密切相关。如同卵孪生子患同一种自身免疫病的概率明显比异卵孪生子高;某些自身免疫病与性染色体相关;某些动物品系高发自身免疫性疾病,如 NOD 小鼠易自发 IDDM。

HLA 等位基因和人类自身免疫性疾病发生的关系密切,如 HLA Ⅱ 类分子 DR3 与 SLE、IDDM、重症肌无力、Grave's 病相关;DR4 与 IDDM、类风湿关节炎、寻常性天疱疮相关;B27 与强直性脊柱炎、急性前部葡萄膜炎相关;DR2 与肺出血肾炎综合征、多发性硬化症相关。

7. 性别　　女性发生多发性硬化和 SLE 的可能性比男性大 10～20 倍,给 SLE 小鼠应用雌激素可加重其病情。在妊娠时,类风湿关节炎的病情通常减轻。而男性发生强直性脊柱炎的可能性比女性大 3 倍。

三、自身免疫性疾病的治疗

1. 预防和控制微生物感染　　多种微生物可诱发自身免疫性疾病,所以采用疫苗和抗生素控制微生物的感染,尤其是微生物持续性感染,可降低某些自身免疫病的发生率。

2. 应用免疫抑制剂　　一些真菌代谢物(如环孢霉素 A 和 FK506)对多种自身免疫性疾病的治疗有明显的临床疗效。这些药物通过抑制 IL-2 基因的转录表达,进而抑制 T 细胞的分化和增殖。糖皮质激素可抑制炎症反应,可减轻自身免疫性疾病的症状。

3. 应用细胞因子及其受体的阻断剂　　TNF 单克隆抗体(英夫利昔单抗,infliximab)对类风湿关节炎有明确的疗效,已成为商品化的药物。可溶性 TNF 受体- IgG1Fc 融合蛋白(依那西普,etanercept)和 IL-1 受体拮抗蛋白亦对类风湿关节炎有明确的疗效。

第三节　免疫缺陷病

免疫缺陷病是由先天性免疫系统发育不良或后天因素而引起免疫细胞的发生、分化、增殖、调节和代谢异常,并导致机体免疫功能降低或缺陷,临床上表现为免疫功能不全的一组临床综合征。

一、免疫缺陷病的分类及共同特征

1. 分类　　免疫系统中任何一个成分的缺失或功能不全,包括免疫细胞、免疫分子或信号转导分子的缺陷,都可能导致免疫缺陷病。一般将免疫缺陷病分为原发性免疫缺陷病(primary immunodeficiency disease,PIDD)和获得性免疫缺陷病(acquired immunodeficiency disease,AIDD)

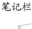
笔记栏

两大类。

世界卫生组织将PIDD分为五类,分别是抗体免疫缺陷(50%)、细胞免疫缺陷(20%)、联合免疫缺陷(18%)、吞噬细胞缺陷(10%)和补体系统缺陷(2%)。PIDD是免疫系统的遗传缺陷或先天性发育不全,常伴有其他组织器官的发育畸形,所以又称为先天性免疫缺陷病。其免疫缺陷可发生于免疫系统发育成熟的各个环节,多为X连锁隐性遗传或常染色体隐性遗传,儿童居多,严重者危及生命。

继发性免疫缺陷病主要为其他疾病或某些理化因素所致的免疫功能障碍,常见病因有各种感染、恶性肿瘤、消耗性疾病、长期使用免疫抑制剂和某些抗生素所导致的免疫功能障碍。

2. 共同特征

(1) 对入侵病原体的易感性明显增加:感染是最常见的表现,多反复发作,难以控制,是患者死亡的主要原因。患者易感的病原体种类主要取决于免疫缺陷的类型,如体液免疫、吞噬细胞、补体缺陷时,患者易发生细菌性感染,以化脓性细菌感染为主;而细胞免疫缺陷患者则易发生病毒或其他细胞内寄生病原体的感染。

(2) 易发恶性肿瘤和自身免疫病:尤以T细胞免疫缺陷者为甚。免疫缺陷病患者恶性肿瘤的发病率是同年龄正常人群的100~300倍,以白血病和淋巴系统肿瘤居多,而伴发自身免疫病者可高达14%。

(3) 遗传倾向:多数PIDD有遗传倾向,约1/3为常染色体遗传,1/5为性染色体隐性遗传。15岁以下PIDD患者多为男性。

二、原发性免疫缺陷病

PIDD是由于先天性免疫系统发育障碍而致免疫功能不全引起的疾病。随着分子生物学技术的发展,目前已对许多PIDD的基因突变或缺失进行了定位,对阐明其发病机制、临床诊断和治疗具有重要意义。

1. B细胞免疫缺陷病　　B细胞免疫缺陷病以抗体水平的降低或缺失为主要特征,患者外周血B细胞减少或缺失,T细胞数目正常,临床表现为反复化脓性细菌感染。患者常因B细胞发育、分化和增殖受阻,或Th细胞功能异常,引起抗体合成或分泌缺陷,一般可分为三类:① 五类抗体均缺陷;② 选择性缺乏某类或某亚类抗体;③ 总血清免疫球蛋白量正常或稍低,但特异性抗体反应低下。

(1) 性联无丙种球蛋白血症:又称Bruton综合征,为最常见的先天性B细胞免疫缺陷病。该病为X性联隐性遗传,多见于男性婴幼儿。患儿在出生后6~9月起发病,以血循环中缺乏B细胞及γ球蛋白为主要特征,临床表现为反复持久的化脓性感染,某些患儿还伴有自身免疫病。

患者体内无成熟B细胞和浆细胞,淋巴结中无生发中心,血清中五种抗体皆缺乏,接种抗原后不产生抗体应答,但因T细胞数量和功能正常,对病毒、真菌等细胞内寄生物有一定抵抗力。该病治疗主要依赖免疫球蛋白的替代治疗和抗生素的应用。

(2) 选择性免疫球蛋白缺陷病

1) 选择性IgA缺陷病:该病是最常见的选择性免疫球蛋白缺陷病,为常染色体显性或隐性遗传。该病的主要免疫学特征表现为:① 血清IgA水平低,其余抗体水平正常,sIgA含量很低。② 细胞免疫功能正常。该病的确切发病机制尚不十分清楚,大多数患者无明显症状,或仅表现为反复呼吸道、消化道、泌尿道感染,少数患者出现反复严重感染,伴有类风湿关节炎、SLE等自身免疫病和哮喘、过敏性鼻炎等超敏反应。该病预后良好,少数患者可自行恢复。

2) 选择性IgG亚类缺陷:该病一般是B细胞分化为浆细胞异常所致,极少数是因为IgG恒定区基因纯合子缺陷造成,患者B细胞不能分泌IgG的某些亚类。虽然患者血清总IgG水平正常,但某一种或几种IgG亚类缺失,其中以IgG3亚类缺乏较常见。多数患者无临床表现,少数患者可发生反复化脓性感染。

笔记栏

3) 性联高 IgM 综合征：该病常为 X 性联隐性遗传，多见于男性。发病机制是 X 染色体上 CD40L 基因突变或缺失，使 T 细胞不能辅助 B 细胞增殖和发生类别转换。患者 B 细胞总数正常，但只能分泌 IgM，所以血清 IgM 水平增高，而 IgG、IgA、IgE 水平低下，IgD 正常或增高。外周血和淋巴组织中有大量分泌 IgM 的浆细胞，血清中含大量抗中性粒细胞、血小板和红细胞的自身抗体。临床表现为反复发生化脓性感染，尤其是呼吸道感染。

4) 普通变异型免疫缺陷病：该病是最常见的低丙种球蛋白血症，呈散发性或家族性发病，有家族史的患者可有常染色体显性或隐性遗传。临床表现多样，幼年和成年均可发病，多为反复发作的呼吸道和消化道细菌感染，部分患者常伴有慢性肉芽肿和自身免疫病。大多数患者存在 T 细胞功能缺陷。

2. T 细胞免疫缺陷病　　原发性 T 细胞缺陷是涉及 T 细胞发育、分化和功能障碍的遗传性缺陷病。单独的 T 细胞免疫缺陷病较为少见。因为 T 细胞缺陷不仅会导致效应 T 细胞缺乏，也会间接导致单核-巨噬细胞和 B 细胞功能障碍。虽然有些 T 细胞缺陷的患者免疫球蛋白水平正常，但对抗原的刺激却不产生特异性抗体，这种患者对胞内菌的易感性增高。以 T 细胞缺陷为主的疾病包括 DiGeorge 综合征和 T 细胞信号转导缺陷等。

(1) 先天性胸腺发育不良（DiGeorge 综合征）：为典型 T 细胞缺陷性疾病，起因于染色体 22q11 缺失，胚龄 6～8 周时第三和第四对咽囊管发生障碍，导致胸腺、甲状旁腺、主动脉弓、唇和耳等发育不全。主要临床特征有心脏和大血管畸形、胸腺、甲状旁腺等发育不良，具有鱼状唇、眼间距宽和耳朵位置偏低等面部特征，新生儿 24 h 内可出现手足抽搐和反复发作的感染。免疫学特征表现为先天性胸腺发育不良，T 细胞数目降低，外周血中缺少 T 细胞，而 B 细胞数量正常，但抗体水平可能减少。临床表现为易反复感染病毒、真菌、原虫及胞内寄生菌，接种卡介苗、牛痘、麻疹等减毒活疫苗可发生严重不良反应，甚至导致死亡。胚胎胸腺移植可有效治疗该病。

(2) T 细胞活化及功能缺陷：某些患者外周血 T 细胞数目虽然正常，但细胞活化及功能障碍，这是因为 T 细胞上的某些膜蛋白或细胞内信号转导分子表达异常或缺失所致。患者出现细胞免疫缺陷的各种症状，严重时可发生联合免疫缺陷。

3. 联合免疫缺陷病　　联合免疫缺陷病是一类因 T 细胞、B 细胞均出现发育或功能缺陷，影响 T 细胞、B 细胞间相互作用所致的疾病，多见于新生儿和婴幼儿。

(1) 重症联合免疫缺陷病（severe combined immunodeficiency disease，SCID）：是一组来源于骨髓造血干细胞的 T 细胞、B 细胞发育异常所致的疾病。这类疾病可以是常染色体隐性遗传或 X 性联隐性遗传。患者易患严重感染而死亡。

1) X 性联重症联合免疫缺陷病（X-linked SCID, XSCID）：XSCID 是 SCID 中最为常见者，约占 SCID 的 50%，为 X 性联遗传缺陷。该病发病机制是 IL - 2Rγ 链基因突变。XSCID 患者的主要免疫学特征表现为：T 细胞缺乏或数目的显著下降；B 细胞数目正常而功能却异常，如 Ig 水平降低，对特异性抗原应答能力下降。骨髓移植可治愈本病。

2) MHC 分子缺陷引起的 SCID：① MHC I 类分子缺陷，该病是由于 TAP 基因突变所引起的，属常染色体隐性遗传病。TAP 基因突变导致内源性抗原不能经 TAP 转运至内质网中，影响 MHC I 类分子表达于淋巴细胞表面，患者常表现为 CTL 细胞和 NK 细胞减少。② MHC II 类分子缺陷，属常染色体隐性遗传病，以 MHC II 类分子表达障碍为特征。患者表现为迟发型超敏反应能力低下，对 TD 抗原的抗体应答反应缺失，对各种微生物的易感性增高。

3) 伴酶缺陷的联合免疫缺陷：该类疾病均为常染色体隐性遗传病，包括腺苷酸脱氨酶缺乏和嘌呤核苷磷酸化酶缺乏所致联合免疫缺陷，后者较少见。本病患者的 T 细胞、B 细胞均受损，但对 B 细胞的影响较轻。

(2) 共济失调毛细血管扩张症：为常染色体隐性遗传疾病，临床表现以进行性小脑共济失调、眼结膜和面部毛细血管扩张、反复呼吸道感染为特征。患者 T 细胞数量和功能下降，血清 IgA、IgG2 和 IgG4 减少或缺失，自身抗体增多，迟发型超敏反应减弱，肿瘤发生率增高。

笔记栏

（3）Wiskott-Aldrich 综合征（Wiskott-Aldrich syndrome，WAS）：又称伴湿疹、血小板减少的免疫缺陷病，属 X 性联免疫缺陷病。WAS 基因缺陷的临床表现以湿疹、反复细菌感染和血小板减少为特征，可伴有自身免疫病及恶性肿瘤。疾病早期对多糖抗原的抗体应答缺陷，晚期淋巴细胞数目减少及功能障碍，出现 SCID。

4. 吞噬细胞功能缺陷病　　吞噬细胞缺陷病包括吞噬细胞数减少和功能障碍。此类患者易患各种化脓菌感染，特别是机会菌感染。

（1）原发性粒细胞减少症：包括婴儿先天性中性粒细胞减少症、家族性重症中性粒细胞减少症和周期性中性粒细胞缺乏症。

（2）吞噬细胞功能障碍：吞噬细胞的趋化、黏附和杀菌等特性发生改变均可能导致吞噬细胞功能缺陷，分别产生相应疾病，如白细胞黏附缺陷、慢性肉芽肿病和 Chediak-Higashi 综合征。

慢性肉芽肿病是常见的吞噬细胞功能缺陷病，绝大多数是性联隐性遗传病，为编码 NADPH 氧化酶系统的基因缺陷所致。表现为中性粒细胞的功能不全，其主要临床特征为反复发作的化脓性感染，在淋巴结、肺、脾、肝、骨髓等多个器官中形成化脓性肉芽肿病灶或伴有瘘管形成。

5. 补体系统缺陷病　　补体系统（固有成分、调控蛋白和补体受体）中任一成分均可发生遗传性缺陷，产生免疫缺陷病。大多数补体缺陷属常染色体隐性遗传，少数为常染色体显性遗传。

补体固有成分缺陷患者主要表现为单纯抗感染能力低下，易发生化脓性细菌感染。参与经典途径的早期补体成分 C1、C4、C2 缺陷常引发肾小球肾炎、SLE、类风湿关节炎等免疫复合物病；C3、P 因子、D 因子、C5～C9 缺陷多导致反复化脓性细菌感染。

补体调节蛋白或补体受体缺陷者，还表现某些特有的症状和体征，如 C1INH 缺陷所致的遗传性血管神经性水肿、DAF（CD55）、膜反应性溶解抑制物（MIRL、CD59）缺陷引起的阵发性夜间血红蛋白尿。

三、继发性免疫缺陷病

SIDD 是出生后由某些原因导致的免疫功能低下。引发 SIDD 的常见原因包括感染、肿瘤、营养不良、蛋白合成不足或消耗增加、使用免疫抑制药物，以及电离辐射、手术麻醉、脾切除、中毒、妊娠、老年等。继发性免疫缺陷病多数是暂时性的，消除病因后能够恢复。少数继发性免疫缺陷病则不容易恢复，如由人类免疫缺陷病毒（human immunodeficiency virus，HIV）引起的获得性免疫缺陷综合征（acquired immune deficiency syndrome，AIDS）。

AIDS 是因 HIV 感染造成细胞免疫严重缺陷，最终使患者发生机会性感染、肿瘤和神经系统病变为特征的一种临床综合征，患者以 CD4$^+$ 细胞的减少为主要特征。本病流行广泛，病死率很高，受到高度重视。

四、免疫缺陷病治疗原则

免疫缺陷病基本治疗原则为：尽可能减少感染并及时控制感染；通过过继免疫细胞或移植免疫器官以替代受损或缺失的免疫系统组分。

1. 抗感染　　保护性隔离，采取有效措施预防感染。应用合适的抗生素治疗反复发作的细菌、真菌、原虫、病毒等病原体感染，以控制感染，缓解病情。

2. 替代治疗　　包括输注血浆、红细胞、白细胞、免疫球蛋白、细胞因子制品等，可使免疫功能得到改善，只能补其所缺，但不能持久。

3. 免疫重建　　移植免疫器官、组织、细胞或基因，重建机体免疫功能。目前已使用骨髓移植、干细胞移植、胎肝移植和胎儿胸腺组织移植治疗原发性免疫缺陷病。

4. 基因治疗　　许多原发性免疫缺陷病是单基因缺陷所致，其突变基因或缺失基因已被克隆，其突变位置已经确立，给基因治疗打下了基础。将正常的目的基因片段整合到患儿干细胞基因组内，被目的基因转化的细胞经过有丝分裂，使转化的基因片段能在患儿体内复制而持续存在，并发

笔记栏

挥功能。理论上讲,凡骨髓移植成功的疾病均是基因治疗的指征,通过基因治疗原发性免疫缺陷病可获得良好疗效。

第四节　肿　瘤　免　疫

Ehrlich 早在 1909 年就指出机体具有保护自己、抵抗癌变细胞的能力,并提出了肿瘤免疫的概念。1970 年 Burnet 分析并提出肿瘤的免疫监视学说,为肿瘤免疫学理论的建立打下了基础。随着单克隆抗体的问世,细胞因子的发现和研究,特别是 20 世纪 80 年代中后期,分子生物学和免疫学迅速发展并交叉渗透,进一步推动肿瘤免疫学的发展。人们对肿瘤抗原的性质、MHC 分子在肿瘤抗原识别和提呈中的作用,T 细胞的活化和杀伤机制等方面有了更多的了解。

一、肿瘤抗原

肿瘤抗原是指细胞癌变过程中出现的新抗原物质的总称。目前人们利用 CTL 细胞筛选技术、血清学鉴定重组 cDNA 表达文库技术(serological analysis of autologous tumor antigens by recombinant cDNA expression cloning,SEREX)、基因差异筛选技术等一系列方法发现了 3 000 多种肿瘤抗原,其中部分肿瘤抗原已经在肿瘤的诊断、预防和治疗中发挥重要作用。根据肿瘤抗原的抗原特异性和产生机制,可以对肿瘤抗原进行分类。

1. 根据肿瘤抗原的特异性分类

(1) 肿瘤特异性抗原(tumor specific antigen,TSA):TSA 是指只表达于肿瘤细胞而不表达于正常细胞的肿瘤抗原,这类抗原通过近交系小鼠间进行肿瘤移植的方法得到证实。采先用化学致癌剂甲基胆蒽诱导小鼠皮肤发生肉瘤,当肉瘤生长至一定大小,予以手术切除。将此切除的肿瘤组织移植给正常同系小鼠后可生长出肿瘤。若将此肿瘤植回原来的肿瘤小鼠,则此移植肿瘤会被排斥,表明该肿瘤具有诱导机体产生特异性免疫排斥反应的抗原。癌基因或抑癌基因突变形成的新蛋白常被认为是肿瘤特异性抗原。慢性粒细胞白血病最大的遗传学特点是存在特异性费城(Ph)染色体,即第 22 号染色体的断点集中区(bcr)易位到第 9 号染色体的原癌基因 *c - abl*,形成 *bcr-abl* 融合基因。BCR-ABL 融合蛋白具有异常酪氨酸激酶活性,与细胞的转化及肿瘤细胞表型的维持密切相关。

(2) 肿瘤相关抗原(tumor associated antigen,TAA):TAA 是指既表达于正常细胞、也表达于肿瘤细胞的抗原,但肿瘤细胞表达量明显高于正常细胞的肿瘤抗原。此类抗原只表现出量的变化而无严格的肿瘤特异性。胚胎抗原是其中的典型代表,如癌胚抗原(carcino-embryonic antigen,CEA)、甲胎蛋白(alpha-fetoprotein,AFP)。20 世纪 90 年代初,第一个能够被 CTL 细胞识别的黑色素瘤相关抗原基因从一个黑色素瘤患者的黑色素瘤细胞系中分离出来,被命名黑素瘤相关抗原(melanoma associated antigen,MAGE)。迄今已经发现了几十种 *MAGE* 基因。通常在正常成熟组织中不表达 MAGE-1(睾丸和胎盘除外),但在黑素瘤等许多组织的肿瘤细胞表面却能不同程度的表达。这类基因在胚胎阶段表达并发挥重要作用后,被基因甲基化等机制灭活,一旦机体发生肿瘤,这些基因再次被激活,所以 *MAGE* 基因在肿瘤组织中的表达是肿瘤发生的结果。MAGE 是"沉默基因"活化表达的产物,其表达主要与启动子的去甲基化有关。MAGE 与 MHC 分子共表达于某些肿瘤细胞表面,由于这些基因编码的蛋白可被机体免疫系统识别并攻击,可以作为机体攻击肿瘤细胞的免疫靶点。

2. 根据编码肿瘤抗原的基因分类

(1) 正常细胞基因编码的肿瘤抗原

1)"沉默基因"表达的肿瘤抗原:沉默基因指正常细胞不表达,而细胞发生癌变时表达的基因,如 *MAGE*。

笔记栏

2）胚胎抗原：是胚胎发育期由胚胎组织产生的正常成分，出生后其编码基因受阻遏而逐渐不表达，或表达量很低。当细胞癌变时，受抑制的基因脱阻遏，胚胎抗原重新合成，大量表达于肿瘤细胞表面，或分泌到组织液中，成为相应肿瘤的标志物。胚胎抗原可分为两种，一种是分泌性抗原，由肿瘤细胞产生和分泌，如肝癌细胞产生的 AFP；另一种是肿瘤细胞表达的膜抗原，如结肠癌细胞表达的 CEA。

AFP 是一种分泌性糖蛋白，分子质量为 70 kDa，主要是由胎肝和卵黄囊产生的。正常成人血清中含量极微（<20 ng/mL）。肝细胞发生癌变时，AFP 在血清中的含量急剧增加，常超过 500 ng/mL，在腹水中也检测高浓度的 AFP。胃癌、肺癌、肝炎、肝硬化患者及孕妇血清中也可检出 AFP，但明显低于肝癌患者。肝癌患者血清 AFP 升高比临床症状出现早 3～8 个月，因此可作为肝癌早期普查、诊断、疗效判断和监视复发的一项重要免疫学指标。

CEA 是一种膜结合性糖蛋白，分子质量为 180 kDa。最初在结肠癌、直肠癌组织和 2～6 个月胎儿肠、胰和肝脏等组织中检出高水平 CEA，故称为癌胚抗原。细胞癌变时所分泌的 CEA 大量进入血液，使血清 CEA 水平增高。血清 CEA 增高也可见于内胚层来源的恶性肿瘤（如食管癌、胃癌、肝癌和胰腺癌）及其他一些非肿瘤性疾病（如肾病、肝硬化、肠息肉和消化道炎症等），所以 CEA 不是消化道特异性的肿瘤抗原。由于早期结肠癌血清 CEA 的检测率低，一般不用于临床诊断。CEA 动态水平的观察，有助于疗效评估及肿瘤复发、转移的监测。

（2）突变细胞基因编码的肿瘤抗原：少数调控细胞生长的癌基因或抑癌基因突变后会导致细胞发生癌变。由这些突变基因编码的新的肿瘤特异性蛋白常被认为是 TSA。*Ras* 癌基因和 *p53* 抑癌基因是恶性肿瘤中最常见的基因突变。野生型 P53 蛋白在维持细胞正常生长、抑制恶性增殖中起重要作用。*p53* 基因突变后导致 P53 蛋白空间构型发生改变，失去抑制细胞生长的功能，从而引起细胞恶性增殖。*Ras* 基因突变参与多种肿瘤的发生，如 90 % 胰腺癌有 *K-Ras* 基因突变。

（3）病毒基因编码的肿瘤抗原：某些病毒感染会诱发相应肿瘤。EB 病毒与 B 细胞淋巴瘤、鼻咽癌的发生有关；人乳头状瘤病毒（HPV）与人宫颈癌的发生有关；乙型肝炎病毒（HBV）与肝细胞癌有关；属于反转录病毒的人嗜 T 淋巴细胞白血病病毒（HTLV-I）与 T 细胞白血病有关。由病毒诱发的肿瘤抗原可归纳为两类，一类是由病毒基因编码的肿瘤抗原；另一类是病毒诱发宿主细胞产生的肿瘤抗原。

二、机体对肿瘤细胞的免疫应答

正常人体每天有 10^7～10^9 个细胞可能发生突变，一般不会发展成肿瘤。机体免疫系统能识别并及时清除突变细胞，防止肿瘤的发生，此即 Burnet 提出的"免疫监视"学说。临床资料亦支持这一观点，如有些恶性黑素瘤、神经母细胞瘤、肾上腺瘤等患者出现肿瘤自发性消退的现象。正常细胞发生恶变后，机体可产生针对肿瘤抗原的固有免疫应答和适应性免疫应答。

1. 固有免疫应答　　参与抗肿瘤的固有免疫应答细胞包括巨噬细胞、NK 细胞、γδT 细胞等，是抗肿瘤免疫监视功能的第一道防线。γδT 细胞的分化发育先于 αβT 细胞，分布在全身上皮组织内，其杀伤肿瘤细胞的细胞毒作用不受经典 MHC 分子限制，并且能杀伤对 NK 细胞不敏感的肿瘤细胞。NK 细胞能选择性地杀伤 MHC I 类分子表达低下或缺如的肿瘤细胞，其杀伤作用无须抗原预先致敏，不受 MHC 抗原提呈的限制，也不依赖抗体和补体，是在肿瘤发生早期发挥作用的效应细胞之一。巨噬细胞可通过多种途径发挥抗肿瘤作用：① 活化巨噬细胞，释放溶酶体酶和氧化代谢产物直接杀伤肿瘤细胞；② 处理和提呈肿瘤抗原，激活 T 细胞，产生特异性抗肿瘤免疫应答；③ 巨噬细胞表面有大量 Fc 受体，可通过 ADCC 作用杀伤肿瘤细胞；④ 活化的巨噬细胞可释放 TNF、IL-2、IFN-γ 等直接作用于肿瘤细胞或调节抗肿瘤免疫应答。激活的巨噬细胞杀伤肿瘤细胞具有选择性，不影响正常的组织细胞。若使用卡介苗或短小棒状杆菌等制剂激活肿瘤患者的巨噬细胞，则可抑制肿瘤生长，减少肿瘤转移。

2. 适应性免疫应答　　机体对肿瘤的适应性免疫应答包括细胞免疫和体液免疫，一般认为两

笔记栏

者相互协作共同杀伤肿瘤细胞,但以细胞免疫为主,体液免疫仅起协同作用。

（1）细胞免疫应答：参与细胞免疫应答的主要细胞是 αβT 细胞。活化的 Th 细胞可产生大量细胞因子,促进 CTL 细胞活化。CTL 细胞活化后,既可以特异性识别肿瘤抗原,直接杀伤肿瘤细胞,也可分泌 IFN-γ、淋巴毒素等细胞因子间接杀伤肿瘤细胞。

（2）体液免疫应答

1）补体依赖的细胞毒作用：IgM 和某些 IgG 亚类与肿瘤细胞表面抗原结合后,可在补体参与下,溶解肿瘤细胞。

2）ADCC 作用：IgG 抗体通过 Fab 段与肿瘤细胞表面抗原结合,通过 Fc 段与表达 FcγR 的效应细胞（包括 NK 细胞、巨噬细胞和中性粒细胞等）结合发挥 ADCC 效应,使肿瘤细胞裂解。

3）抗体的调理作用：吞噬细胞可通过其表面 Fc 受体的调理作用,增强对肿瘤细胞的吞噬或杀伤。

4）抗体的封闭作用：抗体还能封闭肿瘤细胞或肿瘤新生血管内皮细胞上的某些受体,如转铁蛋白受体、血管内皮生长因子（vascular endothelial growth factor,VEGF）受体等,干扰肿瘤细胞的营养或黏附特性而抑制肿瘤细胞的增殖。

三、肿瘤的免疫逃逸机制

在肿瘤早期,机体能够诱发强烈的免疫应答,免疫监视在抑制早期肿瘤生长中起积极作用;到肿瘤生长活跃阶段,肿瘤激活免疫系统的同时,又能逃避机体的免疫识别和攻击,处于激活和抑制的平衡阶段,肿瘤的消长取决于这两方面对抗的结果。研究肿瘤的免疫逃逸机制对于提高机体免疫状态、逆转肿瘤的逃逸活性、设计新型抗肿瘤治疗策略具有极大的促进作用。

1. 肿瘤抗原表达缺失或减少　　TSA 与正常蛋白的差异很小,甚至仅个别氨基酸不同,表达量较低,故其免疫原性非常弱,难以诱发机体产生有效的抗肿瘤免疫应答。某些肿瘤细胞能表达大量 TAA,但因为是胚胎期表达的抗原,机体对其存在先天性免疫耐受,也不能有效地激发有效的免疫应答。

此外,有些免疫细胞或分子使某些肿瘤抗原表位减少或丢失,从而逃逸免疫系统的识别和杀伤,称为抗原调变。肿瘤抗原也可被某些非特异性成分（如唾液黏蛋白等）覆盖,或被封闭性因子"封闭",从而干扰免疫细胞对肿瘤抗原的识别和杀伤。封闭因子可能是封闭抗体、可溶性肿瘤抗原及抗原-抗体复合物。某些肿瘤细胞内参与抗原提呈的分子表达低下,导致肿瘤抗原的加工、处理和提呈障碍,使肿瘤细胞逃逸机体免疫系统的攻击。

2. 肿瘤细胞 MHC Ⅰ类分子表达低下或缺失　　肿瘤细胞常出现 MHC Ⅰ类分子表达低下或缺失,同时可异常高表达非经典 MHC Ⅰ类分子（如 HLA-G、HLA-E、MICA 等）。肿瘤细胞 MHC Ⅰ类分子表达降低导致抗原提呈障碍,不能被 CTL 细胞识别。NK 细胞表面 KIR 受体可识别肿瘤细胞表面异常表达的非经典 MHC Ⅰ类分子,从而启动抑制性信号,抑制 NK 细胞的活性。肿瘤细胞 MHC Ⅰ类分子表达低下或缺失和非经典 MHC Ⅰ类分子的高表达,抑制 T 细胞和 NK 细胞对肿瘤靶细胞的识别、杀伤等活性,形成免疫耐受状态,导致肿瘤细胞逃逸。

3. 共刺激信号缺乏　　多数肿瘤细胞都表达 MHC Ⅰ类分子和肿瘤抗原,是潜在 APC,但肿瘤细胞表面通常会缺乏共刺激分子的表达,不能为 T 细胞提供协同刺激信号,导致 T 细胞无能或凋亡。

4. 肿瘤细胞分泌抑制性因子　　DC 是机体适应性免疫应答的始动者。肿瘤细胞及其微环境可通过多种途径减少肿瘤患者体内 DC 数量和抑制 DC 成熟,下调或抑制 DC 提呈肿瘤抗原,并且可以诱导抑制性 DC 的产生。肿瘤细胞通过分泌 IL-10、TGF-β 等抑制性细胞因子,抑制肿瘤浸润部位 DC 前体细胞发育,抑制 DC 表达 MHC Ⅱ类分子和协同刺激分子,阻止其向成熟 DC 分化。这些抑制性 DC 能诱导肿瘤浸润淋巴细胞（tumor infiltrating lymphocyte,TIL）等免疫细胞耐受肿瘤抗原。已发现部分 TIL 不能被肿瘤抗原诱导活化,CD3 分子 ζ 链缺失,某些信号转导分子及 IL-2

和 IL-2R 等表达降低。

另外,肿瘤细胞分泌的细胞因子能加重淋巴细胞对凋亡因素的易感性,同时抑制淋巴细胞分泌具有杀伤效应的分子,从而有利于肿瘤细胞逃逸免疫细胞的攻击。

5. 肿瘤细胞的凋亡抵抗　Fas 和 FasL 相互作用是细胞凋亡的重要途径之一。肿瘤细胞高表达 FasL,与活化 CTL 细胞表面的 Fas 结合,诱导肿瘤抗原特异性 CTL 细胞进入凋亡程序。表达 FasL 的 CTL 细胞与表达 Fas 的肿瘤细胞接触,原本也可以引起肿瘤细胞凋亡,但由于肿瘤细胞会高表达 Bcl-2 等多种抗凋亡基因或病毒蛋白存在等原因,使得肿瘤细胞抗凋亡机制过度激活,而对 Fas/FasL 易感性较淋巴细胞相对低,结果是淋巴细胞死亡而不是肿瘤细胞凋亡。

6. 诱导 Treg　Treg 正常情况下可防止机体免疫系统产生过强的免疫应答,避免对机体引起免疫损伤。很多肿瘤组织出现 Treg 的大量集聚。这些 Treg 能非特异性地抑制 CD4$^+$ 和 CD8$^+$ T 细胞的活化、增殖和分化,抑制 NK 细胞、单核-巨噬细胞、DC、B 细胞等免疫活性细胞的功能。

四、肿瘤的免疫学诊断与治疗

1. 肿瘤的免疫学诊断　利用免疫学技术检测肿瘤抗原及肿瘤标志物、抗肿瘤抗体,有助于进行临床肿瘤患者的诊断及评估机体的免疫功能状态。

(1) 检测肿瘤抗原:检测血液和组织细胞上的肿瘤抗原是目前最常用的肿瘤免疫诊断方法。由于 TSA 数量很少,目前临床上常进行 TAA 的检测。AFP 检测对原发性肝癌有诊断价值;CEA 检测有助于直肠结肠癌的辅助诊断;前列腺特异性抗原(prostate specific antigen, PSA)检测有助于前列腺癌的诊断;检测 CA19-9 有助于胰腺癌的诊断;检测 CA125 有助于卵巢癌的辅助诊断。利用流式细胞技术检测细胞表面 CD 分子或细胞内相关抗原,有助于淋巴瘤和白血病等疾病的诊断和组织分型,为疾病治疗提供有价值的线索。

理想的肿瘤抗原检测方法应有如下特性:① 敏感性高,能早期检测出肿瘤患者;② 特异性强,能准确鉴别肿瘤与非肿瘤患者;③ 具有器官特异性,方便对肿瘤定位;④ 血清水平与肿瘤体积大小、临床分期相关,用以判断预后;⑤ 半衰期短,可反映肿瘤的动态变化,监测治疗效果、复发和转移;⑥ 测定方法精密度好、准确性高,操作方便。

(2) 检测肿瘤抗体:检测肿瘤抗体不仅可辅助诊断疾病,对判断病情发展和转归也有一定价值。在鼻咽癌和 Burkitt 淋巴瘤患者血清中可检测抗 EB 病毒 EBNA-1 的抗体,黑素瘤患者血清中可检测抗黑素瘤抗体。

(3) 免疫显像诊断:将放射性核素或纳米颗粒与抗肿瘤细胞的单克隆抗体偶联,从静脉或腔内注入患者体内,将放射性核素导向肿瘤的发生部位,用 γ 照相机等仪器扫描接收相关信号,清晰地显示肿瘤影像,可辅助肿瘤的诊断和治疗。

2. 肿瘤的免疫学治疗　肿瘤免疫学治疗的原理主要是激发或增强机体的免疫功能,从而控制和杀伤肿瘤细胞的活性。目前通过手术、化疗和放疗等常规疗法清除大量肿瘤细胞后,结合免疫学方法清除残留或扩散的肿瘤细胞,对延长患者生存期、减少肿瘤复发和转移具有重要意义。

(1) 主动免疫疗法:目前肿瘤的主动免疫疗法是利用肿瘤疫苗刺激机体产生特异性抗肿瘤免疫,以达到治疗肿瘤、预防肿瘤转移和复发的目的。常用肿瘤疫苗有以下几类。

1) 肿瘤细胞疫苗:将自身或异体的肿瘤细胞,经物理(照射、高温)、化学(酶解)及生物(病毒感染、基因转移等)因素的处理,改变或消除其致瘤性,保留其免疫原性,与佐剂联合应用,对肿瘤治疗有一定疗效。

2) 肿瘤抗原疫苗:包括 TAA/TSA 疫苗、MHC 抗原-多肽复合疫苗、热休克蛋白(heat shock protein, HSP)-肽复合体疫苗,以及人工合成肿瘤肽疫苗等。人工合成肿瘤肽疫苗是人工合成 8～12 个氨基酸的特异性多肽,能直接与 MHC Ⅰ 类分子结合诱导特异性细胞毒性 T 淋巴细胞(cytotoxic lymphocyte, CTL),并能在体内、体外特异杀伤表达其相同特异性表位的肿瘤细胞。

3) 病毒疫苗:病毒疫苗不仅可以预防病毒性疾病,更重要的是可以预防或治疗人类许多与病

笔记栏

毒感染密切相关的肿瘤,如 HPV 疫苗、HBV 疫苗。

4）抗独特型疫苗:抗独特型抗体的制备不需要分离或鉴别肿瘤抗原,以肿瘤特异性单克隆抗体作为免疫原,制备抗体并筛选具有内影像作用的抗独特型抗体,模拟肿瘤抗原的结构,代替肿瘤抗原成为疫苗,诱发机体产生特异性抗肿瘤免疫应答。

5）DNA 疫苗:是指人工克隆编码 TSA 的 DNA 基因片段,构建真核细胞表达质粒,将此质粒经肌注等方式注入机体,使其在体内细胞中有效表达 TSA。这种抗原模仿病毒蛋白等内源性抗原的提呈方式,解除免疫耐受,诱导机体产生特异性抗肿瘤免疫应答。

（2）被动免疫疗法:是指给患者输注外源性的免疫效应细胞或免疫效应分子(包括抗体、细胞因子)。这些免疫效应物质在机体免疫功能低下的状态下、快速地发挥抗肿瘤作用,不依赖宿主本身的免疫功能状态。

1）基因工程抗体:目前疗效确切的多种人源化单抗已经广泛的应用于临床实践。例如,治疗乳腺癌的曲妥珠单抗(靶向人表皮生长因子受体-2,即 HER-2)、治疗 B 细胞淋巴瘤的利妥昔单抗(靶向 CD20)、治疗转移性结肠癌的西妥昔单抗(靶向表皮生长因子受体,即 EGFR)等。

2）免疫导向疗法:是将细胞毒物质与单克隆抗体偶联制成“生物导弹”,利用单抗能特异性结合肿瘤抗原的特性,迫使细胞毒物质集中到肿瘤病灶局部,杀伤肿瘤细胞。目前常用的细胞毒物质有:放射性核素、抗肿瘤药物、生物毒素(蓖麻毒素、白喉毒素、绿脓杆菌外毒素、蜂毒)等。免疫导向疗法既可以显像及定位定量检测肿瘤,又可以在肿瘤局部富集细胞毒物质破坏肿瘤细胞,减少全身毒副反应。

3）细胞因子疗法:目前临床常用的细胞因子有 IL-2、TNF、IFN-α 等。细胞因子疗法的原理是某些细胞因子注射体内后可调节、增强一种或多种免疫细胞的功能,发挥更强的抗肿瘤免疫功能。

4）肿瘤被动细胞免疫疗法:是将自身或异体的抗肿瘤效应细胞,如 DC、T 细胞、NK 细胞等,在体外采用特异性抗原、细胞因子、抗 CD3 单抗等激活剂进行诱导、激活和扩增,或进行基因转染修饰,然后转输给肿瘤患者,提高患者抗肿瘤免疫力,以达到治疗和预防复发的目的。

（3）基因疗法:原理是克隆某些可用于肿瘤治疗的目的基因,体外转染受体细胞,然后回输体内;或直接将目的基因体内注射,使目的基因在体内有效表达,增强体内抗肿瘤作用或改善肿瘤微环境,增强抗肿瘤免疫力。目前常用的抗肿瘤基因治疗目的基因有:肿瘤抗原基因(如编码 MAGE、CEA 等的基因)、细胞因子基因(如编码 IL-2、IFN、TNF、CSF 等细胞因子基因)、*MHC* 基因、共刺激分子基因、肿瘤自杀基因(如 *TK* 基因等)、抑癌基因(如 *RB* 基因、*p53* 基因等)。

第五节　移　植　免　疫

用细胞、组织或器官替代已丧失功能的细胞、组织或器官的方法称为移植。被移植的细胞、组织或器官称为移植物。提供移植物的个体称为供者,而接受移植的个体称为受者。可将移植分为器官移植、组织移植、细胞移植和基因移植(基因治疗)等。目前,器官和组织移植已成为治疗组织、器官功能衰竭最有效的措施。移植免疫就是研究受者接受异种或同种异体移植物后产生的免疫应答和由此引起的移植排斥反应,以及延长移植物存活的措施和原理等问题。

一、移植的类型

根据供、受者间的相互关系和遗传背景的差异分为四类。

1. 自体移植　　移植物取自自身的组织或细胞。移植后不会发生免疫排斥,移植物可长期存活。

笔记栏

2. 同基因移植 移植物取自遗传背景完全相同的同卵双生的个体或纯系动物。移植后不会发生免疫排斥,移植物可长期存活。

3. 同种异体移植 移植物取自遗传背景不同的个体。移植后受者对移植抗原发生免疫应答,产生移植排斥反应。只有降低或抑制宿主的免疫应答方可延长移植物存活的时间。

4. 异种移植 指不同种属个体间的移植,如将猩猩或猪的器官移植给人。由于遗传背景完全不同,发生强烈移植排斥反应,移植物不能存活。近来,科学家们探索转基因动物等方法,以延长移植物存活时间,降低排斥反应。

二、移植抗原

如果移植物表达的分子或分子结构与受者有差异,移植物就会被受者排斥。能引起受者发生免疫应答,导致移植排斥反应的抗原统称移植抗原。

两个遗传背景不同的个体之间进行移植时,存在于组织或细胞上的决定排斥反应的抗原,即组织相容性抗原。同种异体移植抗原主要有下列几种。

1. MHC 抗原 引起快而强移植排斥反应的组织相容性抗原。同种异体移植排斥反应所识别的抗原主要是表达于移植物细胞表面的 MHC 分子。供、受者间 MHC 抗原一致程度越高,移植成功的机会就越大,反之排斥反应越强。

2. 次要组织相容性抗原(minor histocompatibility antigens,mHA) 引起较弱而缓慢排斥反应的抗原。Y 染色体编码的某些蛋白属典型的 mHA。

3. 内皮细胞抗原 主要是血管内皮细胞表面的抗原,引起超急性排斥反应。

4. 血型抗原 表达在血细胞上的血型抗原。

三、同种异体排斥反应的机制

同种异体移植是临床上最常见的移植类型,受者对移植物的排斥反应是影响移植术成功的主要障碍。同种异体移植排斥反应的本质是由受者 T 细胞表面 TCR 识别移植物细胞表面同种异体抗原所引发的特异性免疫应答,与针对普通抗原的特异性免疫应答具有相同的特征,有特异性、记忆性,可转移性等特点。

移植排斥反应中,T 细胞可以受到来自供体 APC 的直接刺激,或由自身 APC 提呈供体来源抗原。受者 T 细胞识别移植物 APC 表面的同种异体 MHC 分子,称为直接识别;受者 T 细胞识别经受者 APC 加工处理、来源于供者 MHC 分子的肽,称为间接识别。两类不同 APC 的存在,一类来自供体,另一类来自受体。

人体内针对普通外源抗原的特异性 T 细胞前体占 T 细胞库的 $10^{-6} \sim 10^{-4}$,但能识别同种异体 MHC 分子的 T 细胞频率则高达 $2\% \sim 10\%$。受者体内存在大量同种异体反应性 T 细胞,能直接识别移植物中供者 APC 表面的同种异体 MHC 分子。可能的机制是由于供者 APC 表面 MHC 分子可与许多抗原肽结合,形成为数众多、可被受者不同 T 细胞克隆交叉识别的 T 细胞表位。由于交叉识别,使得受者体内原本仅针对普通外来抗原的 T 细胞成为数目庞大的同种异体反应性 T 细胞,介导强烈的移植排斥反应。另外,直接识别的机制也与 TCR 识别时的简并性和包容性有关。一般认为,直接识别在急性移植排斥反应的早期发挥重要作用。

四、同种异体移植排斥的类型及其效应机制

1. 宿主抗移植物反应 实质性器官移植后,机体内主要发生宿主抗移植物反应(host versus graft reaction,HVGR)。根据排斥反应发生快慢和病理变化特点,可分为三种类型。

(1)超急性排斥反应:发生于移植后数分钟至数小时内,多数由体液免疫介导。受者体内存在针对供者同种异体抗原的天然抗体,如 ABO 血型抗体。常见于供、受者间 ABO 血型不合,或受者术前经多次输血或妊娠、长期血透或再次移植等原因而产生抗供者 HLA 抗原的抗体、抗内皮细胞

和单核细胞抗原的抗体。当移植物与受者血管接通后,预存的天然抗体与移植物血管内皮细胞表面相应抗原结合,可迅速激活补体系统和 ADCC 效应,引起出血、水肿和血管内血栓形成等病理改变,导致移植器官急性坏死。超急性排斥反应一旦启动即难以控制,故应尽量避免,应选择 ABO 血型配合的供受者,并检查受者血清中有无抗供者同种异体抗原的抗体。

(2)急性排斥反应:发生于移植术后数天至两周,其机制类似于机体针对普通抗原产生的免疫应答,主要病变是毛细血管和动脉内皮细胞坏死所引起的脉管炎,是同种异体移植最常见的排斥反应。

移植器官血管与受者接通后,移植物中表达同种异体抗原的供者 APC 迁移至受者外周淋巴组织,以直接或间接提呈方式激活受者同种异体反应性 CD4[+] T 细胞,使其分化为 Th1 细胞。Th1 细胞辅助 CTL 细胞的活化和分化。受者 CD8[+] CTL 前体也可直接被供者 APC 所表达的同种异体 MHC I 类抗原激活。活化的 Th1 细胞和 CTL 细胞迁移至移植物局部,发挥免疫学效应。CTL 细胞可直接识别并杀伤表达同种异体 MHC I 类分子的移植物血管内皮细胞和实质细胞。Th1 细胞产生一系列细胞因子,通过活化单核-巨噬细胞等介导迟发型超敏反应,导致移植物组织的局部血管扩张、通透性增加、白细胞黏附聚集等炎症效应,造成组织缺血;浸润的炎性细胞水解细胞外基质,破坏正常组织结构;炎性细胞释放多种细胞因子,通过上调 MHC 分子表达而促进、扩大排斥反应,导致实质细胞受损和功能降低。

机体产生的抗同种异体抗原的抗体和抗内皮细胞表面分子的抗体,亦可通过激活补体系统破坏移植物血管。

(3)慢性排斥反应:发生于移植后数月至数年,其主要病变是移植物组织结构损伤、纤维增生和血管平滑肌细胞增生,可引起移植器官功能不可逆减退或丧失,是影响移植器官长期存活的主要障碍。慢性排斥反应可以发生在急性排斥反应后,也可无急性排斥反应史。慢性排斥反应的发生机制尚未完全清楚。一般认为反复发作的急性排斥反应是导致慢性排斥反应及相关组织损伤的重要原因,特异性抗体或效应细胞对微血管内皮细胞的细胞毒作用,导致血管损伤;慢性迟发型超敏反应诱使巨噬细胞分泌细胞因子,导致动脉血管内膜平滑肌细胞增生,血管壁增厚,间质纤维化。

2. 移植物抗宿主反应　　移植物抗宿主反应(graft versus host reaction,GVHR)是由移植物中同种异体反应性淋巴细胞(主要是 T 细胞)识别宿主同种异体抗原而发生的一种排斥反应。临床和病理特点为:患者出现皮肤、肝脏、肠道上皮细胞坏死,一旦发生难以逆转。移植物抗宿主病发生于骨髓和胸腺移植后,新生儿接受大量输血时也可能发生 GVHR。移植物中的 T 细胞被宿主的同种异体抗原(包括主要与次要相容性抗原)所激活,并增殖分化为效应 T 细胞,这些激活的效应细胞随血循环游走至受者全身,对宿主组织或器官发动攻击。GVHR 的发生条件包括:① 受者与供者间 HLA 型别不相配;② 移植物中含有足够数量的免疫细胞,尤其是成熟的 T 细胞;③ 受者处于免疫功能极度低下的状态(免疫抑制或免疫缺陷)。

急性 GVHD 发生在移植后 3~4 周,临床表现为皮疹、小肠结肠炎、肝功能紊乱、严重者肠黏膜脱落、间质性肺炎、对深部真菌的易感性增高,常因感染死亡。慢性 GVHD 可发生在急性 GVHD 后,也可无急性 GVHD 病史,一般在 3 个月内发病,也可在 6~12 个月才发病。诱因可以是光照、创伤或病毒感染,临床表现包括硬皮样病变、慢性肝病、干燥综合征等。血清中可检出低滴度的抗核抗体、线粒体抗体及类风湿因子,Coombs' 试验阳性。

五、同种异体移植排斥的防治

由于在人群中很难找到 HLA 完全一致的供受者,因此,除同卵双生的器官移植外,其他同种异体组织或器官移植都会发生排斥反应。为提高移植成功率、减轻或延缓移植排斥反应,除了提高外科手术水平、防止感染外,主要措施是移植前组织配型和移植前、后免疫抑制疗法,以及各项免疫学与组织学指标的监测。

笔记栏

1. 选择组织型别相配的供者 选择组织型别相配的供者,可明显降低同种异体抗原的免疫原性,并尽可能减轻移植排斥反应,提高移植物长期存活率。

(1) ABO 血型抗原配型:ABO 血型抗原不仅表达于红细胞表面,也表达于多种实质脏器组织细胞和血管内皮细胞表面。若 ABO 血型抗原不符,可导致超急性排斥反应。为此,供者和受者的 ABO 血型必须相配。

(2) HLA 抗原配型:供、受者间 MHC Ⅰ类和Ⅱ类等位基因产物的差异程度决定移植物的免疫原性。MHC Ⅰ、Ⅱ类抗原匹配数越多,移植后存活时间越长。为选择合适供者,移植前须对供、受者进行 HLA 配型。

1) HLAⅠ类基因(抗原)配型:供、受者间 HLA - A 和 HLA - B 相配的位点数越多,则移植物存活率越高。HLA - C 相配对延长移植物存活无明显重要性。

2) HLAⅡ类基因(抗原)配型:HLA - DR 配合的重要性超过 HLA - A 和 HLA - B 的配合情况,其机制可能是:HLA - DR 分子参与机体成熟 T 细胞谱的选择。此外,还需检测受者血清中有无抗供者 MHC 的抗体。

2. 免疫抑制疗法 使用放射线照射、免疫抑制剂、抗 T 细胞血清等方法可降低受者 T 细胞活性或除去一些 T 细胞,从而减弱受者抗移植物的免疫应答,延缓或减轻移植排斥反应。目前,终生使用免疫抑制药物已成为同种异体器官移植患者的常规治疗方案。如前所述,同种异体移植排斥反应主要由受者 T 细胞所介导,故临床使用的药物主要是抑制 T 细胞功能,包括抗代谢药物(如硫唑嘌呤、环磷酰胺、麦考酚酸酯等)、具有相对选择性的免疫抑制剂(如环孢素 A、FK506、西罗莫司等)和针对 T 细胞表面分子(如 CD3、CD25)的抗体等。

免疫抑制剂的使用极大改善了临床器官移植术的预后,但多数患者均须长期、甚至终生给药。多数免疫抑制剂本身具有严重的毒副反应,免疫抑制剂在抑制排斥反应的同时,可能继发诱导致死性感染和肿瘤,所以必须十分谨慎。

3. 诱导移植耐受 理论上,诱导机体针对移植物的免疫耐受是防治排斥反应的最佳方案。移植耐受是指在不使用免疫抑制剂的情况下,诱导机体免疫系统对同种异体移植抗原产生特异性无应答。迄今,出现诸多诱导移植耐受的方案,但均尚未能在临床显示明显疗效。

目前处于临床前或临床试验阶段的诱导移植耐受方案包括:① 依据供者 MHC 分子多态区序列,人工合成多肽或可溶性 MHC 分子,通过大剂量输入受者,阻断特异性 TCR 识别功能而诱导同种异体反应性 T 细胞耐受;② 给受者输入大剂量可溶性 CTLA - 4,通过阻断移植物细胞表面 CD80/86 分子与受者 T 细胞表面 CD28 分子的相互作用,以诱导 T 细胞无能;③ 阻断 CD40 - CD40L,CD2 - LFA - 3 等共刺激信号的传递,以诱导 T 细胞无能。

小 结

1. 超敏反应
- Ⅰ型超敏反应
- Ⅱ型超敏反应
- Ⅲ型超敏反应
- Ⅳ型超敏反应

2. 多种因素可共同导致自身耐受异常,最终导致自身免疫病。

3. 免疫缺陷病是免疫系统先天发育不全或后天损伤所致的一组临床综合征,分为 PIDD 和 AIDD 两类。

4. 肿瘤抗原可以诱导机体的抗肿瘤免疫应答,是肿瘤免疫诊断和免疫治疗的分子基础,肿瘤抗原的动态检测有助于肿瘤的诊断和预后判断。

5. 控制排斥反应是器官移植能否成功的关键因素。

笔记栏

【思考题】

（1）青霉素引起的过敏性休克属于哪一型超敏反应？简述其发病机制及防治原则。

（2）简述自身性免疫疾病的特征。

（3）简述免疫缺陷病的分类和共同特点。

（4）简述肿瘤免疫治疗的类型和原理。

（5）简述同种异体移植排斥反应的防治原则。

第三章

免疫学防治

学习要点

- **掌握**：免疫预防、免疫治疗、疫苗的概念。
- **熟悉**：免疫分子治疗、免疫细胞治疗的基本手段。
- **了解**：① 新型疫苗的种类及原理；② 生物应答调节剂的概念及机制；③ 免疫抑制剂的种类及分子机制。

特异性免疫的获得方式有自然免疫和人工免疫两种。自然免疫主要指机体感染病原体后建立的特异性免疫，也包括胎儿或新生儿经胎盘或乳汁从母体中获得抗体。人工免疫则是人为地诱导机体产生特异性免疫，是免疫预防和治疗的重要手段。

免疫预防(immnoprophylaxis)的主要措施是接种疫苗，诱导机体针对某种病原体产生持久的保护性免疫。疫苗(vaccine)是接种后诱导及增强机体对特定疾病的免疫力的生物制剂类的统称。

传统疫苗主要包括：灭活疫苗、减毒活疫苗和类毒素。目前使用的大多数抗病毒疫苗是灭活疫苗或减毒活疫苗。疫苗接种预防感染性疾病虽然取得了令人瞩目的成功，但依然有不少传染病如HIV、结核和疟疾缺乏有效疫苗，而近年来又不断出现新发传染病，如严重急性呼吸综合征(SARS)、禽流感和埃博拉出血热等，因此发展新型高效的抗感染疫苗依然是免疫学的重要目标。

免疫治疗(immunotherapy)是利用免疫学原理，针对机体免疫功能低下或亢进状态，人为地增强或抑制机体的免疫功能，最终达到治疗疾病的目的。

当前免疫治疗的基本策略是在分子、细胞和整体水平，干预或调控机体的免疫功能，包括关键免疫分子的干预、关键免疫细胞的功能和数量的调节以及调控整体的免疫功能。

第一节　新型疫苗

一、亚单位疫苗

病原体中能使机体产生免疫效应的成分只占病原体的一部分，其余成分无免疫保护作用，甚至使机体产生不良反应。仅保留病原体中的有效免疫原成分制作的疫苗称为亚单位疫苗。亚单位疫苗可通过传统的理化方法裂解病原体获得，也可通过 DNA 重组技术制备。利用 DNA 重组技术制备的亚单位疫苗也称为重组抗原疫苗。相比传统的利用完整病原体制备的疫苗，亚单位疫苗更安全，不良反应小，但免疫效果弱，需要多次免疫接种和添加佐剂。常用的亚单位疫苗有

笔记栏

乙型肝炎病毒表面抗原疫苗。

二、结合疫苗

结合疫苗主要针对有荚膜多糖的细菌,细菌的荚膜多糖可保护其免受吞噬细胞的吞噬。纯化的荚膜多糖抗原属于 T 细胞非依赖性抗原,不能引起 T 细胞免疫应答,可直接刺激 B 细胞产生 IgM 类抗体,无 Ig 的类别转换,对婴幼儿的免疫效果很差。结合疫苗即通过化学方式把细菌荚膜多糖成分与其他蛋白抗原(通常为灭活的类毒素如白喉类毒素)共价交联,使其成为 T 细胞依赖的抗原,引起 T 细胞和 B 细胞的联合识别,促进 B 细胞发生 Ig 类别转换,产生 IgG 类抗体,显著提高了免疫效果。常用的结合疫苗包括脑膜炎球菌疫苗、肺炎球菌疫苗和 B 型流感嗜血杆菌疫苗等。

三、合成肽疫苗(抗原肽疫苗)

合成肽疫苗是根据有效免疫原的氨基酸序列,设计和合成的免疫原性多肽,与载体连接后加佐剂所制成的疫苗。通常包含一个或多个 B 细胞抗原表位和 T 细胞抗原表位。其优势在于安全、稳定、易获取,但也存在着免疫原性弱、半衰期短等缺点。

四、基因工程疫苗

基因工程疫苗是用 DNA 重组生物技术,将病原体的保护性抗原基因转入原核或真核系统,使之充分表达,经纯化后制得的疫苗。减毒活疫苗或亚单位疫苗通常诱导体液免疫应答,很难诱导细胞免疫。发展基因工程疫苗的主要依据是编码病原体保护性抗原的基因能进入机体细胞表达,诱导细胞应答,主要是 CTL 应答,提高免疫效果。主要包括 DNA 疫苗和重组载体疫苗等。

1. DNA 疫苗　　DNA 疫苗 (DNA vaccines)构建编码病原体有效免疫原基因的重组质粒制备而成。DNA 疫苗经一定的途径进入机体,可被某些机体细胞摄取,从而表达该抗原,诱导机体产生保护性免疫应答。DNA 疫苗只能用于表达蛋白抗原,而不能表达多糖抗原和脂类抗原。DNA 疫苗可在体内持续表达,能同时诱导体液免疫和细胞免疫,从而起到免疫保护作用。也可以将多个抗原表位基因克隆在同一个表达载体中,制备多价疫苗。目前,针对流感病毒和疱疹病毒的 DNA 疫苗的人体试验正在进行中。

2. 重组载体疫苗　　重组载体疫苗(recombinant vector vaccines)与 DNA 疫苗类似,区别是利用减毒的病毒或细菌作为载体,携带编码病原体有效免疫原基因进入机体细胞。接种后,伴随疫苗株在细胞内的增殖,该抗原得以大量表达,从而刺激有效的免疫应答。如果同时将多种病原体相关的免疫原基因插入同一载体,则成为可诱导多种保护性应答的多价疫苗。痘苗病毒是目前使用最广的载体。重组载体疫苗目前用于 HIV、肝炎、麻疹等多种疾病疫苗的研究。

3. 转基因植物疫苗　　将编码有效免疫原的基因构建在植物表达载体上,利用农杆菌或者基因枪介导方法,将抗原基因转化到植物细胞中并与植物基因组整合,获得稳定表达免疫原的转基因植株。人类和动物通过摄食达到免疫接种的目的。转基因植物疫苗具备使用方便、花费低廉等优势。

第二节　分子治疗

分子治疗指给机体输入分子制剂,以调节机体的免疫应答,达到治疗疾病的目的。常见的分子制剂有以下几种。

一、分子疫苗

分子疫苗属于治疗性疫苗,包括肿瘤抗原疫苗和病毒抗原疫苗,主要通过给予人工合成的肿瘤相关抗原多肽或病毒抗原肽,激活抗原特异性 T 细胞,诱导特异性 CTL 的抗肿瘤或抗病毒效应。

二、抗体

治疗性抗体包括多克隆抗体、单克隆抗体和基因工程抗体。

1. 多克隆抗体　　多克隆抗体指用抗原免疫动物制备而成的血清制剂,主要包括以下两类。

(1) 抗感染的免疫血清:主要用于治疗和紧急预防细菌外毒素所致的疾病,如破伤风抗毒素和白喉抗毒素等。由于其免疫血清是动物来源,反复注射易引起超敏反应。

(2) 抗淋巴细胞丙种球蛋白:从免疫血清中纯化的抗淋巴细胞丙种球蛋白,在补体的参与下溶解破坏 T 细胞,主要用于器官移植受者,阻止移植排斥反应的发生,也用于治疗某些自身免疫病。

2. 单克隆抗体　　单克隆抗体是利用淋巴细胞杂交瘤技术产生的只针对抗原分子上某一单个抗原表位的特异性抗体,由小鼠 B 细胞杂交瘤制备而来。美国食品药品监督管理局(Food and Drug Administration, FDA)于 1986 年批准了第一个治疗用抗 CD3 鼠源性抗体进入市场,但鼠源单抗进入人体后能产生人抗鼠抗体,不仅影响治疗效果,也有发生超敏反应的可能。随着 DNA 重组技术的发展,实现了对鼠源抗体的人源化改造,推动治疗性单抗进入新的发展阶段。目前美国 FDA 批准了多个治疗性单抗,用于治疗肿瘤、抗移植排斥、自身免疫病和过敏性疾病等(表 3 - 1)。

表 3 - 1　美国 FDA 已批准生产和临床使用的单克隆抗体

抗 体 名 称	适 应 证
肿瘤	
抗 CD33	急性髓样细胞白血病
抗 CD52	B 细胞白血病、T 细胞白血病和 T 细胞淋巴瘤
抗 EGFR	转移性结肠直肠癌和头颈部肿瘤
抗 Her2	转移性乳腺癌
抗 RANKL	预防骨转移肿瘤患者的退化性骨骼疾病
抗 VEGF	转移性肾细胞癌
移植排斥反应	
抗 CD3	肾移植后急性排斥反应
抗 CD25	肾移植后急性排斥反应
自身免疫性疾病和过敏性疾病	
抗 α 整合素	多发性硬化症
抗 CD11a	斑块性银屑病
抗 CD45RO	银屑病及其他自身免疫紊乱疾病
人源型抗 C5	阵发性睡眠型血红蛋白尿症
抗 IL - 1β	自身炎症性疾病
抗 IL - 6R	成人活动性类风湿关节炎
抗 IL - 12/IL - 23	中度至严重的斑块性银屑病成年患者
抗 IgE	持续性哮喘
抗 TNF - α	Crohn 病、类风湿关节炎、银屑病性关节炎、溃疡性结肠炎、强直性脊椎炎
抗 VEGF	年龄相关性黄斑病变

根据针对的分子类型,单克隆抗体可分为以下几类。

(1) 抗细胞表面分子的单抗,主要通过识别表达该分子的免疫细胞,在补体参与下溶解破坏该细胞,如抗 CD20 单抗可选择性破坏 B 细胞,临床用于治疗 B 细胞淋巴瘤。

(2) 抗细胞因子的单抗,主要针对在疾病中具有关键效应的细胞因子,如重要炎症介质 TNF - α 和 IL - 1β,阻断 TNF - α 或 IL - 1β 与其受体的结合,减轻炎症反应,已成功用于治疗多种自身免疫病。

笔记栏

（3）抗体作为载体的靶向治疗，主要用针对肿瘤特异性标志物的单抗为载体，将具有治疗作用的细胞毒性物质如放射性核素、化疗剂及毒素等靶向携带至肿瘤病灶，特异性杀伤肿瘤细胞，而对正常细胞的损伤较小。

三、细胞因子

细胞因子治疗主要包括外源性细胞因子疗法和细胞因子拮抗疗法。

1. 外源性细胞因子治疗　　外源性细胞因子疗法主要应用基因重组技术体外表达相应的细胞因子作为药物治疗疾病，如肿瘤、感染及促进造血功能恢复，其中有部分重组细胞因子已被批准用于临床（表3-2），还有部分正在进行临床前期研究。常见的细胞因子类药物如 G-CSF 促进放化疗后的造血恢复和抗肿瘤，干扰素用于治疗肿瘤和病毒感染。

表 3-2　细胞因子药物及适应证

药 物 名 称	适 应 证
Epo	慢性肾衰竭导致的贫血、恶性肿瘤或化疗导致的贫血、失血后贫血
IFN-α	白血病、Kaposi 肉瘤、肝炎、恶性肿瘤、AIDS
IFN-β	多发性硬化症
IFN-γ	慢性肉芽肿病、生殖器疣、恶性肿瘤、过敏性皮炎、感染性疾病、类风湿关节炎
IL-1α	放化疗导致的骨髓抑制、恶性肿瘤
IL-2	肾细胞癌、黑素瘤、非霍奇金淋巴瘤、结直肠癌
GM-CSF	自身骨髓移植、化疗导致的血细胞减少症、AIDS、再生障碍性贫血、骨髓增生异常综合征
G-CSF	自身骨髓移植、化疗导致的粒细胞减少症、AIDS、白血病、再生障碍性贫血

2. 细胞因子拮抗治疗　　细胞因子拮抗疗法主要通过抑制细胞因子的产生、阻断细胞因子与其受体的结合或结合后的信号传导，抑制细胞因子所发挥的病理性作用。例如，重组 I 型可溶型 TNF 受体可通过竞争性地结合 TNF-α，阻断其与细胞表面相应受体的结合，减轻自身免疫性炎症损伤和缓解感染性休克。

第三节　细胞治疗

细胞治疗指给机体输入细胞制剂，以激活或增强机体的特异性免疫应答，常见的细胞治疗方法包括过继免疫细胞治疗、细胞疫苗和干细胞移植等。

一、细胞疫苗

细胞疫苗多用于肿瘤免疫治疗，属于特异性的主动免疫治疗。根据细胞的来源，可分为肿瘤细胞疫苗、基因修饰的疫苗和抗原提呈细胞疫苗等。

1. 肿瘤细胞疫苗　　最早应用的肿瘤细胞疫苗为灭活瘤苗，是将自体或异体肿瘤细胞经物理（如放射线照射、高温）或化学（代谢药物处理）的方式处理，改变或消除肿瘤细胞的致瘤性，保留其免疫原性。但由于肿瘤细胞表面肿瘤特异性抗原表达低下或缺少共刺激分子的表达等因素，其诱导特异性免疫应答的能力较弱，因此在此基础上发展了基因修饰的疫苗。

2. 基因修饰的疫苗　　基因修饰的疫苗是指用基因修饰的方法改变肿瘤细胞的遗传特性，降低其致瘤性，增强其免疫原性，从而更有效的诱导抗肿瘤免疫应答。例如，将编码 MHC 分子、共刺激分子或具有免疫增强功能的细胞因子（IL-2、IFN-γ、GM-CSF 等）的基因转染肿瘤细胞，使肿瘤细胞表达这些免疫分子，从而增强抗肿瘤效应。

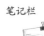

3. 抗原提呈细胞疫苗　　树突状细胞(DC)是人体内抗原提呈功能最强的细胞。目前,DC 疫苗治疗肿瘤成为细胞疫苗研发的活跃领域,主要通过肿瘤提取物或合成的肿瘤抗原多肽等体外刺激 DC,也可借助病毒载体将肿瘤相关抗原基因导入 DC 中,再回输给患者,从而有效激活特异性抗肿瘤免疫应答。目前针对肿瘤抗原 PAP 的 DC 疫苗已获美国 FDA 批准,用于临床治疗对激素无应答的恶性前列腺癌。

二、过继免疫细胞治疗

多用于肿瘤免疫治疗,是指将自体免疫细胞在体外扩增、活化后输入患者,直接杀伤肿瘤或激发机体直接抗肿瘤效应,属于特异性的被动免疫治疗。用于过继回输的免疫细胞有多种方式制备。

1. 淋巴因子激活的杀伤细胞(lymphokine activated killer, LAK)　　分离外周血单个核细胞,在体外经 IL-2 培养后诱导产生的一群具有肿瘤杀死效应的异质性细胞群,以 T 细胞和 NK 细胞为主。其杀伤作用不需要抗原致敏且无 MHC 限制性。

2. 肿瘤浸润淋巴细胞(tumor infiltrating lymphocyte, TIL)　　从实体肿瘤组织中直接分离出的浸润淋巴细胞,富含肿瘤特异性 CTL 细胞和 NK 细胞,经体外 IL-2 诱导培养后可大量扩增。它具有比 LAK 细胞更强的特异的杀瘤活性。

3. 细胞因子诱导的杀伤细胞(cytokine-induced killer, CIK)　　是将人外周血单个核细胞在体外用多种细胞因子(如抗 CD3 单克隆抗体、IL-2 和 IFN-γ 等)共同培养一段时间后获得的一群以 $CD3^+CD56^+$ T 细胞为主的异质细胞。CIK 细胞在体外可以快速扩增,具有增殖能力强、杀瘤活性高、杀瘤谱广及杀伤作用无 MHC 限制性等特点。

4. 过继 T 细胞治疗　　目前最常用的是过继 T 细胞治疗,除了分离培养 T 细胞以外,还可通过基因修饰的方法改良 T 细胞,提高 T 细胞识别肿瘤的特异性,如转染肿瘤特异性 TCR 和转染体外构建的嵌合抗原受体,过继免疫细胞治疗对某些晚期肿瘤如转移性黑素瘤具有较好的疗效,是当前肿瘤生物治疗的一个活跃的研究领域。

三、造血干细胞移植

干细胞自我更新能力强,具有多种分化潜能,在不同条件下可被诱导分化为多种细胞和组织,其中间充质干细胞还具有较强的免疫调节作用。干细胞移植目前已成为肿瘤、血液系统疾病、免疫缺陷及自身免疫病的重要治疗手段。

按造血干细胞的来源部位可分为骨髓移植、外周血干细胞移植和脐血干细胞移植。与骨髓干细胞移植、外周血干细胞移植相比,脐带血干细胞来源丰富、采集简单,对 HLA 配型相合的要求相对降低,异体间移植排斥反应小,移植后发生移植物抗宿主病的危险性较低。按造血干细胞来自患者自身与否可分为自体移植、同基因移植和异基因移植,目前临床移植所用干细胞主要来源于 HLA 型别相同的异体供者。

第四节　生物应答调节剂

生物应答调节剂(biological response modifier, BRM)指对免疫功能异常,特别是免疫功能低下者有调节作用,但通常对免疫功能正常者无影响的制剂的统称。自从 BRM 的概念于 1975 年提出以来,BRM 的研究发展迅速,在免疫治疗中占有重要地位,已广泛用于肿瘤、感染、免疫缺陷病、自身免疫病等的治疗。除了上述的治疗性疫苗、单克隆抗体和细胞因子之外,微生物及其产物、人工合成分子及某些中药提取物也属于 BRM。主要的生物应答调节剂如下。

笔记栏

一、化学合成药物

化学合成药物的主要作用是诱导产生 IFN、促进 T 细胞增殖,增强 NK 细胞活性。常见的有以下几种。

1. 左旋咪唑　是第一个化学结构明确的生物应答调节剂,对机体细胞免疫功能有明显调节作用,临床治疗类风湿关节炎有一定的疗效。

2. 合成多聚核苷酸　是人工合成的多聚核苷酸的双链共聚物,主要包括双链多聚肌苷酸胞苷酸(PolyI∶C)和双链多聚腺苷酸尿苷酸(PolyA∶U)。PolyI∶C 具有免疫佐剂作用,能刺激机体产生 IFN。

二、微生物制剂

细菌和细菌中提取的某些成分具有非特异性刺激免疫功能的作用,如卡介苗、短小棒状杆菌、含 CpG 基序的寡核苷酸(CpG ODN)、二霉菌酸酯海藻糖等。主要作用是活化巨噬细胞、NK 细胞,促进 Th 细胞和 CTL 的活性。微生物制剂类的生物应答调节剂已用于多种肿瘤的辅助治疗,并取得一定疗效。

三、多糖类及中草药

多糖类及中草药包括黄芪多糖、人参多糖、党参多糖等,能激活 T 细胞、巨噬细胞和 DC,提高抗体水平。

四、胸腺激素

胸腺激素包括胸腺素、胸腺生成素,能促进淋巴干细胞分化为 T 细胞,增强成熟 T 细胞对抗原的反应,因而有增强细胞免疫功能的作用,对体液免疫的影响较小。

第五节　免疫抑制剂

免疫抑制剂主要通过影响免疫细胞的增殖、代谢和迁移来抑制机体的免疫功能,常用于抑制器官移植的排斥反应,以及过敏性疾病和自身免疫病。常用的免疫抑制剂包括两大类:化学合成药物和微生物制剂。考虑到不同的免疫抑制剂作用靶点的差异,临床常采用联合用药,以提高免疫抑制效果,减少不良反应。

一、化学合成药物

1. 烷化剂　常用的烷化剂包括环磷酰胺、氮芥和白消安等,其主要作用是通过烷化反应破坏 DNA 结构,阻断其复制,使包括淋巴细胞在内的体细胞停止分裂甚至死亡。该类药物作用明显,但毒性作用也强,主要用于器官移植和自身免疫性疾病的治疗。

2. 抗代谢药物　在核酸代谢拮抗药物中,临床常用的有巯嘌呤和硫唑嘌呤,它们主要通过干扰 DNA 复制发挥作用,多用于控制移植排斥反应。在叶酸代谢拮抗药物中,甲氨蝶呤是强有力的有丝分裂抑制剂,对增生的细胞有选择性破坏作用,对体液免疫的抑制作用较强。临床除用于肿瘤化疗外,还用于自身免疫性疾病的治疗。

二、微生物制剂

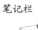

1. 环孢霉素 A　是从真菌代谢产物中提取出来的,能选择性地作用于 Th 细胞和 B 细胞,抑

制其对 TD 抗原和某些 TI 抗原的应答。临床除用于抑制移植物排斥反应外,还用于自身免疫性疾病的治疗。

　　2. FK‐506　　是从放线菌中提取的一种大环内酯类抗生素,可选择性地作用于 T 细胞,抑制其对 TD 抗原的免疫应答。对 T 细胞的抑制作用比环孢霉素 A 高数十倍,而且对肾脏的毒性较小,在抗移植排斥反应中有更广阔的应用前景。

　　3. 麦考酚酸酯　　是麦考酚酸(mycophenolic acid,MPA)的 2‐乙基酯类衍生物,体内脱酯后形成的 MPA 能抑制鸟苷的合成,选择性阻断 T 细胞和 B 细胞的增殖,用于移植排斥反应和自身免疫性疾病。

　　4. 西罗莫司　　可通过阻断 IL‐2 诱导的 T 细胞增殖而选择性抑制 T 细胞,用于抗移植排斥反应。

=========== 小　结 ===========

1. 疫苗接种:免疫预防传染性疾病的主要措施。
2. 免疫治疗主要是基于免疫学原理,针对机体的免疫状态,通过人为地调整机体的免疫功能,达到治疗疾病的目的。
3. 免疫治疗
　分子治疗{分子疫苗、抗体、细胞因子}
　细胞疫苗{细胞治疗、过继免疫细胞、干细胞移植}
　调节整体免疫功能{生物应答调节剂、免疫抑制剂}

【思考题】
(1) 以 1 种临床应用的单克隆抗体为例,结合相关疾病阐述免疫分子治疗的原理。
(2) 简述免疫细胞治疗的主要措施。

第二篇

医学微生物学

第四章

医学微生物学绪论

━━━━━ 学习要点 ━━━━━

- ● **掌握**：微生物的概念和分类。
- ● **熟悉**：微生物学、医学微生物学的概念。
- ● **了解**：① 微生物与人类的关系；② 医学微生物学发展简史。

第一节 微 生 物

一、微生物的概念与分类

微生物(microorganism)是必须借助光学显微镜或电子显微镜放大数百倍至数万倍才能观察到的个体微小、结构简单的生物。按照结构和组成等,微生物可分为三大类。

1. 非细胞型(acellular)微生物   无典型细胞结构,只能在活细胞内生长繁殖的一类最小微生物。遗传物质只含 DNA 或 RNA。病毒是其代表。

2. 原核细胞型(prokaryote)微生物   具有简单细胞结构,仅有原始核质,无核膜、核仁;无完善的细胞器,只有核糖体。这类微生物种类较多,有细菌、支原体、衣原体、立克次体、螺旋体和放线菌。因后五类在结构组成及生物学特性上与细菌接近,在生物分类学也将它们列入广义的细菌范畴。

3. 真核细胞型(eukaryote)微生物   指真菌,具有真正意义上的细胞核,有核膜和核仁,有完整的细胞器。

二、微生物与人类的关系

微生物与人类及自然均密切相关,绝大多数微生物对人类和动植物有益,有些还是必需的。仅少数微生物能引起人类和动植物的病害,这些具有致病性的微生物称为病原微生物。有些微生物在正常情况下不致病,只在特定条件下导致疾病,称为条件致病性微生物。有些微生物可引起工业产品、农副产品和生活用品的腐蚀或霉烂变质。

笔记栏

第二节 微生物学和医学微生物学

一、微生物学

微生物学(microbiology)是研究微生物的类型、分布、形态、结构、代谢、生长繁殖、遗传、进化，以及与人类、动物、植物等相互关系的一门科学，是生命科学的一个重要分支。随着研究范围的日益广泛和深入，微生物学又形成了许多分支学科。

二、医学微生物学

医学微生物学(medical microbiology)是一门医学基础课程，主要研究病原微生物的生物学特性、致病和免疫机制、微生物学诊断及防治措施、控制和消灭感染性疾病和与之有关的免疫损伤，保障并提高人类健康水平。

三、微生物学发展简史

1. 经验时期　　古代人类早已经验性地将微生物知识用于工农业生产和疾病防治之中，如酿酒、制作人痘苗等。

2. 实验微生物学时期

(1) 微生物的发现：荷兰人列文虎克(Antony Van Leeuwenhoek，1632～1723)发明了显微镜，观察到微生物的存在。19世纪60年代，法国科学家巴斯德(Louis Pasteur，1822～1895)用实验证明酒类变质是因污染了杂菌，推翻了当时盛行的"自然发生说"，并创立了低温短时间杀灭致病性微生物的巴氏消毒法。自巴斯德的研究开始，微生物学成为一门独立学科。在巴斯德的影响下，英国外科医生李斯特(Joseph Lister，1827～1912)创用苯酚喷洒手术室和煮沸手术用具的方法以防止术后感染。德国学者郭霍(Robert Koch，1843～1910)创用固体培养基分离微生物纯培养的技术，利于对各种细菌分别研究。为鉴定某种疾病的病原菌，郭霍提出了著名的郭霍法则(Koch's postulates，1884)。1892年俄国伊凡诺夫斯基(Dmitri Iosifovich Ivanovsky，1864～1920)第一次发现了病毒，即烟草花叶病病毒。

知识拓展

郭霍法则

① 特定病原菌应在同一种疾病中查见，在健康人中不能查见；② 该病原菌能被分离培养得到纯种；③ 纯培养的该病原菌接种至易感动物后能产生同样病症；④ 从人工感染的实验动物体内能重新分离到该病原菌。应用郭霍法则时应注意一些特殊情况，如表面看似健康，实则是带菌者；有的病原体迄今未能在体外人工培养，如麻风分枝杆菌；有的病原体尚未发现有易感动物等；发展了许多病原体鉴定的快速诊断技术等。郭霍法则在新发疾病的诊断方面至今仍有重要指导意义。

(2) 免疫学的兴起：18世纪末，英国琴纳(Edward Jenner，1749～1823)改进了人痘苗技术，创用牛痘预防天花。随后，巴斯德研制了鸡霍乱、狂犬病和炭疽等疫苗，开辟了人工主动免疫的研究领域。1891年，德国贝林(Behring E.A. von. 1854～1917)用含白喉抗毒素的动物免疫血清成功治愈一名白喉患儿。此后，抗原、抗体研究，免疫应答及免疫耐受等理论的发展使免疫学逐渐兴起，并脱离了微生物学而成为一门独立的学科。

笔记栏

（3）化学疗剂和抗生素的发明：1910 年艾利希（Paul Ehrlich，1854～1915）合成治疗梅毒的砷凡纳明（编号 606），后又合成新砷凡纳明（编号 914），开创了化学治疗微生物性疾病的时代。1935 年多马克（Gerhard Domagk，1895～1964）发现百浪多息可以治疗致病性球菌感染。1929 年弗莱明（Alexander Fleming，1881～1955）发现青霉菌产生的青霉素能抑制金黄色葡萄球菌的生长。

3. 现代微生物学时期

（1）新病原微生物的发现：自 1973 年以来，新发现的病原微生物已有 30 多种，如幽门螺杆菌、人类免疫缺陷病毒等。

（2）致病机制：现代生物学技术的介入使对病原微生物致病机制的认识可深入到分子水平。

（3）诊断技术：临床微生物学检查中，分子生物学和免疫学快速诊断方法发展迅速。微量化和自动化是细菌检验中的发展方向。常规临床细菌学诊断已可由系列试剂盒和自动化检测仪来替代。

（4）防治措施：近年来亚单位疫苗和基因工程疫苗等新型疫苗得到较快发展。目前许多病原菌单一或多重耐药株的出现给治疗带来很大困难。对老药修饰改造、研制新型抗菌药物等使细菌耐药性现象有所改善。应用基因工程产生大量干扰素、白细胞介素等细胞因子，在某些病毒性疾病的治疗中取得一定效果。

小 结

1. 微生物是必须借助显微镜才能观察到的结构简单、个体微小的生物，按照组成和结构可分为非细胞型、原核细胞型和真核细胞型三类。
2. 微生物学和医学微生物学的发展经历了经验时期、实验时期和现代时期。

【思考题】
（1）何为微生物？
（2）根据组成结构，微生物一般分为哪几类？各有什么特点？

笔记栏

第五章

细菌学概论

学习要点

● **掌握**：① 细菌细胞壁的组成及革兰染色；② 细菌四种特殊结构的概念、组成和生物学意义；③ 细菌致病机制；④ 细菌感染的类型。

● **熟悉**：① 细菌生长繁殖的条件、方式和生长曲线；② 常用消毒灭菌方法及应用；③ 常见具医学意义的细菌代谢产物；④ 细菌感染诊断方法和防治原则。

● **了解**：① 细菌变异机制；② 抗菌免疫机制。

第一节　细菌的生物学性状

广义的细菌(bacterium)泛指所有类别的原核细胞型微生物,包括细菌、放线菌、衣原体、支原体、立克次体、螺旋体。狭义的细菌则专指其中种类最多、数量最大、具有典型代表性的原核微生物。通常所说的细菌主要指狭义范畴的细菌。

一、细菌的形态和结构

1. 大小与形态　　一般用测微尺在光学显微镜下测量细菌的大小,以微米(μm)为测量单位。按其基本形态,有球菌、杆菌和螺形菌三大类(图5-1)。

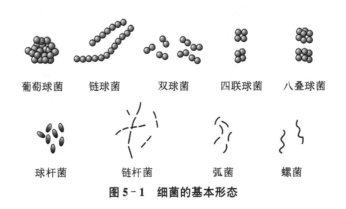

| 葡萄球菌 | 链球菌 | 双球菌 | 四联球菌 | 八叠球菌 |

| 球杆菌 | 链杆菌 | 弧菌 | 螺菌 |

图5-1　细菌的基本形态

细菌的形态受温度、pH、培养基成分和培养时间等因素的影响很大。

2. 细菌的结构　　细菌是单细胞生物,具有一定的细胞结构。细胞壁、细胞膜、细胞质和核质等为所有细菌共有,称为基本结构;荚膜、鞭毛、菌毛、芽孢等仅为某些细菌具有,称为特殊结构。

笔记栏

（1）基本结构

1）细胞壁（cell wall）：位于细菌细胞的最外层，包绕在细胞膜周围，是一层较厚（5～80 nm）、质量均匀的网状结构。用革兰染色法可将所有细菌分为革兰阳性菌和革兰阴性菌两大类。两类细菌细胞壁共有组分肽聚糖，但又各有其特殊组分（表5-1）。

表5-1　革兰阳性菌与革兰阴性菌细胞壁结构的比较

细胞壁特征	革兰阳性菌	革兰阴性菌
强度	较坚韧	较疏松
厚度	厚，20～80 nm	薄，5～10 nm
肽聚糖层数	多，可达50层	少，1～2层
肽聚糖含量	多，可占胞壁干重50％～80％	少，占胞壁干重10％～20％
磷壁酸	＋	－
外膜	－	＋
结构	三维空间（立体结构）	二维空间（平面结构）

a. 肽聚糖：革兰阳性菌和阴性菌均含有肽聚糖（peptidoglycan），但二者组成不同（图5-2）。

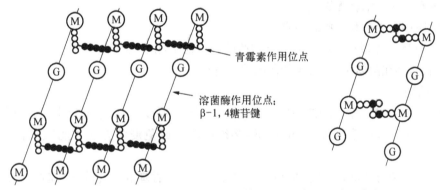

青霉素作用位点

溶菌酶作用位点：
β-1，4糖苷键

图5-2　金黄色葡萄球菌和大肠杆菌细胞壁肽聚糖结构示意图
G：N-乙酰葡萄糖胺；M：N-乙酰胞壁酸

b. 革兰阳性菌细胞壁特殊组分：革兰阳性菌细胞壁除肽聚糖外尚有大量特殊组分磷壁酸（teichoic acid）。磷壁酸是由核糖醇（ribitol）或甘油（glyocerol）残基经由磷酸二酯键互相连接而成的多聚物，抗原性很强，是革兰阳性菌重要的表面抗原。某些细菌的磷壁酸，能黏附在人类细胞表面，其作用类似菌毛，可能与致病性有关。

c. 革兰阴性菌细胞壁特殊组分：革兰阴性菌细胞壁尚有特殊组分外膜层，位于肽聚糖层的外侧，包括脂多糖、脂质双层、脂蛋白三部分。其中脂多糖（lipopolysaccharide，LPS）是细菌的内毒素，包括类脂A、核心多糖、特异性多糖三个组成部分。类脂A是脂多糖的主要成分及毒性部分，无种属特异性，各种革兰阴性菌内毒素引起的毒性作用都大致相同；核心多糖具有属特异性，同一属细菌的核心多糖相同；特异多糖也是菌体抗原（O抗原），具有种特异性。

d. 细胞壁的功能：细菌细胞壁坚韧而富有弹性，保护细菌抵抗低渗环境，承受细胞内5～25个大气压的渗透压，使细菌在低渗环境下的细胞不破裂；细胞壁对维持细菌的固有形态发挥着重要作用；与物质交换有关，可允许水分及直径小于1 nm的可溶性小分子自由通过；细胞壁上带有多种抗原决定簇，决定了细菌菌体的抗原性。

e. L型细菌：肽聚糖结构受到理化或生物因素的直接破坏或合成被抑制时，细菌细胞壁将缺陷。在普通环境中将不能耐受菌体内部的高渗透压而胀裂死亡；但在高渗环境下，它们仍可存活而成为细胞壁缺陷的L型细菌。

L型细菌其形态、培养特性均发生了改变，以致用常规方法查不出病原，使许多患者贻误诊治。

笔记栏

临床遇有症状明显而标本常规细菌培养阴性者,应考虑 L 型细菌感染的可能性,宜作 L 型细菌的专门培养。

2)细胞膜(cell membrane):是位于细胞壁内侧,包绕在细菌胞质外的具有弹性的半渗透性脂质双层生物膜。因不含胆固醇而可与真核细胞膜相区别。

> **知识拓展**
>
> 　　细菌细胞膜上有多种呼吸酶,参与细胞的呼吸过程;有多种合成酶,参与生物合成过程。可向胞质凹陷折叠而形成囊状物,称为中介体,与细胞的分裂、呼吸、胞壁合成和芽孢形成有关,有拟线粒体之称。革兰阴性细菌细胞膜与细胞壁之间有一空间,称为胞质间隙,含胞外水解酶,与营养物质的分解、吸收和运转有关;能破坏某些抗生素的酶(如青霉素酶)亦集中在此间隙内。

3)细胞质(cytoplasm):细胞质中有大量沉降系数为 70S 的颗粒,即核糖体,是细菌合成蛋白质的场所。细菌的 70S 核糖体由 50S 和 30S 两个亚基组成。链霉素能与细菌核糖体的 30S 基结合,红霉素能与 50S 亚基结合,从而干扰细菌蛋白质的合成而导致细菌死亡;真核细胞的核糖体为 80S,因此这些抗生素对人体细胞无影响。

细胞质中还存在质粒和一些胞质颗粒。

4)核质:核质也称拟核(nucleoid),是细菌的遗传物质,由双股 DNA 组成一根环状染色体并反复回旋盘绕而成,多在菌体中部,决定细菌的遗传特征。

(2)特殊结构

1)荚膜:许多细菌胞壁外围绕一层黏性、胶冻样物质,厚度在 0.2 μm 以上,与四周有明显界限者称为荚膜(capsule);厚度在 0.2 μm 以下,必须以电镜或免疫学方法才能证明者,称为微荚膜(microcapsule)。

荚膜对鉴别细菌有帮助,还能保护细菌免遭吞噬细胞的吞噬和消化作用,潴留水分使细菌能抗干燥,并对其他因子(如溶菌酶、补体、抗体、抗菌药物等)的侵害有一定抵抗力,因而与细菌的毒力有关。

2)鞭毛:个别球菌、半数杆菌及所有螺旋菌菌体上具有细长而弯曲的丝状物,称为鞭毛(flagellum)。不同细菌鞭毛的数目、位置和排列不同,可分为单毛菌、双毛菌、丝毛菌、周毛菌。鞭毛是细菌的运动器官,帮助细菌趋利避害;鞭毛蛋白有很强的抗原性,通常称为 H 抗原,对某些细菌的鉴定、分型及分类具有重要意义。

3)菌毛:许多革兰阴性菌菌体表面存在着比鞭毛更细、短、直的丝状物,称为菌毛(pilus),也叫做纤毛(fimbriae)。其化学组成是菌毛蛋白。菌毛可分为普通菌毛和性菌毛两种。普通菌毛数量多,具黏附和定居宿主细胞表面的能力,与细菌致病性有关。性菌毛只有 1～4 根,比普通菌毛粗,中空呈管状,在细菌之间传递 DNA,传递细菌的毒性及耐药性,是某些肠道杆菌容易产生耐药性的原因之一。

4)芽孢:在一定条件下,芽孢杆菌属(如炭疽杆菌)及梭状芽孢杆菌属(如破伤风杆菌、气性坏疽病原菌)能在菌体内形成一个折光性很强的不易着色的小体,称为内芽孢(endospore),简称芽孢(spore)。芽孢并非细菌的繁殖方式,而是代谢相对静止的休眠方式。

芽孢呈圆形或椭圆形,其直径和在菌体内的位置随菌种而不同,有助于细菌鉴别。芽孢在自然界分布广泛,因此要严防芽孢污染伤口、用具、敷料、手术器械等。芽孢的抵抗力强,对热力、干燥、辐射、化学消毒剂等理化因素均有强大的抵抗力,用一般的方法不易将其杀死。芽孢可耐 100℃沸水煮沸数小时。杀灭芽孢最可靠的方法是高压蒸汽灭菌。当进行消毒灭菌时,往往以芽孢是否被杀死作为判断灭菌效果的指标。

二、细菌的生理

各类细菌的酶系统不同,代谢活性各异。根据细菌所利用的能源和碳源的不同,将细菌分为两大营养类型。一种是自养菌(autotroph),以简单无机物为原料,所需能量来自无机物的氧化则称为化能自养菌,通过光合作用获得能量则称为光能自养菌。更多细菌为异养菌(heterotroph),必须以多种有机物为原料才能合成菌体成分并获得能量,包括腐生菌和寄生菌。所有的病原菌都是异养菌,大部分属寄生菌。

1. 细菌的生长繁殖

(1)生长条件

1)营养物质:充足的营养物质可以为细菌的新陈代谢及生长繁殖提供必要的原料和充足的能量。对细菌进行人工培养时,必须供给其生长所必需的各种成分,一般包括水、碳源、氮源、无机盐和生长因子等。

许多细菌的生长需要一些自身不能合成必须由外界提供的物质,即生长因子(growth factor),通常为有机化合物,包括维生素、某些氨基酸、嘌呤、嘧啶等。

2)氢离子浓度(pH):多数病原菌最适 pH 为 7.2~7.6。

3)温度:多数病原菌最适生长温度为人的体温,即 37℃。

4)气体:根据细菌代谢时对分子氧的需要与否,可以分为四类。

a. 专性需氧菌:具有完善的呼吸酶系统,需要分子氧作为受氢体以完成需氧呼吸,仅能在有氧环境下生长。如结核分枝杆菌、霍乱弧菌等。

b. 微需氧菌:在低氧压(5%~6%)生长最好,氧浓度>10%对其有抑制作用。如空肠弯曲菌、幽门螺杆菌等。

c. 兼性厌氧菌:兼有需氧呼吸和无氧发酵两种功能,不论在有氧或无氧环境中都能生长,但以有氧时生长较好。大多数病原菌属于此类。

d. 专性厌氧菌:缺乏完善的呼吸酶系统,利用氧以外的其他物质作为受氢体,只能在无氧环境中进行发酵,分子氧对其有毒害作用。如破伤风梭菌、脆弱类杆菌等。

大多数细菌自身代谢所产生的 CO_2 即可满足需要。有些细菌,如脑膜炎奈瑟菌在初次分离时需要较高浓度的 CO_2(5%~10%),否则生长很差甚至不能生长。

5)渗透压:一般培养基的盐浓度和渗透压对大多数细菌是安全的,少数细菌如嗜盐菌需要在高浓度(3%)的 NaCl 环境中生长良好。

(2)生长繁殖规律:细菌一般以简单的二分裂方式(binary fission)进行无性繁殖,个别细菌如结核杆菌偶有分枝繁殖的方式。在适宜条件下,多数细菌繁殖速度很快。细菌分裂数量倍增所需要的时间称为代时(generation time),多数细菌为 20~30 min。

由于繁殖中营养物质逐渐耗竭,有害代谢产物逐渐积累,细菌不可能无限繁殖。体外培养的细菌群体生长繁殖可分为四期。

1)迟缓期:细菌进入新环境后的短暂适应阶段,一般为 1~4 h。

2)对数期:又称指数期。细菌在该期生长迅速,活菌数以恒定的几何级数增长。此期细菌的形态、染色性、生理活性等都较典型,对外界环境因素的作用敏感。因此,研究细菌的生物学性状应选用该期的细菌。一般细菌对数期为培养后的 8~18 h。

3)稳定期:此期细菌增殖数与死亡数渐趋平衡,细菌形态、染色性和生理性状常有改变。

4)衰亡期:稳定期后细菌繁殖越来越慢,死亡菌数越来越多,并超过活菌数。

2. 细菌的新陈代谢

(1)分解代谢产物和细菌的生化反应:各种细菌所具有的酶不完全相同,对营养物质的分解能力亦不一致,因而其代谢产物有别。根据此特点,利用生物化学方法来鉴别不同细菌称为细菌的生化反应试验。常见的有糖发酵试验、VP(Voges-Proskauer)试验、甲基红试验、枸橼酸盐利用试验、

笔记栏

吲哚试验、硫化氢试验、尿素酶试验等。

细菌的生化反应用于鉴别细菌,尤其对形态、革兰染色反应和培养特性相同或相似的细菌更为重要。现代临床细菌学已普遍采用微量、快速的生化鉴定方法。根据鉴定的细菌不同,选择系列生化指标。依反应的阳性或阴性选取数值,组成鉴定码,形成以细菌生化反应为基础的各种数值编码鉴定系统。同时,也可用细菌鉴定软件分析细菌的生化反应谱。更为先进的如VITEK全自动细菌鉴定及高级专家系统药敏报告仪完成了细菌生化鉴定的自动化。此外,应用气相、液相色谱法鉴定细菌分解代谢产物中挥发性或非挥发性有机酸和醇类,能够快速确定细菌的种类。

(2)合成代谢产物及其医学上的意义:细菌利用分解代谢中的产物和能量不断合成菌体自身成分,如细胞壁、多糖、蛋白质、脂肪酸、核酸等,同时还合成一些在医学上具有重要意义的代谢产物。

1)热原质:是细菌合成的一种注入人体或动物体内能引起发热反应的物质,也称致热原。产生热原质的细菌大多是革兰阴性菌,热原质即其细胞壁的脂多糖。热原质耐高热,高压蒸汽灭菌(121℃,20 min)不能使其破坏,加热(180℃,4 h;250℃,45 min;650℃,1 min)才使热原质失去作用。

2)毒素与侵袭性酶:细菌产生外毒素和内毒素两类毒素,在细菌致病作用中甚为重要。

3)色素:某些细菌能产生不同颜色的色素可分为水溶性和脂溶性两类,有助于鉴别细菌。

4)抗生素:某些微生物代谢过程中产生的一类能抑制或杀死某些其他微生物或肿瘤细胞的物质,称为抗生素。抗生素大多由放线菌和真菌产生,细菌产生的少,只有多黏菌素、杆菌肽等。

5)细菌素:仅对与产生菌有亲缘关系的细菌有杀伤作用的蛋白质称为细菌素,可用于细菌分型。

6)维生素:细菌能合成某些维生素,除供自身需要外,还能分泌至周围环境中。

3. 细菌的人工培养   人工培养细菌,除需要提供充足的营养物质使细菌获得生长繁殖所需要的原料和能量外,尚要有适宜的环境条件,如酸碱度、渗透压、温度和必要的气体等。培养基是由人工配制、专供微生物生长繁殖而使用的混合营养物制品。配制培养基需按细菌生长要求调整pH,并经灭菌处理。

根据不同标本及不同培养目的,可选用不同的接种和培养方法。常用的有细菌分离培养和纯培养两种方法。

细 菌 培 养

细菌在液体培养基中可呈浑浊、沉淀或表面生长;在固体培养基表面由单个细菌分裂繁殖成一堆肉眼可见的细菌集团,称为菌落,其大小、形状、颜色、气味、透明度、表面光滑或粗糙、湿润或干燥、边缘整齐与否,以及在血琼脂平板上的溶血情况等特性有助于识别和鉴定细菌;半固体培养基可用于鉴别细菌有无鞭毛。细菌培养对疾病的诊断、预防、治疗和科学研究都具有重要作用,对工农业生产和基因工程也具有重要意义。

4. 细菌的分类   细菌的分类层次与其他生物相同,包括界、门、纲、目、科、属、种。在细菌中常用属和种。

三、消毒与灭菌

杀死物体上病原微生物但不一定能杀死含芽孢的细菌或非病原微生物称为消毒。灭菌则是杀灭物体上所有的微生物。防止细菌进入人体或其他物品的操作技术,称为无菌操作。例如,进行外科手术时需防止细菌进入创口,微生物学实验中要注意防止污染和感染。

1. 物理消毒灭菌法

(1) 热力灭菌法:高温对细菌具有明显的致死作用,因此最常用于消毒和灭菌。热力灭菌法分干热灭菌和湿热灭菌两大类,在同一温度下,后者的效力比前者大。

1) 干热灭菌法:干热的杀菌作用是通过脱水干燥和大分子变性。焚烧适用于废弃物品或动物尸体等的处理;烧灼适用于微生物学实验室的接种环、试管口等的灭菌;利用干烤箱加热至160～180℃经2 h的干烤适用于玻璃器皿、瓷器、玻质注射器等高温下不变质、不损坏、不蒸发的物品;红外线多用于医疗器械的灭菌。

2) 湿热灭菌法

a. 巴氏消毒法:用较低温度杀灭液体中的病原菌或特定微生物,而仍保持物品中不耐热成分不被破坏的消毒方法。主要用于牛乳等消毒。方法有两种:一是加热至61.1～62.8℃经30 min;另一是71.7℃经15～30 s。今广泛采用后法。

b. 间歇蒸汽灭菌法:利用反复多次的流动蒸汽间歇加热以达到灭菌的目的,适用于一些不耐高热的含糖、牛奶等的培养基。

c. 高压蒸汽灭菌法:是一种最有效的灭菌方法。在103.4 kPa (1.05 kg/cm^2) 蒸汽压下,温度达到121.3℃,维持15～20 min,可杀灭包括细菌芽孢在内的所有微生物。常用于一般培养基、生理盐水、手术敷料等耐高温、耐湿物品的灭菌。其优点是穿透力强,灭菌效果可靠。

(2) 辐射杀菌法:波长240～300 nm的紫外线(包括日光中的紫外线)具有杀菌作用,其中以260 nm最强。紫外线穿透力较弱,只能用于手术室、传染病房、细菌实验室的空气消毒,或用于不耐热物品的表面消毒。杀菌波长的紫外线对人体皮肤、眼睛有损伤作用,使用时应注意防护。

X线和γ射线等常用于大量一次性医用塑料制品的消毒,亦可用于食品的消毒,不破坏其营养成分。微波多用于检验室用品、非金属器械、无菌病室的食品食具、药杯及其他用品的消毒。

(3) 滤过除菌法:滤过除菌法是用物理阻留的方法将液体或空气中的细菌除去,以达到无菌目的,主要用于一些不耐高温灭菌的血清、毒素、抗生素及空气等的除菌。

2. 化学消毒灭菌法　　许多化学药物能影响细菌的化学组成、物理结构和生理活动,从而发挥防腐、消毒甚至灭菌的作用。消毒防腐药物一般都对人体组织有害,只能外用或用于环境的消毒。

根据消毒剂的作用水平不同可分为三类。

(1) 高效消毒剂:能杀灭所有微生物,包括各种细菌繁殖体、细菌芽孢、真菌、结核杆菌、囊膜病毒和非囊膜病毒等,这类消毒剂也称灭菌剂。常用的高效消毒剂有过氧乙酸、环氧乙烷、甲醛、戊二醛、漂白粉、次氯酸钠、次氯酸钙(漂粉精)、二氯异氰尿酸钠(优氯净)、三氯异氰尿酸及有机汞类。

(2) 中效消毒剂:不能杀死细菌芽孢,但可杀死细菌繁殖体(包括结核杆菌)、真菌和病毒等其他微生物,如醇类、酚类、碘制剂等。

(3) 低效消毒剂:可杀死部分细菌繁殖体、真菌和囊膜病毒,不能杀灭结核杆菌、细菌芽孢和非囊膜病毒,如季铵盐类等阳离子表面活性剂(新洁尔灭)和氯己定(洗泌泰)等双胍类消毒剂。

四、细菌的遗传和变异

遗传使细菌的性状保持相对稳定,且代代相传,使其种属得以保存。但一定条件下,子代与亲代之间生物学性状可出现差异,称变异。因基因结构发生改变而导致的细菌变异是遗传性基因型变异;环境条件影响下产生的变异称为非遗传性表型变异。细菌的形态结构、菌落特性、毒力因子及耐药性等均可产生变异。研究变异对细菌性疾病的诊断、治疗与预防,致癌物测定,流行病学调查,以及基因工程中均具有重要应用价值。

1. 遗传变异的物质基础

(1) 细菌染色体:是单一的环状双螺旋DNA长链,附着在横隔中介体上或细胞膜上,整个染色

笔记栏

体含数千个基因。

（2）质粒（plasmid）：是细菌染色体以外的遗传物质，是环状闭合的双链 DNA，经人工抽提后可变成开环状或线状。大质粒可达 200 kb 以上，小质粒一般低于 15 kb。质粒具有许多重要特征。

1）自我复制：有的质粒拷贝数只有 1～2 个，其复制往往与染色体的复制同步，称严紧型质粒；有的质粒拷贝数较多，可随时复制，与染色体的复制不相关，称松弛型质粒。

2）赋予细菌某些性状：质粒基因可编码很多重要的生物学性状。① 致育质粒或称 F 质粒编码基因转移功能，带有 F 质粒的细菌为雄性菌，能长出性菌毛；无 F 质粒的细菌为雌性菌，无性菌毛。② 耐药性质粒编码细菌对抗菌药物或重金属盐类的耐药性。③ 毒力质粒或 Vi 质粒编码与该菌致病性有关的毒力因子。④ 细菌素质粒编码各类细菌素，如 Col 质粒编码大肠埃希菌大肠菌素。⑤ 代谢质粒编码相关代谢酶，如沙门菌发酵乳糖的能力通常由质粒决定，另又发现了编码产生 H_2S、脲酶及枸橼酸盐利用酶的若干种质粒。

3）可丢失或消除：质粒可自行丢失或经紫外线等理化因素处理后消除。

4）转移性：质粒可通过接合、转化或转导等方式在同种或不同种细菌间转移。

5）相容性：几种不同的质粒共存于一个细菌内称相容性，有些质粒则不能相容。

（3）转位因子：是存在于细菌染色体或质粒 DNA 分子上的一段特异性核苷酸序列，能在 DNA 分子中移动，不断改变它们在基因组的位置。

（4）噬菌体（bacteriophage）：是感染细菌、真菌、放线菌或螺旋体等微生物的病毒，具有病毒的特性。噬菌体分布极广，凡是有细菌的场所，就可能有相应噬菌体的存在。噬菌体可有三种形态，即蝌蚪形、微球形和丝形，大多呈蝌蚪形。

根据与宿主菌的相互关系，噬菌体可分成两种类型：一种是能在宿主菌细胞内复制增殖，增殖过程包括吸附、穿入、生物合成、成熟和释放几个阶段，结果产生许多子代噬菌体，并最终裂解细菌，称为毒性噬菌体（virulent phage）。另一种是噬菌体基因与宿主菌染色体整合，不产生子代噬菌体，但噬菌体 DNA 能随细菌 DNA 复制，并随细菌的分裂而传代，称为温和噬菌体（temperate phage）或溶原性噬菌体（lysogenic phage）。整合在细菌基因组中的噬菌体基因组称为前噬菌体（prophage），带有前噬菌体基因组的细菌称为溶原性细菌（lysogenic bacterium）。前噬菌体偶尔可自发地或在某些理化和生物因素的诱导下脱离宿主菌基因组而进入溶菌周期，产生成熟子代噬菌体，致使细菌裂解。温和噬菌体的这种产生成熟噬菌体颗粒和溶解宿主菌的潜在能力，称为溶原性（lysogeny）。

2. 细菌变异的机制

（1）基因突变：突变（mutation）是细菌遗传物质的结构发生突然而稳定的改变，导致细菌性状的可遗传性变异。若细菌 DNA 上核苷酸序列的改变仅为一个或几个碱基的置换、插入或丢失，出现的突变只影响到一个或几个基因，引起较少的性状变异，称为小突变或点突变（point mutation）；若涉及大段的 DNA 发生改变，称为大突变或染色体畸变（chromosome aberration）。

基因自然突变率极低，为 $10^{-9}\sim10^{-6}$，即细菌每分裂 $10^6\sim10^9$ 次可发生一次突变。如果用高温、紫外线、X 线、烷化剂、亚硝酸盐等理化因素去诱导细菌突变，可使诱导突变率提高 10～1 000 倍。

（2）基因的转移与重组：与上述内在基因发生突变不同，外源性的遗传物质由供体菌转入某受体菌细胞内的过程称为基因转移（gene transfer）。但仅有基因的转移尚不够，受体菌必须能容纳外源性基因。转移的基因与受体菌 DNA 整合在一起称为重组（recombination），使受体菌获得供体菌某些特性。

1）转化（transformation）：是供体菌裂解后游离的 DNA 片段被受体菌直接摄取，使受体菌获得新的性状。

2）接合（conjugation）：是细菌通过性菌毛相互连接沟通，将遗传物质（主要是质粒 DNA）从供体菌转移给受体菌。

3）转导（transduction）：是以转导噬菌体（transducting phage）为载体，将供体菌的 DNA 转移到受体菌内，使受体菌获得新的性状。

4）溶原性转换（lysogenic conversion）：是某些前噬菌体导致的细菌基因型和性状的改变。

第二节 细菌的感染与免疫

正常人体的体表及与外界相通的腔道中，都存在着不同种类和数量的微生物。在正常情况下，这些微生物对人体无害，称为正常菌群。正常菌群发挥提供营养、拮抗和免疫等生理作用。有些细菌在正常情况下不致病，在某些条件改变的特殊情况下可以致病，这类菌称为条件致病菌或机会致病菌。能使宿主致病的细菌为致病菌或病原菌。细菌的感染指细菌侵入宿主机体后，进行生长繁殖、释放毒性物质等导致不同程度的病理变化的过程。

一、细菌的致病机制

细菌能引起感染的能力称为致病性（pathogenicity）或病原性。病原菌的致病能力的强弱程度称为毒力（virulence），各种病原菌的毒力不同，同一种病原菌也有强毒株、弱毒株与无毒株的区别。测定毒力时常用半数致死量（median lethal dose，LD_{50}）或半数感染量（median infective dose，ID_{50}），即在一定条件下能引起半数实验动物死亡或感染的最小的细菌数或细菌毒素量。这类指标只能作为判断细菌毒力的参考。

细菌的致病物质有侵袭力和毒素两方面，是病原菌毒力的物质基础，统称为毒力因子。

1. 侵袭力 病原菌有突破宿主皮肤、黏膜生理屏障，进入机体定居、繁殖和扩散的能力，称为侵袭力（invasiveness），包括荚膜、黏附素和侵袭性物质等。

（1）荚膜：具有抵抗吞噬和阻碍杀菌物质的作用，使致病菌能在宿主体内大量繁殖，产生病变。肺炎球菌、炭疽杆菌、鼠疫杆菌及流行性感冒杆菌的荚膜是很重要的毒力因素。有些细菌表面有其他类似荚膜物质，如 A 群链球菌的 M 蛋白、伤寒沙门菌的 Vi 抗原，以及大肠埃希菌的 K 抗原等都是位于细胞壁外层的结构，通称为微荚膜，其功能与荚膜相同。

（2）黏附素（adhesin）：细菌引起感染一般需先黏附在宿主的呼吸道、消化道或泌尿生殖道等黏膜上皮细胞，以免被呼吸道的纤毛运动、肠蠕动、黏液分泌、尿液冲洗等活动所清除。然后，细菌在局部定植、繁殖，产生毒性物质或继续侵入细胞、组织，最后形成感染。细菌黏附至宿主靶细胞由细菌细胞表面的蛋白质黏附素介导。黏附素可根据来源分为两类。

1）菌毛黏附素：由细菌菌毛分泌，如淋病奈瑟菌菌毛、大肠杆菌的 I 型菌毛、定植因子抗原 I（CFA/I）都分泌菌毛。

2）非菌毛黏附素：是细菌的其他表面组分，如肺炎支原体的 P1 蛋白、金黄色葡萄球菌的脂磷壁酸（LTA）、A 群链球菌的 LTA - M 蛋白复合物等。

不同的黏附素均可以与相配的靶细胞表面受体结合，黏附素受体一般是靶细胞表面的糖类或糖蛋白。

（3）侵袭性物质：即在感染过程中可以协助致病菌抗吞噬或向四周扩散的酶或其他物质。例如，志贺菌、肠侵袭型大肠埃希菌中 140 MD 大质粒上的 *inv* 基因，能编码侵袭素（invasin），使这些细菌能入侵上皮细胞。

（4）形成细菌生物膜：是细菌的一种保护性生长方式，由细菌和其分泌的胞外多聚物组成附着在有生命或无生命物体表面形成的高度组织化的多细胞结构。比单个黏附的或混悬的细菌更易于抵抗免疫细胞、免疫分子及药物的攻击。对于毒力较弱的某些机会致病菌，生物膜的黏附侵袭是其引起感染的重要原因。

2. 毒素

（1）外毒素（exotoxin）：主要由是革兰阳性菌和部分革兰阴性菌产生并释放到菌体外的毒性蛋

笔记栏

白质。如革兰阳性菌中的肉毒梭菌、白喉杆菌、产气荚膜梭菌、破伤风梭菌、A 群链球菌、金黄色葡萄球菌等。某些革兰阴性菌中的痢疾志贺菌、鼠疫耶氏菌、霍乱弧菌、铜绿假单胞菌等也能产生外毒素。大多数外毒素是在菌细胞内合成后分泌至细胞外,也有不分泌,在菌细胞破解后才释放出来,如产毒型大肠埃希菌、痢疾志贺菌等。

多数外毒素化学成分是蛋白质,对理化因素不稳定,不耐热。但个别特殊,如葡萄球菌肠毒素能耐 100℃ 30 min。外毒素抗原性强,在 0.3%~0.4%甲醛液作用下,经一定时间可以脱去毒性,但仍保有免疫原性,称为类毒素(toxoid),主要用于人工主动免疫预防相应疾病。

外毒素的毒性强,且不同细菌产生的外毒素对机体的组织器官具有选择作用,各引起特殊的病变。根据外毒素的种类和作用机制不同,可分成神经毒素、细胞毒素和肠毒素三大类。

(2) 内毒素(endotoxin):是革兰阴性菌细胞壁中的脂多糖组分,只有当细菌死亡裂解或用人工方法破坏菌体后才释放出来。螺旋体、衣原体、支原体、立克次体亦有类似的 LPS,有内毒素活性。内毒素是革兰阴性菌的主要毒力因子。

内毒素耐热,需加热至 160℃,经 2~4 h,或用强碱、强酸或强氧化剂煮沸 30 min 才灭活。不能用甲醛液脱毒成类毒素,可刺激机体产生抗体,但中和作用较弱。

脂质 A 是内毒素的主要毒性组分。不同革兰阴性菌的脂质 A 结构虽有差异,但基本相似。因此,不同革兰阴性菌产生的内毒素致病作用基本相似,主要表现有:

1) 发热反应:极微量(1~5 ng/kg)内毒素就能引起人体体温上升,维持约 4 h 后恢复。

2) 白细胞反应:内毒素作用于中性粒细胞,使其数量骤减。1~2 h 后,LPS 诱生的中性粒细胞释放因子刺激骨髓释放中性粒细胞进入血流,使血中白细胞数量显著增加。但伤寒内毒素例外,白细胞总数始终不升高,机制尚不清楚。

3) 内毒素血症与内毒素休克:当血液中细菌或病灶内细菌释放大量内毒素入血时,可导致内毒素血症。内毒素作用于巨噬细胞、中性粒细胞、血小板、补体系统、凝血系统等,诱导释放 TNF-α、IL-1、IL-6、IL-8、组胺、5-羟色胺、前列腺素、激肽等生物活性物质,使小血管舒缩紊乱而造成微循环障碍,表现为微循环衰竭、低血压、组织器官毛细血管灌注不足、缺氧等。严重时发生以微循环衰竭和低血压为特征的内毒素休克。

4) Shwartzman 现象与弥散性血管内凝血(DIC):将革兰阴性菌培养物上清或杀死的菌体注射入家兔皮内,18~24 h 后再以同样的注射物作静脉注射,约 10 h 后,在第一次注射处局部皮肤出血、坏死,是为局部 Shwartzman 现象。若两次均为静脉注射休克剂量的 LPS,10 h 后出现全身广泛出血、休克,尤以肾为著,动物死亡,此为全身反应,此现象是一种 DIC 现象。DIC 是在内毒素休克基础上,通过启动凝血的连锁反应,在小血管内形成大量微血栓,而后内毒素又通过启动溶血系统,使小血管坏死、出血,进行性器官缺血、坏死、功能衰竭。

二、宿主抗菌免疫机制

机体的免疫防御机制包括固有免疫和适应性免疫。病原菌侵入人体后,首先固有免疫发挥作用,一般经 7~10 d 产生适应性免疫;然后两者配合,共同抵制和消灭病原菌,消除其毒性产物。

三、感染的发生与发展

感染来源于患者体外的称外源性感染(exogenous infection),患者、带菌者、病畜和带菌动物均可导致外源性感染;来自患者自身体内或体表的称为内源性感染(endogenous infection),病原菌大多来源于体内的正常菌群,少数来源于体内潜伏的病原菌。

1. 传播途径   不同病原菌可通过呼吸道、消化道、创伤、接触、节肢动物叮咬等途径引起感染,有些致病菌的传播可有多种途径。

2. 感染类型   感染的发生、发展和结局是宿主机体和病原菌相互作用的复杂过程。根据两者力量对比和增减,在临床上感染的类型可以表现为移行、转化或交替出现的动态变化。

感染类型

根据感染后是否出现症状可分隐性感染、潜伏感染和显性感染等。隐性感染也可使机体获得特异免疫力；隐性感染中有致病微生物的传播，在传染病的流行中有重要意义。显性感染可根据病情缓急不同分为急性感染和慢性感染；按感染部位不同分为局部感染和全身感染。临床上常见的全身感染有毒血症、内毒素血症、菌血症、败血症和脓毒血症等。败血症指病原菌侵入血流后，在其中大量繁殖并产生毒性产物，引起全身严重中毒症状，如高热、皮肤和黏膜瘀血、肝脾肿大、肾衰竭等。脓毒血症指化脓性病菌在引起败血症的同时，可以通过血流扩散至其他组织或器官，产生新的化脓性病灶。有时致病菌在显性或隐性感染后并未立即消除，在体内继续留存一定时间，并不断被排出体外，称为带菌状态；处于带菌状态的人称为带菌者，是重要的传染源之一。

3. 医院感染　　医院感染是指在医院内获得的感染，包括在住院期间发生的感染和在医院内获得出院后发生的感染，但不包括入院前已开始或入院时已处于潜伏期的感染。医院工作人员在医院内获得的感染也属医院感染。

医院内各种患者的免疫功能可能存在不同程度的损害和缺陷。住院期间患者接受各种诊断和治疗措施，如气管插管、泌尿道插管、内镜、大手术及放射治疗、化疗等，又不同程度地损伤并降低了患者的免疫功能。医院中人员密集，有各种感染疾病的患者随时可能将病原体排出体外，使医院环境受到严重污染，成为微生物聚集的场所。因此，抵抗力低下的患者活动在微生物集中的环境里，易于遭受医院感染。

四、细菌感染的微生物学检查与防治原则

病原菌能引起多种感染和传染病，其诊断除根据临床症状、体征和一般检验外，采集合适的临床标本进行细菌学和血清学或分子生物学等检验，在确诊病因、药物治疗和疾病监控等方面极为重要。选择检查方案应考虑以下几点：① 是否为临床所需要，用这种检查方法是否能达到目的；② 评估方法的特异性和敏感性；③ 检查所需的真实代价；④ 技术人员所需具备的知识水准，以保证达到最大的准确性。

1. 细菌学诊断　　细菌学诊断指采用合适的诊断技术检测患者体内感染的致病菌种类和数量。首先必须根据不同疾病情况采集合适的标本，然后选择合适的检测方法，主要有显微镜镜检、分离培养、生化试验、血清学试验等。有的尚需做动物试验和药物敏感试验等。近年来发展的细菌学快速检验技术尚有气相色谱、核酸杂交和聚合酶链式反应（polymerase chain reaction，PCR）等技术。

细菌学诊断标本采集与送检原则

采集与送检过程直接影响到致病菌检出的成败，应遵循下列几个原则：① 采取标本时应严格无菌操作，避免杂菌污染；② 根据不同疾病及不同病程病原菌在患者体内的分布和排出部位，采集不同标本；③ 采集标本应在疾病早期及使用抗菌药物之前，已经使用抗菌药物的要在分离培养时加入药物拮抗剂；④ 尽可能采集病变明显部位的材料；⑤ 标本必须新鲜，采集后尽快送检，大多数细菌标本可以冷藏送检，但对某些细菌，如脑膜炎奈瑟菌、淋病奈瑟菌要注意保温；⑥ 标本做好标记，详细填写化验单，以保证各环节准确无误。

2. 血清学诊断　　用已知的细菌或其特异性抗原检测患者体液中有无相应特异抗体和其效价的动态变化，可作为某些传染病的辅助诊断。

笔记栏

3. 防治原则　　给机体注射或服用病原微生物抗原(包括疫苗、类毒素)或特异性抗体以达到预防和治疗感染性疾病的目的,这种方法称为人工免疫。人工免疫分为人工主动免疫和人工被动免疫(表5-2)。目前细菌感染仍以抗生素治疗为主,但随着抗生素的广泛使用,细菌耐药性现象越来越严重,单一甚至多重耐药性细菌的产生日趋增多。

表5-2　两种人工免疫的比较

区　别	人工主动免疫	人工被动免疫
免疫物质	抗原	抗体或细胞因子等
接种次数	1~3次	1次
免疫出现时间	慢(注射后2~4周)	快(注射后立即出现)
免疫维持时间	长(数月~数年)	短(2~3周)
主要用途	预防	治疗或紧急预防

小　结

1. 革兰阳性菌和革兰阴性菌的细胞壁均含有肽聚糖成分,但二者的肽聚糖组成和含量并不相同,革兰阳性菌细胞壁尚有磷壁酸,革兰阴性菌细胞壁尚有外膜层。
2. 不同细菌可有荚膜、芽孢、鞭毛或菌毛等特殊结构中的一种或多种,可增强相应细菌的适应性或致病性。
3. 细菌以二分裂方式进行繁殖,但细菌生长繁殖需满足营养、温度、酸碱度和气体等条件,体外培养的细菌常经历迟缓期、对数期、稳定期和衰亡期等4个阶段。
4. 致病菌的毒力因子 $\begin{cases} 侵袭力 \\ 毒素 \end{cases}$

【思考题】
(1) 革兰阳性菌和革兰阴性菌细胞壁的组成有哪些不同?
(2) 细菌可能具有哪些特殊结构? 各有何功能?
(3) 细菌生长繁殖的条件有哪些? 试解释细菌生长曲线中各时期的特点及意义。
(4) 细菌的侵袭力包括哪些因素?
(5) 比较细菌内毒素和外毒素的不同特点。
(6) 列举常用的干热灭菌、湿热灭菌、辐射灭菌方法,并说明各自的应用范围。

笔记栏

第六章

常见病原性细菌

学习要点

- **掌握**：① 化脓性球菌的主要种类及致病性；② 凝固酶的概念及意义；③ 抗O试验的概念、临床检测的意义；④ 肠道杆菌的主要种类及致病性；⑤ 肥达试验的概念及意义；⑥ 霍乱肠毒素的作用机制；⑦ 霍乱弧菌、副溶血性弧菌所致疾病；⑧ 厌氧性细菌的主要种类及致病性；⑨ 破伤风梭菌的致病性及防治原则；⑩ 结核分枝杆菌的染色、培养、抵抗力特点；⑪ 卡介苗的概念及应用；⑫ 动物源性细菌的概念、主要种类；⑬ 其他病原菌的主要种类及致病性；⑭ 幽门螺杆菌快速尿素酶试验的意义；⑮ 硫磺样颗粒的概念；⑯ 支原体的概念、生物学特性；⑰ 立克次体的概念、主要特点；⑱ 衣原体的概念、独特发育周期；⑲ 主要致病性螺旋体的传播环节。

- **熟悉**：① 致病性葡萄球菌的鉴别要求、防治原则；② 脑膜炎奈瑟菌、淋病奈瑟菌标本采集注意点；③ 肠道杆菌的共同特性；④ 致病性大肠埃希菌的种类及所致疾病；⑤ 霍乱弧菌的主要生物学特性、临床表现特点、防治原则；⑥ 无芽孢厌氧菌的致病特性；⑦ 结核菌素试验的原理、方法、结果判断及应用；⑧ 布鲁菌、鼠疫耶氏菌的致病性及防治原则；⑨ 炭疽芽孢杆菌形态、抵抗力、致病性及防治原则；⑩ 白喉棒状杆菌异染颗粒的意义；⑪ 铜绿假单胞菌的致病特点及耐药性；⑫ 衣氏放线菌的主要特点及致病性；⑬ 肺炎支原体、解脲脲原体的微生物学检查方法；⑭ 主要致病性立克次体的流行环节及所致疾病；⑮ 沙眼衣原体、肺炎衣原体、钩端螺旋体、梅毒螺旋体的致病性。

- **了解**：① 凝固酶阴性葡萄球菌；② 大肠菌群指数与卫生细菌学检查关系；③ 霍乱弧菌的微生物学检查；④ 肉毒梭菌的致病机制；⑤ 麻风分枝杆菌的致病性；⑥ 主要动物源性细菌的微生物学检查；⑦ 流感嗜血杆菌的培养、鉴定特点；⑧ 放线菌属与诺卡菌属的区别；⑨ 支原体的培养、抗原构造与生化反应特性；⑩ 立克次体、衣原体感染的检查方法；⑪ 主要致病性螺旋体感染的检查方法、防治原则。

第一节 化脓性球菌

一、葡萄球菌属

葡萄球菌属（*Staphylococcus*）的细菌是一群革兰阳性球菌，常堆聚成葡萄串状，故名。其广泛分布于自然界、人和动物的皮肤及与外界相通的腔道中。大部分是不致病的腐物寄生菌。金黄色葡萄球菌是最常见的化脓性球菌，由该菌所致的败血症或脓毒血症仍占据病原体的首位。此外，金黄色葡萄球菌耐药菌株高达 90% 以上。

1. 生物学性状

(1) 形态与染色：球形，排列呈葡萄串状。革兰染色为阳性。

(2) 培养特性与生化反应：兼性厌氧或需氧。营养要求不高。其余主要特点见表 6-1。

(3) 抗原构造：葡萄球菌 A 蛋白(SPA)是存在于菌细胞壁的一种表面蛋白。

(4) 分类：见表 6-1。

表 6-1　三种葡萄球菌的主要性状

性　　状	金黄色葡萄球菌	表皮葡萄球菌	腐生葡萄球菌
菌落色素	金黄色	白色	白色或柠檬色
凝固酶	+	—	—
溶血性	完全溶血	—	—
SPA	+	—	—
甘露醇发酵	+	—	—
致病性	强	条件致病菌	条件致病菌

(5) 抵抗力：葡萄球菌的抵抗力强于其他无芽孢菌。耐药菌株较多，尤其是耐甲氧西林金黄色葡萄球菌(MRSA)，为医院内感染常见的致病菌。

2. 致病性

(1) 金黄色葡萄球菌

1) 致病物质：金黄色葡萄球菌的毒力因子包括以下几项。

a. 凝固酶：是能使含有枸橼酸钠或肝素等抗凝剂的人或兔血浆发生凝固的酶类物质。

b. 葡萄球菌溶素：是损伤细胞膜的毒素。包括 α、β、γ、δ 等，对人类有致病作用的主要是 α 溶素。

c. 杀白细胞素：攻击中性粒细胞和巨噬细胞。

d. 肠毒素：约 1/3 临床分离的金黄色葡萄球菌可产生肠毒素。是一组热稳定蛋白质，抵抗胃肠液中蛋白酶的水解作用。通过刺激呕吐中枢而导致以呕吐为主要症状的食物中毒。

e. 表皮剥脱毒素：在新生儿、幼儿和免疫功能低下的成人中，该毒素可引起烫伤样皮肤综合征。

f. 毒性休克综合征毒素-1：约 20% 的菌株能产生。可引起机体发热，增加对内毒素的敏感性。感染产毒菌株后可引起机体多个器官系统的功能紊乱或毒性休克综合征。

2) 所致疾病：有侵袭性和毒素性两种类型。

(2) 凝固酶阴性葡萄球菌(CNS)：CNS 已经成为医源性感染的常见病原菌，而且其耐药菌株也日益增多，给临床诊治造成困难。人类 CNS 感染中以表皮葡萄球菌感染最为常见。当机体免疫功能低下或进入非正常寄居部位时，可引起多种感染，如泌尿系感染、细菌性心内膜炎、败血症等。心脏起搏器安装、置换人工心瓣膜、长期腹膜透析、静脉滴注等亦可造成凝固酶阴性葡萄球菌的感染。

3. 免疫性　　人类对葡萄球菌有一定的天然免疫力。

4. 微生物学检查

(1) 标本：根据病变部位取不同标本。如脓汁、渗出液、血液、脑脊液；食物中毒则分别采集剩余食物、患者呕吐物和粪便等。

(2) 直接涂片镜检：一般根据细菌形态、排列和染色性可作出初步诊断。

(3) 分离培养与鉴定：将标本接种至血琼脂平板，取可疑菌落行涂片染色镜检。血液标本需先经肉汤培养基增菌后再接种血琼脂平板。

(4) 葡萄球菌肠毒素检查：取食物中毒患者的标本，用 ELISA 法检测葡萄球菌肠毒素。

5. 防治原则　　防止医源性感染。不要滥用抗生素，应根据药敏试验结果选用有效抗菌药物。

二、链球菌属

链球菌属广泛分布于自然界、人及动物粪便和健康人鼻咽部,大多数不致病。少数为致病性链球菌,主要为 A 群链球菌和肺炎链球菌。

1. 生物学性状

(1) 形态与染色:球形或椭球形,呈链状排列。革兰染色阳性。

(2) 培养特性与生化反应:多数为兼性厌氧,少数专性厌氧。营养要求较高,培养时需补充血液、血清、葡萄糖等。不同菌株溶血不一。除肺炎链球菌外,不分解菊糖,不被胆汁溶解(可鉴别甲型溶血性链球菌和肺炎链球菌)。

(3) 抗原构造:与致病性有关的是 M 抗原。是化脓性链球菌的表面蛋白抗原,具有抗吞噬作用。此外,M 蛋白与心肌和肾小球基底膜有交叉抗原,与风湿热和肾小球肾炎发病机制有关。

(4) 分类:常根据溶血现象和抗原结构进行分类。

1) 根据溶血现象分类:见表 6-2。

2) 根据抗原结构分类:按链球菌细胞壁中多糖抗原不同,可分成 A～V 群 20 群。对人致病的菌株大多属于 A 群。

(5) 抵抗力:该菌抵抗力不强,对一般消毒剂、抗生素均敏感。青霉素是链球菌感染的首选药物,极少有耐药株发现。

表 6-2　链球菌根据溶血现象分类

链球菌类型	溶血现象	致病性
甲型溶血性链球菌	草绿色溶血,甲型或 α 溶血	多为条件致病菌
乙型溶血性链球菌	完全溶血,乙型或 β 溶血	致病力强
丙型链球菌	无溶血	一般不致病

2. 致病性

(1) 化脓性链球菌:化脓性链球菌也称 A 群链球菌,或溶血性链球菌,是人类链球菌感染最常见病原菌。

1) 致病物质

a. 胞壁成分:脂磷壁酸和 F 蛋白使该菌能黏附于上皮细胞。M 蛋白有抗吞噬作用。

b. 侵袭性酶类:主要有① 透明质酸酶,又名扩散因子。能分解细胞间质的透明质酸,使病菌易在组织中扩散。② 链激酶,亦称链球菌溶纤维蛋白酶,能使血液中纤维蛋白酶原变成纤维蛋白酶,溶解血块或阻止血浆凝固,有利于病菌在组织中扩散。国内研制的重组链激酶(r-sk),可用于治疗急性心肌梗死。③ 链道酶,亦称链球菌 DNA 酶,能降解脓液中具有高度黏稠性的 DNA,使脓液稀薄,促进病菌扩散。

c. 毒素:① 链球菌溶素,有溶解红细胞、破坏白细胞和血小板的作用。根据对氧的稳定性分为链球菌溶素 O(SLO)和链球菌溶素 S(SLS)。SLO 抗原性强,85%～90%链球菌感染的患者,于感染后 2～3 周可检出 SLO 抗体。检测抗 O(ASO)水平可作为链球菌新近感染指标之一或风湿热及其活动的辅助诊断。② 致热外毒素,又称红疹毒素或猩红热毒素,是引起人类猩红热的主要毒性物质。

2) 所致疾病

a. 化脓性炎症:如淋巴管炎、蜂窝组织炎、痈、脓疱疮、扁桃体炎、鼻窦炎、产褥感染、中耳炎等。

b. 毒素性疾病:猩红热。

c. 超敏反应性疾病:风湿热和急性肾小球肾炎。

(2) 甲型溶血性链球菌:或称草绿色链球菌,是感染性心内膜炎最常见的致病菌。

(3) B 群链球菌:也称无乳链球菌(S.agalactiae),主要引起新生儿败血症、脑膜炎、肺炎等。

笔记栏

（4）变异链球菌：与龋齿关系密切。

（5）肺炎链球菌：矛头状，呈双排列，有宽厚荚膜，革兰染色阳性。主要致病物质为荚膜。主要引起人类大叶性肺炎。

3. 免疫性　A 群链球菌感染后，机体可获得免疫力，但各型间无交叉免疫力，故常可反复感染。血清中出现多种抗体。患过猩红热后可产生同型的致热外毒素抗体，能建立牢固的免疫。

4. 微生物学检查

（1）标本：不同疾病采取不同标本。如脓汁、血液等。

（2）直接涂片镜检：脓汁可直接涂片行革兰染色后镜检。

（3）分离培养与鉴定：采用血琼脂平板，菌落有草绿色溶血环的，要和肺炎球菌鉴别。后者胆汁溶菌试验、菊糖发酵试验均为阳性，而甲型溶血性链球菌为阴性。

（4）血清学试验：抗链球菌溶血素 O 试验（ASO），简称抗 O 试验，常用于风湿热或肾小球肾炎的辅助诊断。

5. 防治原则　对急性咽喉炎和扁桃体炎患者，尤其是儿童，要治疗彻底，以防止风湿热及急性肾小球肾炎的发生。国外多价肺炎链球菌荚膜多糖疫苗有较好预防效果。

A 群链球菌感染的治疗，青霉素 G 为首选药物。

三、奈瑟菌属

对人致病的只有脑膜炎奈瑟菌和淋病奈瑟菌。

1. 脑膜炎奈瑟菌　俗称脑膜炎球菌（meningococcus），是流行性脑脊膜炎（流脑）的病原菌。

（1）生物学性状

1）形态与染色：肾形或豆形，革兰阴性双球菌。在患者脑脊液中，多位于中性粒细胞内，形态典型。新分离菌株大多有荚膜和菌毛。

2）培养特性：营养要求较高，常用巧克力（色）培养基。

3）生化反应：大多数脑膜炎奈瑟菌分解葡萄糖和麦芽糖，产酸不产气。

4）抗原构造与分类：荚膜多糖抗原具有群特异性，据此将脑膜炎奈瑟菌分成 13 个血清群。我国主要流行的为 A 群，C 群致病力最强。

5）抵抗力：对理化因素的抵抗力很弱。对寒冷、干燥、热、消毒剂等均敏感。在室温中 3 h 即死亡。

（2）致病性

1）致病物质：有荚膜、菌毛和内毒素。

2）所致疾病：病菌主要通过飞沫经空气传播。带菌者和患者均可作为传染源，引起流行性脑脊膜炎（流脑）。根据临床症状可分为普通型、暴发型和慢性败血症型。潜伏期多为 2～3 d。

（3）免疫性：以体液免疫为主。群特异多糖抗体和型特异外膜蛋白抗体具有保护作用。

（4）微生物学检查

1）标本：采取患者的脑脊液、血液或刺破出血瘀斑取其渗出物。

2）直接涂片镜检：如在中性粒细胞内、外有革兰阴性双球菌，可作出初步诊断。

3）分离培养与鉴定：脑膜炎奈瑟菌对低温和干燥极敏感，标本应注意保暖、保湿并立即送检。

4）快速诊断法：可以特异群抗体用对流免疫电泳、SPA 协同凝集试验和 ELISA 等方法快速检测脑脊液或血液中的可溶性抗原。

（5）防治原则：注意隔离治疗流脑患者，控制传染源。对儿童注射流脑荚膜多糖疫苗进行特异性预防。流行期间儿童可口服磺胺等预防药物。治疗药物首选青霉素 G。

2. 淋病奈瑟菌　淋病奈瑟菌俗称淋球菌（gonococcus），是人类淋病的病原菌，主要引起泌尿生殖系统黏膜的化脓性炎症。淋病是我国目前发病率最高的性病。

（1）生物学性状

1）形态与染色：与脑膜炎奈瑟菌相似。脓汁标本中，大多位于中性粒细胞内。但慢性淋病患

笔记栏

者的淋病奈瑟菌多分布在细胞外。

2) 培养特性:亦与脑膜炎奈瑟菌相似。孵育 48 h 后,形成凸起、圆形、灰白色、直径 0.5～1.0 mm 的光滑型菌落。

3) 生化反应:只分解葡萄糖,产酸不产气,不分解其他糖类。氧化酶试验阳性。

4) 抗原构造与分类:淋病奈瑟菌的表层抗原至少可以分为三类。分别为菌毛蛋白抗原、脂多糖抗原和外膜蛋白抗原。

5) 抵抗力:对热、冷、干燥和消毒剂极度敏感。

(2) 致病性

1) 致病物质:主要有菌毛、外膜蛋白、内毒素和 IgA 蛋白酶。

2) 所致疾病:人类淋病主要通过性接触,淋病奈瑟菌侵入尿道和生殖道而感染。母体患有淋菌性阴道炎或子宫颈炎时,可引起新生儿淋菌性结膜炎。

(3) 免疫性:感染后可出现特异性 IgM、IgG 和分泌型 IgA 抗体,但免疫不持久,再感染和慢性患者较普遍存在。

(4) 微生物学检查

1) 标本:取泌尿生殖道脓性分泌物或子宫颈分泌物。

2) 直接涂片镜检:将脓性分泌物涂片,革兰染色后镜检。如在中性粒细胞内发现有革兰阴性双球菌时,结合临床表现可作初步诊断。

3) 分离培养与鉴定:淋病奈瑟菌抵抗力弱,标本采集后应注意保暖保湿,立即送检接种。

此外,亦可采用 PCR 技术检测。

(5) 防治原则:淋病是一种性传播疾病,开展防治性病的知识教育,以及防止不正当的两性关系为非常重要的预防环节。治疗可选用抗生素。近年来耐药菌株不断增加,为此,应根据药物敏感试验结果选择药物。

第二节　肠道杆菌

肠道杆菌具有一定的共同特性:中等大小的革兰阴性杆菌;营养要求不高;生化反应活泼,乳糖发酵试验在初步鉴别肠杆菌科中致病菌和非致病菌上有重要价值;抗原构造复杂[菌体(O)抗原、鞭毛(H)抗原和荚膜(K)或包膜抗原];抵抗力不强;易发生耐药性变异;经消化道传播。

一、埃希菌属

大肠埃希菌是肠道中重要的正常菌群。当宿主免疫力下降或侵入肠外组织器官,可引起肠外感染。有些血清型大肠埃希菌能导致腹泻。

大肠埃希菌在环境卫生和食品卫生学中常用作被粪便污染的检测指标。

1. 生物学性状

(1) 形态与染色:中等大小革兰阴性杆菌。多数菌株有周身鞭毛,有菌毛。

(2) 培养特性与生化反应:兼性厌氧。营养要求不高。能发酵葡萄糖等多种糖类,产酸并产气。发酵乳糖,在 SS 肠道选择鉴别培养基上,呈红色菌落。IMViC 试验结果为"＋＋－－"。

(3) 抗原构造:大肠埃希菌抗原主要有 O、H 和 K 三种,是血清学分型的基础。表示大肠埃希菌血清型的方式是按 O∶K∶H 排列。

2. 致病性

(1) 致病物质

1) 黏附素:是一种特殊的菌毛,能使大肠埃希菌黏附于宿主黏膜上皮细胞。

2)外毒素：包括耐热肠毒素、不耐热肠毒素和志贺样毒素等。

a.不耐热肠毒素(LT)：对热不稳定,65℃30 min 可被破坏。LT 由 1 个 A 亚单位和 5 个 B 亚单位组成。A 亚单位是毒素的活性部位。B 亚单位与肠黏膜上皮细胞表面的 GM1 神经节苷脂结合后,使 A 亚单位穿越细胞膜与腺苷环化酶作用,令胞内 ATP 转化为 cAMP。胞质内 cAMP 水平增加后,导致肠黏膜细胞内水、钠、氯、碳酸氢钾等过度分泌至肠腔,导致腹泻。

b.耐热肠毒素(ST)：对热稳定,100℃加热 20 min 仍不失活性。ST 的作用机制与 LT 的不同,其引起腹泻是通过激活肠黏膜细胞上的鸟苷环化酶,使胞内 cGMP 量增多而导致。

此外还有内毒素等。

(2)所致疾病

1)肠外感染：以泌尿系统感染为主,如尿道炎、膀胱炎、肾盂肾炎。

2)胃肠炎：某些血清型可引起人类腹泻。根据其致病机制不同,主要有五种类型。

a.肠产毒素性大肠埃希菌(ETEC)：是婴幼儿和旅游者腹泻的重要病原菌。临床症状可从轻度腹泻至严重的霍乱样腹泻。致病物质主要是肠毒素和定植因子。

b.肠侵袭性大肠埃希菌(EIEC)：主要侵犯较大儿童和成人。能侵袭结肠黏膜上皮细胞并在其中生长繁殖,释放内毒素,破坏细胞形成炎症和溃疡,导致腹泻。所致疾病很像菌痢,腹泻呈脓血便,有里急后重,故曾称志贺样大肠埃希菌。

c.肠致病性大肠埃希菌(EPEC)：是婴幼儿腹泻的主要病原菌,严重者可致死。

d.肠出血性大肠埃希菌(EHEC)：是出血性结肠炎和溶血性尿毒症综合征的病原体。5 岁以下儿童易感染,感染菌量可低于 100 个。症状轻重不一,可为轻度水泻至伴剧烈腹痛的血便。约 10% 10 岁以下患儿可并发有急性肾衰竭、血小板减少、溶血性贫血的溶血性尿毒症综合征(hemolytic uremic syndrome,HUS),死亡率达 5% 左右。EHEC 的致病因子主要有菌毛和志贺样毒素。该毒素能使 Vero 细胞产生病变,故称 Vero 毒素。

e.肠集聚性大肠埃希菌(EAEC)：引起婴儿和旅行者持续性水样腹泻,伴脱水,偶有血便。不侵袭细胞。细菌能在细胞表面自动聚集,形成砖状排列。

3.微生物学检查

(1)标本：肠外感染采取中段尿、血液、脓液、脑脊液等;腹泻则取粪便。

(2)涂片染色检查：肠外感染时,除血液标本外,均需作涂片染色检查。

(3)分离培养与鉴定：血液接种肉汤增菌,再移种血琼脂平板。体液标本的离心沉淀物和其他标本直接划线接种于血琼脂平板。培养后观察菌落,涂片镜检,并进行系列生化反应鉴定。肠内感染时将粪便标本接种于鉴别培养基,挑选可疑菌落并鉴定为大肠埃希菌后,再分别检测不同类型致腹泻大肠埃希菌的肠毒素、毒力因子和血清型等特征。

(4)卫生细菌学检查：饮用水、食品等样品中检出大肠埃希菌越多,表示样品被粪便污染越严重,也间接表明可能有肠道致病菌污染。因此,我国卫生标准规定："大肠菌群数"在每 100 mL 饮用水中不得检出;每 100 mL 瓶装汽水、果汁中不得超过 3 个。

4.防治原则 防治大肠埃希菌的疫苗正在研制中。抗生素治疗感染,但耐药性非常普遍。

二、志贺菌属

志贺菌属(Shigella)是人类细菌性痢疾最为常见的病原菌,俗称痢疾杆菌。

1.生物学性状

(1)形态与染色：为革兰阴性的短小杆菌。无芽孢,无鞭毛,有菌毛。

(2)培养特性与生化反应：营养要求不高,在普通琼脂平板上生长形成中等大小、半透明的光滑型菌落。在 SS 等肠道选择鉴别培养基上,呈无色、半透明菌落、动力试验阴性。

(3)抗原构造和分型：志贺菌属细菌有 O 和 K 两种抗原。O 抗原是分类的依据,分群特异抗原和型特异抗原,借以将志贺菌属分为 4 种(群)。A 群：痢疾志贺菌;B 群：福氏志贺菌;C 群：鲍

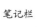
笔记栏

氏志贺菌;D：宋内志贺菌。我国由福氏、宋内志贺菌引起的感染较为多见。

2. 致病性和免疫性

(1)致病物质：主要是侵袭力和内毒素,有些菌株能产生外毒素。一般只限于肠道局部感染。

1)侵袭力：志贺菌的菌毛能黏附于回肠末端和结肠黏膜的上皮细胞。继而穿入上皮细胞内生长繁殖,引起炎症反应。细菌侵入血流罕见。

2)内毒素：作用于肠黏膜,使其通透性增高,进一步促进对内毒素的吸收,引起发热、神志障碍,甚至中毒性休克等一系列症状。内毒素破坏肠黏膜,可形成炎症、溃疡,呈现典型的脓血黏液便。内毒素尚能作用于肠壁自主神经系统,使肠功能发生紊乱,肠蠕动失调和痉挛,尤其是直肠括约肌痉挛最明显,因而出现腹痛、里急后重等症状。

3)外毒素：A群志贺菌Ⅰ型、Ⅱ型能产生志贺毒素。

(2)所致疾病：传染源是患者和带菌者。主要通过粪-口传播。引起细菌性痢疾。

(3)免疫性：病后免疫期短,也不稳固。志贺菌感染局限于肠黏膜层,一般不入血,故其抗感染免疫主要是消化道黏膜表面的分泌型IgA(SIgA)。

3. 微生物学检查

(1)标本：取粪便的脓血或黏液部分。因该菌对酸等敏感,标本应迅速检测。若不能及时送检,宜将标本保存于30%甘油缓冲盐水或专门运送培养基内。中毒性痢疾患者可取肛拭。

(2)分离培养与鉴定：标本接种于肠道鉴别或选择培养基上,培养后取可疑菌落,作生化反应和玻片凝集反应,以确定其菌群(种)和菌型。

(3)快速诊断法：可用免疫荧光、协同凝集、胶乳凝集、分子生物学方法快速诊断。

4. 防治原则 特异性预防,现正致力于活疫苗研究。例如,链霉素依赖株活疫苗。多种抗生素可用于治疗志贺菌感染,但该属细菌易出现多重耐药菌株,给防治工作带来很大困难。

三、沙门菌属

沙门菌属(Salmonella)细菌的血清型在2 000种以上,但对人致病的只是少数,如引起肠热症的伤寒沙门菌、副伤寒沙门菌。其他多数对动物致病,有些沙门菌可传染给人,引起食物中毒或败血症,如鼠伤寒沙门菌、肠炎沙门菌、鸭沙门菌、猪霍乱沙门菌等。

1. 生物学性状

(1)形态与染色：中等大小革兰阴性杆菌。大多数有周身鞭毛。一般无荚膜,无芽孢。

(2)培养特性与生化反应：营养要求不高,在普通琼脂平板上形成中等大小、无色半透明的S型菌落。不发酵乳糖。生化反应对沙门菌属的种和亚种鉴定有重要意义。

(3)抗原构造：沙门菌属的抗原主要有O和H两种抗原,少数菌种有表面抗原(Vi)。

2. 致病性与免疫性

(1)致病物质：沙门菌有较强的内毒素,并有一定的侵袭力。个别菌株能产生肠毒素。

1)侵袭力：由染色体上的侵袭素基因inv介导,沙门菌有毒株能黏附和穿入宿主细胞,侵袭小肠黏膜。

2)内毒素：沙门菌死亡后释放出内毒素,可引起宿主体温升高、白细胞数下降,刺激肠黏膜炎症反应,大剂量时导致中毒症状和休克。

3)肠毒素：个别沙门菌如鼠伤寒沙门菌可产生肠毒素,其性质类似ETEC产生的肠毒素。

(2)所致疾病：只对人类致病的仅有引起伤寒和副伤寒的沙门菌。多数沙门菌是人畜共患病的病原菌。动物宿主范围很广。家畜、家禽、鼠类及节肢动物等均可带菌。人类因食用患病或带菌动物的肉、乳、蛋或被含菌粪便污染的水源等而患病。人类沙门菌感染有3种类型：

1)肠热症：包括伤寒沙门菌引起的伤寒,以及甲型副伤寒沙门菌、肖氏沙门菌(原称乙型副伤寒沙门菌)、希氏沙门菌引起的副伤寒。

典型伤寒的病程3~4周。病愈后部分患者可自粪便或尿液继续排菌3周至3个月,称恢复期带菌者。1%～3%的伤寒患者成为慢性带菌者,成为人类伤寒和副伤寒病原菌的储存场所和重要传染源。

2)胃肠炎(食物中毒):是最常见的沙门菌感染,约占70%。由摄入大量鼠伤寒沙门菌、猪霍乱沙门菌、肠炎沙门菌等污染的食物引起。

3)败血症:多见于儿童和免疫力低下的成人。病菌以猪霍乱沙门菌、希氏沙门菌、鼠伤寒沙门菌、肠炎沙门菌等常见。

(3)免疫性:肠热症沙门菌主要在细胞内生长繁殖,故特异性细胞免疫是主要防御机制。特异性体液抗体也有辅助杀菌作用。胃肠炎的恢复与肠道局部生成 SIgA 有关。

3. 微生物学检查

(1)标本:肠热症因病程不同采取不同标本。第 1 周取外周血,第 1～3 周取骨髓液,第 2 周起取粪便和尿液。胃肠炎取粪便、呕吐物和可疑食物。败血症取血液。

(2)培养特性与鉴定:血液和骨髓液需要增菌,然后再接种于血琼脂平板;粪便和经离心的尿沉淀物等直接接种于肠道鉴别培养基或 SS(Salmonella-Shigella)选择培养基。经培养后,取可疑菌落进行革兰染色镜检,生化反应及玻片凝集试验予以确定。

(3)抗原检测:可采用 SPA 协同凝集试验、对流免疫电泳、胶乳凝集试验和 ELISA 法等快速检测粪便、血清或尿液中的沙门菌可溶性抗原。分子生物学技术也可用于沙门菌感染的检测。

(4)血清学诊断:肥达试验(Widal test)是临床较普及的辅助诊断肠热症的血清学试验。肥达试验是用已知伤寒沙门菌菌体(O)抗原和鞭毛(H)抗原,以及引起副伤寒的甲型副伤寒、肖氏沙门菌、希氏沙门菌 H 抗原的诊断菌液与受检血清作试管或微孔板凝集试验,测定受检血清中有无相应抗体及其效价的试验。

肥达试验结果的解释必须结合临床表现、病程、病史,以及地区流行病学情况。

4. 防治原则　　目前,有两种新疫苗因其具有可靠的安全性和效力,在全球得到广泛应用。一种是注射用 Vi 多糖疫苗,另一种是口服的 Ty21a 活疫苗。有效期至少 3 年。不过,这两种疫苗对于 2 岁以下儿童的效力尚未得到证实,因此均未被批准在这一人群中使用。

治疗有效的药物目前主要是环丙沙星。

第三节　弧菌属

一、霍乱弧菌

霍乱弧菌(*Vibrio cholerae*)是引起烈性肠道传染病霍乱的病原体。自 1817 年以来,已发生过 7 次世界性霍乱大流行,由霍乱弧菌 O1 群古典生物型和 O139 群霍乱弧菌引起。

1. 生物学性状

(1)形态与染色:革兰染色阴性。呈弧形或逗点状。特殊结构有菌毛,无芽孢,有些菌株(包括 O139)有荚膜,该菌一个重要的特点是在菌体一端有一根单鞭毛。若取患者米泔水样粪便或培养物作悬滴观察,细菌运动非常活泼,呈穿梭样或流星状。粪便直接涂片染色镜检,可见细菌排列成"鱼群"状。

(2)培养特性与生化反应:兼性厌氧,营养要求不高。耐碱不耐酸,在 pH8.8～9.0 的碱性蛋白胨水或碱性琼脂平板上生长良好,因其他细菌在此 pH 中不易生长,故初次分离霍乱弧菌常用碱性蛋白胨水作为选择性培养基。霍乱弧菌为过氧化氢酶阳性,氧化酶阳性。

(3)抗原构造与分型:根据 O 抗原不同,将霍乱弧菌分为 155 个血清群,其中 O1 群、O139 群引起霍乱,其余的血清群可引起人类胃肠炎等疾病。

O1 群霍乱弧菌包括 2 个生物型,即古典生物型(classical biotype)和 El Tor 生物型(El Tor biotype)因在埃及西奈半岛 El Tor 检疫站首次分离出而命名。古典生物型不溶解羊红细胞,不凝集鸡红细胞,对 50IU 的多黏菌素敏感,可被第Ⅳ群噬菌体裂解,而 El Tor 弧菌则完全相反。

(4) 抵抗力:对热和一般消毒剂敏感。以 1:4 比例加漂白粉处理患者排泄物或呕吐物,经 1 h 可达到消毒目的。本菌不耐酸,在正常胃酸中仅能存活 4 min。水中可存活 1~3 周,有时还可越冬。

2. 致病性与免疫性

(1) 致病物质:霍乱弧菌的致病物质主要是霍乱肠毒素,其次还包括鞭毛、菌毛。

1) 霍乱肠毒素:是目前已知的致泻毒素中最为强烈的毒素,是肠毒素的典型代表。

2) 鞭毛、菌毛:霍乱弧菌活泼的鞭毛运动有助于细菌穿过肠黏膜表面黏液层而接近肠壁上皮细胞。细菌的普通菌毛是细菌黏附于小肠所必需的因子。

O139 群除具有上述 O1 群的致病物质和相关基因外,还存在多糖荚膜和特殊 LPS 毒性决定簇,其功能是抵抗血清中杀菌物质和能黏附到小肠黏膜上。

(2) 所致疾病:引起烈性肠道传染病霍乱,为我国的甲类法定传染病。在自然情况下,人类是霍乱弧菌的唯一易感者。患者及带菌者是传染源。细菌通过污染的水及食物经口摄入。典型病例一般在吞食细菌后 2~3 d 突然出现剧烈腹泻和呕吐,排出如米泔水样腹泻物。由于大量水分和电解质丧失而导致失水,代谢性酸中毒,休克及心率不齐和肾衰竭,如未经治疗处理,患者死亡率可高达 60%,但若及时给患者补充液体及电解质,死亡率可小于 1%。

病愈后一些患者可短期带菌,一般不超过 2 周,个别 El Tor 型病例病后可带菌长达数月或数年之久。病菌主要存在于胆囊中。

(3) 免疫性:感染霍乱弧菌后,机体可获得牢固免疫力,再感染少见。体液免疫为主,主要是血液中和肠腔中的保护性抗肠毒素抗体及抗菌抗体。

3. 微生物学检查　　霍乱是烈性传染病,对首例患者的病原学诊断应快速、准确,以便及时作出疫情报告。

(1) 标本:患者粪便;流行病学调查还包括水样。霍乱弧菌不耐酸和干燥。标本若不能立即及时培养,应放入 Cary-Blair 保存液中运输。

(2) 直接涂片镜检:革兰染色阴性弧菌,悬滴法观察细菌呈穿梭样运动有助于诊断。

(3) 分离培养与鉴定:常将标本首先接种至碱性蛋白胨水增菌后直接镜检并做分离培养。目前常用的选择培养基为 TCBS,挑选可疑菌落进行生化反应及玻片凝集反应进行鉴定。

4. 防治原则　　改善社区环境,加强水源管理;培养良好个人卫生习惯,不生食贝壳类海产品等是预防霍乱弧菌感染和流行的重要措施。

可用霍乱弧菌死菌苗,B 亚单位-全菌灭活口服疫苗、基因工程减毒活菌苗正在试用。

及时补充液体和电解质,预防大量失水导致的低血容量性休克和酸中毒是治疗霍乱的关键;抗生素的使用可减少外毒素的产生,加速细菌的清除,但带有多重耐药质粒的菌株在增加,给治疗带来一定困难。

二、副溶血性弧菌

副溶血性弧菌(V. parahemolyticus)存在于近海的海水、海底沉积物和鱼类、贝壳等海产品中。主要引起食物中毒,尤以日本、东南亚、美国及我国台北地区多见,也是我国大陆沿海地区食物中毒中最常见的一种病原菌。

第四节　厌氧性细菌

厌氧性细菌(anaerobic bacteira)是一群必须在无氧环境下才能生长繁殖的细菌。根据能否形成芽孢,可将厌氧性细菌分为两大类:厌氧芽孢梭菌属和无芽孢厌氧菌。

一、厌氧芽孢梭菌属

1. 破伤风梭菌　　破伤风梭菌(*Clostridum tetani*)是破伤风的病原菌,菌体细长、杆状,芽孢比菌体粗,位于菌体顶端,使细菌呈鼓槌状,为本菌典型形态学特征。革兰染色阳性,有周身鞭毛、无荚膜。严格厌氧。破伤风梭菌由伤口侵入人体引起破伤风。但在一般表浅伤口,病菌不能生长。其感染的重要条件是伤口需形成厌氧微环境:伤口窄而深(如刺伤),有泥土或异物污染;大面积创伤、烧伤,坏死组织多,局部组织缺血;同时有需氧菌或兼性厌氧菌混合感染的伤口,均易造成厌氧微环境,有利于破伤风梭菌繁殖。

破伤风梭菌质粒编码的破伤风痉挛毒素,是引起破伤风的主要致病物质。

破伤风潜伏期可从几天至几周,潜伏期越短,病情越重。早期症状有发热、头痛、不适、肌肉酸痛等,随后出现典型的症状,包括咀嚼肌痉挛所造成的牙关紧闭,苦笑面容及持续性背部肌肉痉挛所导致的角弓反张。严重者可出现呼吸肌痉挛,引起窒息而死亡。

一般预防需正确处理创口及清创扩创,防止厌氧微环境的形成。特异性预防一般以注射类毒素主动免疫为主。对伤口污染严重而又未经过基础免疫者,可立即注射破伤风抗毒素(tetanus antitoxin,TAT)以获得被动免疫作紧急预防。同时,还可给予类毒素作主动免疫。

2. 产气荚膜梭菌　　产气荚膜梭菌(*C.perfringens*)广泛存在于土壤、人和动物肠道中,能引起人和动物多种疾病。其中 A 型是人类气性坏疽和食物中毒的主要病原菌。

(1) 生物学性状

1) 形态与染色:革兰阳性粗大杆菌。芽孢位于次极端,呈椭圆形,不大于菌体,但在组织和普通培养基上很少形成,无鞭毛,在机体内可形成明显的荚膜。

2) 培养特性:厌氧不十分严格。在血琼脂平板上,多数菌株有双层溶血环,内环为完全溶血,外环为不完全溶血。在蛋黄琼脂平板上,菌落周围出现乳白色浑浊圈,若在培养基中加入 α 毒素的抗血清,则不出现浑浊,此现象称 Nagler 反应,为本菌的特点。在庖肉培养基中可分解肉渣中糖类而产生大量气体。在牛奶培养基中能分解乳糖产酸,使其中酪蛋白凝固;同时产生大量气体(H_2和CO_2),可将凝固的酪蛋白冲成蜂窝状,将液面封固的石蜡层上推,甚至冲走试管口棉塞,气势凶猛,称"汹涌发酵"(stormy fermentation)现象。

(2) 致病性

1) 致病物质:产生 10 余种外毒素,有些外毒素即为胞外酶。α 毒素能分解细胞膜上磷脂和蛋白形成的复合物,造成红细胞、白细胞、血小板和内皮细胞溶解,引起血管通透性增加伴大量溶血、组织坏死、肝脏、心功能受损,在气性坏疽的形成中起主要作用。

此外,一些菌株还能产生肠毒素,为不耐热的蛋白质,100℃ 瞬时被破坏。

2) 所致疾病

a. 气性坏疽:该病多见于战伤,但也见于平时的工伤、车祸等。致病条件与破伤风梭菌相同。气性坏疽潜伏期短,一般仅为 8~48 h,病菌除产生多种毒素外,还有体内形成的荚膜和繁殖周期短等特点,使该病发展迅速,病情险恶,死亡率高。卵磷脂酶、胶原酶、透明质酸酶、DNA 酶等分解破坏作用,使病菌易穿过肌肉结缔组织间隙,侵入四周正常组织,发酵肌肉和组织中的糖类,产生大量气体,造成气肿;同时血管通透性增加,水分渗出,局部水肿,进而挤压软组织和血管,影响血液供应,造成组织坏死。严重病例表现为组织胀痛剧烈,水气夹杂,触摸有捻发感,最后产生大块组织坏死,并有恶臭。病菌产生的毒素和组织坏死的毒性产物被吸收入血,引起毒血症、休克。

b. 食物中毒:产气荚膜梭菌食物中毒是由食入被本菌大量污染的食物(主要为肉类食品)而引起。潜伏期约 10 h,临床表现为腹痛、腹胀、水样腹泻;无热、无恶心呕吐。1~2 d 后自愈。

(3) 微生物学检查:气性坏疽发展急剧,后果严重,应尽早作出细菌学报告,以避免患者截肢或死亡。

1) 直接涂片镜检：这是极有价值的快速诊断法。从深部创口取材涂片,革兰染色,镜检见有革兰阳性粗大杆菌,白细胞甚少且形态不典型(因毒素作用,白细胞无趋化反应),并伴有其他杂菌等三个特点即可报告初步结果。早期诊断能避免患者最终截肢或死亡。

2) 分离培养与动物试验：取坏死组织制成悬液,接种血平板或庖肉培养基,厌氧培养,观察生长情况,取培养物涂片镜检,并用生化反应鉴定。

（4）防治原则：对局部感染应尽早施行扩创手术,切除感染和坏死组织,破坏和消除厌氧微环境。大剂量使用青霉素等抗生素以杀灭病原菌和其他细菌。有条件的情况下,可使用 α 抗毒素和高压氧舱法治疗气性坏疽,后者可使血液和组织中的氧含量提高 15 倍,能部分抑制厌氧菌的生长。

3. 肉毒梭菌　　肉毒梭菌(*C.botulinum*)主要存在于土壤中,引起人和动物肉毒病,最常见的为肉毒中毒和婴儿肉毒病。

（1）生物学特性：革兰阳性粗短杆菌,芽孢呈椭圆形,粗于菌体,位于次极端,使细菌呈汤匙状或网球拍状。严格厌氧,可在普通琼脂平板上生长。肉毒毒素不耐热,煮沸 1 min 即可被破坏。芽孢耐热。

（2）致病性

1) 致病物质：肉毒毒素是已知最剧烈的神经外毒素,毒性比氰化钾强 1 万倍,对人的致死量约为 0.1 μg。肉毒毒素经胃肠道吸收入血后,作用于外周胆碱能神经,抑制神经肌肉接点处神经介质乙酰胆碱的释放,导致弛缓性麻痹。

2) 所致疾病

a. 食物中毒：食品在制作过程中被肉毒梭菌芽孢污染,制成后未彻底灭菌,芽孢在厌氧环境中发芽繁殖,产生毒素,食前又未经加热烹调,食入已产生的毒素,发生食物中毒。该病是单纯性毒素中毒。

b. 婴儿肉毒病：1 岁以下,特别是 6 个月以内的婴儿易发。

（3）微生物学检查法：食物中毒患者可取粪便、剩余食物分离病菌,同时检测粪便、食物和患者血清中毒素活性。

（4）防治原则：加强食品卫生管理和监督；包括低温保存食品,防止芽孢发芽；80℃ 加热食品 20 min 破坏毒素。对患者应尽早根据症状作出诊断,迅速注射 A、B、E 三型多价抗毒素,同时加强护理和对症治疗。

二、无芽孢厌氧菌

无芽孢厌氧菌是一大类寄生于人和动物体内的正常菌群。在人体正常菌群中厌氧菌占有绝对优势,是其他非厌氧性细菌(需氧菌和兼性厌氧菌)10～1 000 倍。在正常情况下,它们对人体无害；但在某些特定状态下,这些厌氧菌作为条件致病菌可导致内源性感染,甚至会危及生命。

1. 主要种类　　无芽孢厌氧菌共有 23 个属,其中与人类疾病相关的主要有 10 个属。临床最常见的病原菌为脆弱类杆菌、黑色素类杆菌、消化链球菌、丙酸杆菌、真杆菌、韦荣菌。

2. 致病性

（1）致病条件：包括寄居部位改变,宿主免疫力下降、菌群失调,局部还应易于形成厌氧微环境。

（2）感染特征

1) 内源性感染,感染部位可遍及全身,多呈慢性过程。

2) 无特定病型,大多为化脓性感染,形成局部脓肿或组织坏死,也可侵入血流形成败血症。

3) 分泌物或脓液黏稠,乳白色、粉红色、血色或棕黑色,有恶臭,有时有气体。

4) 使用氨基糖苷类抗生素(链霉素、卡那霉素、庆大霉素)长期无效。

5) 分泌物直接涂片可见细菌,但普通培养法无细菌生长。

（3）所致疾病：败血症、中枢神经系统感染、口腔与牙齿感染、呼吸道感染、腹部和会阴部感染、女性生殖道和盆腔感染。

笔记栏

3. 微生物学检查

(1) 标本：无芽孢厌氧菌大多是人体正常菌群，标本应从感染中心处采取并注意避免正常菌群的污染。最可靠的标本是切取或活检得到的组织标本，从感染深部吸取的渗出物或脓汁亦可。

(2) 直接涂片镜检：脓汁标本可直接涂片染色后观察细菌的形态特征、染色性及菌量多少，以供培养、判断结果时参考。

(3) 分离培养与鉴定：这是证实无芽孢厌氧菌感染的关键步骤。标本接种后置于 37℃ 厌氧培养 2~3 d，如无菌生长，继续培养至 1 周。挑取生长菌落接种两只血平板，分别置于有氧和无氧环境中培养，在两种环境中都能生长的是兼性厌氧菌，只能在厌氧环境中生长的才是专性厌氧菌。获得纯培养后，再经生化反应进行鉴定。

此外，利用气液相色谱检测细菌代谢终末产物能迅速做出鉴定。核酸杂交、PCR 等分子生物学方法可对一些重要的无芽孢厌氧菌做出迅速和特异性诊断。

4. 防治原则   主要是避免正常菌群侵入其不应存在的部位及防止局部出现厌氧微环境。对外科患者特别要注意清洗伤口，去除坏死组织和异物，引流，维持和重建局部良好的血液循环等。95% 以上临床厌氧菌包括脆弱类杆菌对亚胺硫霉素、氨苄青霉素、氧哌嗪青霉素、克林霉素、甲硝唑等敏感。万古霉素适用于所有革兰阳性厌氧菌感染。但越来越多抗性菌株的产生增加了治疗的难度，因此，对一些重要感染，如脑脓肿、骨髓炎、心内膜炎等，对分离株进行抗生素敏感性测定很有必要。

第五节　分枝杆菌属

一、结核分枝杆菌

结核分枝杆菌(*Mycobacterium tuberculosis*)，俗称结核杆菌，是引起结核病的病原菌。可侵犯全身各器官，但以肺结核为最多见。结核病至今仍为重要的传染病，据估计，世界人口中有 1/3 感染结核分枝杆菌。据 WHO 报道，每年约有 900 万新病例发生，至少有 300 万人死于该病。中国是世界上结核疫情非常严重的国家之一，发病率排名世界第二，占全球所有结核病例的 15% 左右。

1. 生物学性状

(1) 形态与染色：结核分枝杆菌为细长略带弯曲的杆菌，呈单个或分枝状排列。在药物等作用下，细菌形态及抗酸性可不典型。分枝杆菌一般用齐-尼抗酸染色法染色，染色后分枝杆菌呈红色，而其他细菌和背景中的细胞等物质为蓝色。

(2) 培养特性：专性需氧。生长缓慢。在一般培养基中每分裂 1 代需 18~24 h。营养要求高，常用的有罗氏固体培养基，一般 2~4 周可见菌落生长。菌落呈颗粒、结节或花菜状，乳白色或米黄色，不透明。在液体培养基中呈菌膜生长。

(3) 抵抗力：结核分枝杆菌的脂类含量高，对某些理化因素的抵抗力较强。细菌对干燥的抵抗力特别强。黏附在尘埃上保持传染性 8~10 d，在干燥痰内可存活 6~8 个月。对酸(3% HCl 或 6% H_2SO_4) 或碱(4% NaOH) 有抵抗力，能耐受 30 min。在分离培养时用于杀死有杂菌污染标本中的细菌和消化标本中的黏稠物质。结核分枝杆菌对链霉素、异烟肼、利福平、对氨基水杨酸等药物敏感，但容易出现耐药性。

结核分枝杆菌对乙醇敏感，在 70% 乙醇中 2 min 死亡。此外，对湿热敏感，在液体中加热 62~63℃ 15 min 或煮沸即被杀死。可用巴氏消毒法杀死牛奶中的牛分枝杆菌。结核分枝杆菌还对紫外线敏感，直接日光照射数小时可被杀死，可用于结核患者衣服、书籍等的消毒。

(4) 变异性：结核分枝杆菌可发生形态、菌落、毒力、免疫原性和耐药性等变异。

1) 毒力变异:卡介苗(BCG)就是 Calmette 和 Guerin(1908 年)将有毒的牛结核分枝杆菌在含甘油、胆汁、马铃薯的培养基中经 13 年 230 次传代,使其毒力发生变异,成为减毒活疫苗,现广泛用于结核病的预防接种。

2) 耐药性变异:结核分枝杆菌对异烟肼、利福平、链霉素等抗结核药物易发生耐药性。

2. 致病性　　结核分枝杆菌不产生内、外毒素。其致病性可能与细菌在组织细胞内大量繁殖引起的炎症,菌体成分和代谢物质的毒性,以及机体对菌体成分产生的免疫损伤有关。

(1) 致病物质:主要是脂质。

1) 脂质:结核分枝杆菌的脂质占菌体干重的20%~40%,占胞壁干重的60%。实验研究表明,细菌毒力与其所含复杂的脂质成分有关。① 磷脂,能促使单核细胞增生,并使炎症病灶中的巨噬细胞转变为类上皮细胞,从而形成结核结节。② 索状因子(cord factor),是分枝菌酸和海藻糖结合的一种糖脂。能使细菌在液体培养基中呈索状排列。索状因子能破坏细胞线粒体膜,抑制白细胞游走和引起慢性肉芽肿。若将其从细菌中去除,则细菌丧失毒力。③ 硫酸脑苷脂(sulfatide),可抑制吞噬细胞中吞噬体与溶酶体的结合,使结核分枝杆菌能在吞噬细胞中长期存活。④ 蜡质 D,是一种肽糖脂和分枝菌酸的复合物,可激发机体产生迟发型超敏反应,具有佐剂作用。

2) 蛋白质:重要的是结核菌素。其和蜡质 D 结合后能使机体发生超敏反应,并在形成结核结节中发挥一定作用。

3) 多糖:细胞壁表面的多糖物质类似荚膜。有助于结核分枝杆菌在宿主细胞上的黏附与入侵,可抑制吞噬体与溶酶体的融合。

(2) 所致疾病:结核分枝杆菌可通过呼吸道、消化道或皮肤损伤侵入易感机体,引起多种组织器官的结核病,其中通过呼吸道感染引起的肺结核最为常见。

1) 肺部感染:肺结核可有以下两类表现。

a. 原发感染:初次感染,多发生于儿童。主要特点是因缺乏特异性免疫,症状多轻微和短暂,但极少数免疫力低下者,结核分枝杆菌可经淋巴、血流扩散至全身,导致全身粟粒性结核或结核性脑膜炎。初次感染结核分枝杆菌常经淋巴管到达肺门淋巴结,引起肺门淋巴结肿大,原发灶、淋巴管炎和肿大的肺门淋巴结称为原发综合征,X 线胸片显示哑铃状阴影。

b. 原发后感染:为再次感染,多发生于成人。病菌可以是外来的(外源性感染)或原来潜伏在病灶内(内源性感染)的。由于机体已有特异性细胞免疫,故对结核分枝杆菌的扩散有较强的限制能力。原发后感染的特点是病灶多局限,一般不累及邻近的淋巴结,被纤维素包围的干酪样坏死灶可钙化而痊愈。若干酪样结节破溃,排入邻近支气管,则可形成空洞并释放大量结核分枝杆菌至痰中,为开放性肺结核,传染性强。临床可表现为,低热、乏力、盗汗、食欲减退、体重减轻并伴有咳嗽、咯血、胸痛等。

2) 肺外感染:部分患者结核分枝杆菌可进入血液循环引起肺内、外播散,如脑、肾结核,痰菌被咽入消化道也可引起肠结核,也可见结核性腹膜炎、胸膜炎、骨结核、关节结核、皮肤淋巴结核等。

3. 免疫性

(1) 免疫特点:以细胞免疫为主;属有菌免疫(感染免疫);感染、免疫与超敏反应同时存在。

(2) 结核菌素试验:结核菌素试验是应用结核菌素进行皮肤试验来测定机体对结核分枝杆菌是否能引起超敏反应的一种试验。原理属Ⅳ型超敏反应。

1) 试剂:目前用纯蛋白衍化物(purified protein derivative,PPD)。PPD 有两种:人结核分枝杆菌制成的 PPD-C 和卡介苗制成的 BCG-PPD。每0.1 mL 含 5 单位。

2) 方法与结果分析:常规试验方法是分别取 2 种 PPD 5 个单位注射两前臂皮内,48~72 h 后红肿硬结小于 5 mm 者为阴性,超过 5 mm 者为阳性,≥15 mm 为强阳性。若 PPD-C 侧红肿大于 BCG-PPD 侧为感染。反之可能系卡介苗接种所致。

阴性反应表明未感染过结核分枝杆菌,对结核菌无免疫力。但应考虑以下情况:① 感染初期;② 老年人;③ 严重结核患者或正患有其他传染病,如麻疹导致的细胞免疫低下;④ 获得性细胞免疫低下,如艾滋病或肿瘤等用过免疫抑制剂者。阳性反应表明机体已感染过结核杆菌或卡介苗接种成功,对结核分枝杆菌已产生免疫力,但不一定正在患病。强阳性反应表明可能有活动性结核,应进一步做其他检查确诊。

3)应用:结核菌素试验主要用于:① 辅助诊断婴幼儿结核病。② 选择卡介苗接种对象及免疫效果的测定。③ 在未接种卡介苗的人群中,作结核分枝杆菌的流行病学调查。④ 测定肿瘤等患者的细胞免疫功能。

4. 微生物学检查   结核病的诊断虽可借助X线检查等方法,但确诊仍有赖于细菌学检查。

(1)标本:根据感染部位,可取痰、尿、粪、脑脊液或胸腔积液、腹水等。

(2)直接涂片镜检:痰标本(最好取清晨深咳第一口痰)可直接涂片,用抗酸染色。若找到抗酸阳性菌,结合临床即可初步诊断。

(3)分离培养:将经中和的集菌材料接种于培养基,注意培养条件,时间(3~4周)等特点。

(4)动物试验:将集菌后的材料注射于豚鼠腹股沟皮下。

(5)快速诊断:由于直接涂片镜检阳性率较低,培养需时较长,可用聚合酶链式反应(PCR)扩增技术检测结核分枝杆菌DNA,目前也有用胶体金标记技术检测患者血清中特异性抗体,用于辅助诊断结核感染。

5. 防治原则

(1)预防:近20年国际组织提出控制结核病的主要方法有:① 发现和治疗痰菌阳性者;② 新生儿接种卡介苗,约80%获得保护力。卡介苗是我国预防结核病的疫苗,目前仍在广泛使用。

(2)治疗:五项原则:早期、联合、规律、适量、全程。利福平、异烟肼、乙胺丁醇、链霉素为抗结核的一线药物。

二、麻风分枝杆菌

麻风分枝杆菌(*M.laprae*),俗称麻风杆菌,是引起麻风的病原体。该病是一种毁容残肢的慢性传染病。

1. 生物学特性   麻风分枝杆菌的形态、染色与结核分枝杆菌相似。细长、略带弯曲,常呈束状排列。抗酸染色为阳性。患者破溃皮肤渗出物标本涂片中可见大量麻风分枝杆菌存在于细胞内。这种细胞的胞质呈泡沫状,称泡沫细胞或麻风细胞。

麻风分枝杆菌在体外人工培养至今仍未获得公认的成功。

2. 致病性   麻风分枝杆菌主要通过呼吸道、破损的皮肤黏膜和密切接触等方式进入人体。以家庭内传播多见。根据机体的免疫状态、病理变化和临床表现可将大多数患者分为瘤型和结核型两型。

3. 微生物学检查法   主要是标本涂片抗酸染色镜检。

另外,组织病理学检查对麻风的诊断、分型和疗效判定都有重要意义。

麻风菌素试验:该试验对诊断没有重要意义,但对麻风病的分型、判断预后或机体抵抗力具有实际应用的价值。瘤型麻风患者因有免疫抑制而呈阴性反应。

4. 防治原则   麻风病目前尚无特异性预防疫苗。早发现、早隔离、早治疗。治疗药物主要有氨苯砜、氯苯吩嗪、利福平。

第六节   动物源性细菌

动物源性细菌是人兽共患病的病原菌,即以动物作为传染源,可引起动物和人类的人兽共患病的病原菌。由人类直接接触病畜或其污染物及媒介动物叮咬等途径感染而致病,这些病主要发生在畜牧区或自然疫源地。动物源性细菌主要有布氏菌、鼠疫耶氏菌和炭疽芽孢杆菌。

一、布鲁菌属

布鲁菌属(Brucella)细菌在我国主要引起羊布鲁菌病,其次为牛布鲁菌病。

1. 生物学性状　　动物源性细菌为革兰阴性小球杆菌或短杆菌,为需氧菌。营养要求较高,常用肝浸液培养基。

抵抗力较强,在土壤、毛皮、病畜的脏器和分泌物、肉和乳制品中可生存数周至数月。但在湿热60℃、日光直接照射下 20 min 可死亡;对常用的广谱抗生素较敏感。

2. 致病性与免疫性　　布氏菌的主要致病物质是内毒素、荚膜与侵袭酶等。细菌能通过完整皮肤、黏膜进入宿主体内,并在机体脏器内大量繁殖和快速扩散入血流。

牛、羊、猪等家畜是人类感染布鲁菌病的主要传染源。人类主要通过接触病畜及其分泌物或接触被污染的畜产品,经皮肤、黏膜、消化道、呼吸道等不同途径感染,引起波浪热。

3. 微生物学检查

(1) 标本:血液是最常用的标本,急性期血培养阳性率高达 70%。在急性期、亚急性期患者均可在骨髓中分离阳性。病畜的子宫分泌物、羊水、流产动物的肝、脾、骨髓等也可作为分离培养的标本。

(2) 分离培养与鉴定:将标本接种于双相肝浸液培养基(液相为肝浸液的琼脂斜面)置 37℃、5%～10%CO_2 孵箱中培养。若有菌生长,可根据涂片染色镜检、CO_2 的要求、H_2S 产生、染料抑菌试验、玻片血清凝集等确定型别。

(3) 血清学试验

1) 凝集试验:可用已知细菌进行玻片凝集试验、试管凝集试验及胶乳凝集试验,方法简易可靠。

2) 皮肤试验:取布氏菌素或布氏菌蛋白提取物 0.1 mL 作皮内注射,24～48 h 后观察结果。皮试阳性可诊断慢性或曾患过布氏菌病。

4. 防治原则　　控制和消灭家畜布氏菌病,切断传播途径和免疫接种是三项主要的预防措施。免疫接种以畜群为主,疫区人群也应接种减毒活疫苗,有效期约一年。急性患者用抗生素治疗,慢性者除继续用抗生素治疗外,应采用综合疗法以增强机体免疫力。

二、炭疽芽孢杆菌

炭疽芽孢杆菌(Bacillus anthracis)俗称炭疽杆菌,是动物和人类炭疽病的病原菌。牛与羊等食草动物的发病率高,人可通过摄食或接触患炭疽病的动物及畜产品而感染,传播方式多样,多见皮肤炭疽,也有肠炭疽、肺炭疽等。

1. 生物学性状　　革兰阳性粗大杆菌,两端截平,呈竹节样排列。芽孢在有氧条件下形成,呈椭圆形,位于菌体中央。有毒菌株在人和动物体内或含血清的培养基中可形成荚膜。

在普通琼脂培养基上,形成灰白色粗糙型菌落,边缘不整齐,在低倍镜下观察边缘呈卷发状。在明胶培养基中经 37℃培养 24 h 可使表面液化呈漏斗状,由于细菌沿穿刺线向四周扩散成倒松树状。

本菌能产生芽孢,故抵抗力很强,细菌芽孢在干燥土壤或皮毛中能存活数年至 20 余年,牧场一旦被污染,传染性可持续数十年。本菌对青霉素、红霉素、氯霉素等均敏感。

2. 致病性与免疫性　　主要致病物质是荚膜和炭疽毒素。炭疽毒素是造成感染者致病和死亡的主要原因,毒性作用直接损伤微血管内皮细胞,增加血管通透性而形成水肿。由于有效循环血量不足,微循环障碍致感染性休克和 DIC,甚至致死。

炭疽芽孢杆菌主要为食草动物(牛、羊、马等)炭疽病的病原菌,人可通过接触、呼吸道、消化道等多种途径感染而患疾病。

(1) 皮肤炭疽:最多见。人因接触患病动物或受染毛皮而引起皮肤炭疽,局部出现小疖,之后周围形成水疱、脓疱、最后出现坏死和黑色焦痂,故称炭疽。

(2) 肺炭疽:吸入含有大量病菌芽孢的尘埃可发生肺炭疽。病死率高。有恐怖分子将炭疽芽孢杆菌作为生物武器使用。

笔记栏

（3）肠炭疽：食入未煮熟的病畜肉类、奶或被污染食物引起肠炭疽，出现连续性呕吐、血便及肠麻痹，以全身中毒为主。

上述三型均可并发败血症，偶见引起炭疽性脑膜炎，病死率极高。

感染炭疽后可获得持久性免疫力。一般认为免疫与机体针对保护性抗原产生的保护性抗体及增强吞噬细胞的吞噬功能有关。

3. 微生物学检查

（1）直接涂片镜检：取标本涂片进行革兰染色，发现有荚膜呈竹节状排列的革兰阳性杆菌，或用特异性荧光抗体染色镜检，结合临床症状可作出初步诊断。

（2）分离培养与鉴定：检材接种于血琼脂平板和碳酸氢钠琼脂平板，孵育后观察菌落，用噬菌体裂解试验、青霉素串珠试验等进行鉴定。此外，也可用 ELISA 方法检查保护性抗体。必要时进行动物试验。

4. 防治原则　　预防重点是家畜感染的防治和防止牧场的污染。病畜应严格隔离或处死深埋，杜绝在无防护条件下现场剖检取材，死畜严禁剥皮或煮食，必经焚毁或深埋 2 m 以下。对易感染家畜应进行预防接种。

特异性预防用炭疽减毒活疫苗，皮上划痕接种，免疫力可持续 1 年。接种对象是疫区牧民、皮革、毛纺工人、兽医、屠宰牲畜人员等。治疗以青霉素首选，也可选用强力霉素等抗生素。

三、鼠疫耶氏菌

鼠疫耶氏菌（*Yersinia pestis*）俗称鼠疫杆菌，是鼠疫的病原菌。鼠疫是一种自然疫源性的烈性传染病，在我国属甲类传染病。

1. 生物学性状　　鼠疫耶氏菌为革兰染色阴性，两端钝圆，两极浓染的卵圆形短杆菌。

营养要求不高，在普通培养基上能生长，但生长缓慢。在含血液或组织液的培养基上可形成细小、黏稠的粗糙型菌落。在肉汤培养基中可形成菌膜，稍加摇动菌膜呈“钟乳石”状下沉，此特征有一定鉴别意义。

2. 致病性与免疫性　　鼠疫耶氏菌的毒力很强，少数几个细菌即可使人致病，其致病性主要与 F1 抗原、V-W 抗原、外膜抗原及鼠毒素等相关。

鼠疫是自然疫源性传染病，一般先在鼠类间发病和流行，通过鼠蚤的叮咬而传染人类，尤其当大批病鼠死亡后，失去宿主的鼠蚤转向人群或其他动物。人患鼠疫后，又可通过人蚤或呼吸道等途径在人群间流行。临床常见有腺型、肺型和败血症型鼠疫。

（1）腺鼠疫：以急性淋巴结炎为特点。侵犯的淋巴结多在腹股沟，一般为单侧，并引起肿胀、出血和坏死。

（2）肺鼠疫：吸入染菌的尘埃则引起原发性肺鼠疫，也可由腺型或败血症型鼠疫蔓延而致继发性肺鼠疫。患者高热寒战、咳嗽、胸痛、咯血、呼吸困难，患者多因呼吸困难或心力衰竭而死亡。患者死亡后皮肤常呈黑紫色，故有“黑死病”之称。

（3）败血症型鼠疫：重症腺型或肺型鼠疫患者的病原菌可侵入血流，导致败血症型鼠疫，全身中毒症状和中枢神经系统症状明显，病情迅速恶化而死亡。

鼠疫感染后能获得牢固免疫力，罕见再次感染。

3. 微生物学检查

（1）标本：按不同症状和体征，采取淋巴结穿刺液、痰、血液等。

（2）直接涂片镜检：检材直接涂片或印片，分别进行革兰染色和亚甲基蓝染色，镜检观察典型形态与染色性。免疫荧光试验用于快速诊断。

（3）分离培养与鉴定：将检材接种于血琼脂平板或亚硫酸钠琼脂平板等，当分离出可疑菌落时，可做涂片镜检、生化试验、血清凝集试验等进一步鉴定。

（4）血清学试验：可检测人或动物血清中的鼠疫抗体滴度，也可同时采用反向间接血凝试验、ELISA 等方法，检测标本中鼠疫耶氏菌抗原。

（5）检测核酸：在鼠疫流行病学调查和紧急情况下时，可用 PCR 方法检测鼠疫耶氏菌的核酸。

4. 防治原则 　灭鼠灭蚤是切断鼠疫传播环节、消灭鼠疫源的根本措施。对易感者接种疫苗。治疗采用抗生素治疗，注意早期足量用药。

第七节　其他病原菌

其他重要病原菌见表 6 - 3。

表 6 - 3　其他重要病原菌

菌　名	形态与染色	培养特性	致病性	特异性防治
空肠弯曲菌	革兰阴性，菌体呈弧形或 S形	微需氧	可产生不耐热肠毒素，引起急性胃肠炎	常用红霉素、四环素治疗
幽门螺杆菌	菌体呈 S 状及海鸥状，革兰阴性	微需氧。快速尿素酶试验阳性	可产生细胞毒素、尿素酶、蛋白酶等。与胃炎、胃及十二指肠溃疡、胃癌密切相关	敏感抗生素辅以铋剂治疗
白喉棒状杆菌	菌体细长微弯，一端或两端膨大呈棒状。排列呈字母状，革兰染色阳性。Albert 染色可见异染颗粒	常用吕氏血清培养基培养。在亚锑酸钾血平板上可形成黑色菌落	致病物质主要为白喉外毒素。影响细胞蛋白质的合成，可引起白喉	用白百破三联疫苗预防接种。白喉抗毒素用于特异性治疗
流感嗜血杆菌	革兰阴性小杆菌	常用巧克力血琼脂平板培养，与金黄色葡萄球菌共同培养时可呈现"卫星现象"	外源性感染引起化脓性炎症，内源性感染常继发于流感、麻疹和结核病等	预防用荚膜多糖疫苗接种
嗜肺军团菌	革兰阴性短小杆菌。多用镀银或吉姆萨染色	营养要求特殊	通过带菌飞沫或气溶胶感染引起军团病，有流感样型和肺炎型	治疗首选红霉素
百日咳鲍特菌	革兰阴性小杆菌	常用鲍-金培养基分离培养	引起百日咳，临床主要表现为痉挛性阵咳，病程长	用白百破三联疫苗预防接种
铜绿假单胞菌	革兰阴性小杆菌	可产生水溶性色素，主要是绿脓素和荧光素	常引起医院感染。致病特点是引起继发性感染，有皮肤、皮下组织感染和败血症	对多种抗生素有天然抵抗，治疗应根据药敏试验结果选择用药

知识拓展

幽门螺杆菌

1981 年，消化科临床医生 Marshall 与病理学医生 Warren 合作，他们发现在慢性胃炎患者、十二指肠溃疡患者和约一半胃癌患者的胃黏膜中存在着一种弯曲状细菌。1982 年 4 月成功培养和分离出了这种细菌。马歇尔与另一位研究者喝下试管内的细菌，结果得了胃炎。

2005 年 10 月 3 日，瑞典卡罗林斯卡研究院宣布，2005 年度诺贝尔生理学或医学奖授予这两位科学家，以表彰他们发现了幽门螺杆菌及这种细菌在胃炎和胃溃疡等疾病中的作用。

医学界对该菌与胃部疾病关系的认知较为缓慢，他们一直认为没有任何细菌能够长时间在胃部强酸的环境下生存。经过 Marshall 和 Warren 的研究，医学界才开始改变对胃病的看法。在正确认识该细菌以前，胃溃疡患者通常会以中和胃酸及减少分泌的药物来治疗，但经此方法治疗后大多会复发。1994 年，美国国立卫生研究院（NIH）提出，大多数常见的胃炎疾病均由幽门螺杆菌所造成，在治疗过程应加入抗生素。

长期的溃疡，会导致癌症，因此 WHO 宣布胃幽门螺杆菌为微生物型的致癌物质，也是第一个可致癌的原核生物。

笔记栏

第八节　放线菌属与诺卡菌属

放线菌是与细菌相似的原核细胞型微生物,大多数不致病。对人致病的主要为放线菌属和诺卡菌属的细菌。两属差别见表6－4。许多医学上重要的抗生素是由放线菌产生的,如氨基糖苷类、β－内酰胺类、大环内酯类等。

表6－4　放线菌属与诺卡菌属的区别

特　征	放　线　菌　属	诺　卡　菌　属
培养特性	厌氧或微需氧	专性需氧
抗酸性	非抗酸性丝状菌	弱抗酸性
分布	寄生人和动物口腔、上呼吸道、胃肠道、泌尿生殖道	存在环境中,如土壤,多为腐生菌
感染性	内源性感染,可形成硫黄样颗粒,常与龋齿、牙周炎有关	外源性感染
代表菌种	衣氏放线菌、牛型放线菌、龋齿放线菌	星型诺卡菌、巴西诺卡菌

第九节　支　原　体

一、生物学性状

支原体(mycoplasma)是一类没有细胞壁、能在无生命培养基上生长繁殖的最小原核细胞型微生物。由于它们能形成有分支的长丝,故称之为支原体。

1. 形态与染色　　支原体大小一般在 0.3～0.5 μm,可通过滤菌器,常给细胞培养工作带来污染。无细胞壁,呈多形性。革兰染色为阴性,但不易着色,故常用 Giemsa 染色法将其染成淡紫色。

2. 培养特性　　支原体的营养要求高于一般细菌。繁殖主要以二分裂繁殖为主,生长缓慢,在固体培养基上形成"荷包蛋样"菌落。支原体有许多特性与L型细菌相似,但L型细菌在遗传上与原菌相关,并可在抗生素等诱导物去除后易返祖为原菌,支原体在遗传上则与细菌无关,生长无返祖现象。

3. 生化反应与抗原构造　　可根据分解葡萄糖、精氨酸和尿素的能力鉴别支原体。支原体细胞膜上的抗原结构由蛋白质和糖脂组成。

4. 抵抗力　　支原体因无细胞壁,对理化因素的抵抗力比较弱。对影响细胞壁合成的抗生素如青霉素类不敏感,但对干扰蛋白质合成的抗生素如红霉素、氯霉素和林可霉素等敏感。

二、主要病原性支原体

1. 肺炎支原体

(1) 致病性:肺炎支原体主要侵犯呼吸道,一般通过飞沫传播,一年四季均可发病,但大多数发生于夏末秋初,以 5～15 岁的青少年发病率最高。

支原体肺炎的病理改变以间质性肺炎为主,有时并发支气管肺炎,称为原发性非典型性肺炎。

(2) 微生物学检查

1) 分离培养:取可疑患者的痰或咽拭子接种于含血清或酵母浸膏的琼脂培养基。37℃培养5～10 d后观察有无圆形房顶样菌落。多次传代后生长加快,可变为典型的"荷包蛋"样菌落。分离的支原体经形态、溶血性与生化反应做初步鉴定后需进一步用特异性抗血清做生长抑制试验和代谢抑制试验。

2) 血清学检查:可用间接免疫荧光试验、间接 ELISA 进行检测。

3）快速诊断：包括抗原和核酸的检测。

（3）防治原则：支原体灭活疫苗和减毒活疫苗仍在试验中。治疗可选用红霉素、阿奇霉素和克拉霉素等。

2. 解脲脲原体

（1）致病性：解脲脲原体主要通过性接触感染。亦可通过胎盘感染胎儿而导致早产、死胎，或在分娩时由母体产道感染新生儿，引起呼吸道感染。在非淋球菌尿道炎（nongonococcal urithritis，NGD）中，解脲脲原体被认为是仅次于衣原体（占 50%）的重要病原体，可引起男性不育和女性不孕，现已列为性传播性疾病的病原体。

（2）微生物学检查：正常人的泌尿生殖道可有支原体存在，因此解脲脲原体感染的血清学检查用处不大。最好的方法是分离培养与核酸检测。

（3）防治原则：加强宣传教育，注意性卫生。治疗可用红霉素、四环素、强力霉素等高度敏感的抗生素。

第十节　立克次体

一、生物学性状

立克次体（rickettsia）是一类严格细胞内寄生的原核细胞型微生物，在形态结构、化学组成及代谢方式等方面均与细菌类似，命名源于首先发现此病原体并在随后的研究中受感染而献身的美国医师 Ricketts。立克次体的共同特点为：① 有多种形态，大小介于细菌与病毒之间。② 含 DNA 和 RNA 两类核酸。③ 专性细胞内寄生，以二分裂方式繁殖。④ 大多是人畜共患病的病原体，以吸血节肢动物为宿主或传播媒介。⑥ 对多种抗生素敏感。

1. 形态与染色　　大小介于细菌与病毒之间，有多种形态，呈球杆状或杆状。专性细胞内寄生，在感染细胞内，立克次体常聚集成致密团块状，但也可成单或成双排列。革兰染色阴性，但一般着染不明显，常用 Gimenza 染色，呈鲜红色。

2. 培养特性　　专性细胞内寄生。以二分裂方式繁殖，生长缓慢，32～35℃孵育最为适宜。

3. 抗原构造　　立克次体有两种主要抗原，一种为群特异性抗原，与黏液层的脂多糖成分有关，是可溶性抗原，耐热；另一种为种特异性抗原，与外膜蛋白有关，不耐热。

部分立克次体的脂多糖与变形杆菌 OX_{19}、OX_2 等菌株的菌体有共同抗原。因此临床检验中常用这类变形杆菌抗原代替立克次体抗原进行非特异性凝集反应，称为外斐试验（Weil-Felix test），用于检测人或动物血清中有无相应抗体，可辅助诊断立克次体病。

4. 抵抗力　　大多数立克次体对理化因素的抵抗力较弱。但磺胺类药物不仅不能抑制反而促进立克次体的生长繁殖。

二、主要致病性立克次体

1. 普氏立克次体（*Rickettsia prowazekii*）　　是流行性斑疹伤寒（epidemic typhus），亦称虱传斑疹伤寒的病原体。

普氏立克次体的储存宿主是患者，患者是唯一传染源，人虱是主要传播媒介。所致疾病为流行性斑疹伤寒。人感染立克次体后，经两周左右的潜伏期后急性发病，主要表现为高热、剧烈头痛和周身疼痛，皮疹，伴有心血管系统、神经系统或其他实质脏器损害的症状。

预防措施主要是讲究个人卫生，消灭体虱。接种全细胞灭活苗进行特异性预防，免疫力可持续一年。治疗可用氯霉素、四环素。禁用磺胺类抑菌剂治疗。

笔记栏

2. 斑疹伤寒立克次体（*R.typhi*）　　或称莫氏立克次体（*R.moseri*），是地方性斑疹伤寒（endemic typhus），亦称鼠型斑疹伤寒的病原体。主要储存宿主是鼠，主要传播媒介是鼠蚤和鼠虱。所致疾病为地方性斑疹伤寒。临床特征同流行性斑疹伤寒相似，只是症状较轻，病程较短。斑疹伤寒立克次体的免疫与普氏立克次体相似，对普氏立克次体有交叉免疫力。

预防措施主要是讲究个人卫生，灭虱、灭蚤、灭鼠，接种疫苗。治疗原则同普氏立克次体。

3. 恙虫病东方体（*R.tsutsugamushi*）　　是恙虫病的病原体。该病主要流行于东南亚、西南太平洋岛屿和我国的东南和西南省区，但近年长江以北部分省区亦有流行。

第十一节　衣　原　体

一、生物学性状

衣原体（chlamydia）是一类严格真核细胞内寄生，有独特发育周期，能通过细菌滤器的原核细胞型微生物。衣原体的共同特点是：① 革兰阴性，有细胞壁，呈圆形或椭圆形；② 有独特发育周期，类似细菌的二分裂方式繁殖；③ 含 DNA 和 RNA 两类核酸；④ 有核糖体和独立的酶系统，但必须利用宿主细胞提供的能量进行代谢，因而表现严格的细胞内寄生；⑤ 对多种抗生素敏感。

1. 发育周期与形态染色　　衣原体在宿主细胞内生长繁殖，具有独特的发育周期，表现出两种不同的形态结构。原体（elementary body，EB）小而致密，呈球形或卵圆形，是衣原体有感染性的形态。始体（initial body）大而疏松，亦被称为网状体（reticulate body，RB），呈圆形或不规则形，是衣原体的无感染性的形态。

成熟的原体核质致密，Macchiavello 染色呈红色，Giemsa 染色呈紫色。始体核质分散，Macchiavello 染色呈蓝色，Giemsa 染色呈深蓝或暗紫色。

2. 培养特性　　衣原体为专性细胞内寄生，大多数衣原体能在 6～8 日龄鸡胚卵黄囊中繁殖，可在鸡胚卵黄囊膜中找到包涵体、原体和始体颗粒。衣原体可在某些原代或传代细胞株中生长，如 HeLa 细胞或 BHK - 21 细胞。但衣原体多缺乏主动穿入组织细胞能力，可通过离心沉淀或 X 线照射细胞，提高衣原体吸附细胞的能力，使它易穿入细胞进行繁殖。

3. 抗原构造

（1）属特异性抗原：所有衣原体都具有的共同抗原。类似革兰阴性菌的脂蛋白-脂多糖复合物，可用补体结合试验检测。

（2）种特异性抗原：衣原体的种特异性抗原。大多位于主要外膜蛋白（major outer membrane protein，MOMP）上，不耐热，可用补体结合试验和中和试验检测。

（3）型特异性抗原：位于主要外膜蛋白的氨基酸可变区中，常用单克隆抗体微量免疫荧光试验（MIF）检测。

4. 抵抗力　　衣原体对常用消毒剂敏感，75％乙醇 1 min 即可灭活。紫外线照射可迅速灭活。四环素、氯霉素和红霉素等抗生素有抑制衣原体繁殖作用。

二、主要致病性衣原体

1. 沙眼衣原体（*Chlamydia trachomatis*）　　分为 3 个生物型，即小鼠生物型（biovar mouse）、沙眼生物型（biovar trachoma）和性病淋巴肉芽肿生物型（biovar lymphogranulomavenereum，LGV）。后二者与人类疾病有关。衣原体主要通过接触传播，侵袭黏膜上皮，亦可通过血行扩散传播。引起的疾病包括：

（1）沙眼：1956 年我国学者汤飞凡等用鸡胚卵黄囊接种法，在世界上首次成功地分离出沙眼衣

笔记栏

原体。主要通过眼-眼或眼-手-眼的途径传播。

（2）包涵体结膜炎：成人主要经性接触、手-眼接触和间接接触如污染的游泳池水等。新生儿则由产道感染，引起急性化脓性结膜炎。

（3）泌尿生殖道感染：经性接触传播。男性多表现为尿道炎、附睾炎、前列腺炎，不经治疗可缓解，但多数转变成慢性，周期性加重。女性多表现为尿道炎、宫颈炎、输卵管炎等。

（4）性病淋巴肉芽肿：主要通过性接触传播。男性侵犯腹股沟淋巴结，引起化脓性淋巴结炎和慢性淋巴肉芽肿。女性可侵犯会阴、肛门、直肠，出现会阴-肛门-直肠组织狭窄。

多数衣原体引起的疾病以临床诊断为主。但对早期或经症患者，须行实验室检查来帮助诊断。可取标本进行染色镜检，观察有无衣原体或包涵体。分离培养衣原体可接种鸡胚卵黄囊或传代细胞，再用免疫荧光、ELISA 鉴定。亦可采用 PCR 技术检测衣原体核酸。

沙眼无特异的预防方法，疫苗 TB 在试用阶段，效果不肯定。预防沙眼应注意个人卫生，不使用公共毛巾和脸盆，避免直接或间接接触传染。积极治愈患者和带菌者。治疗一般用罗红霉素、阿奇霉素、多西环素等。

2. 肺炎衣原体（*C. pneumonia*） 该菌具有严格的细胞内寄生特点，不但常引进肺炎、支气管炎等急性呼吸道感染，而且和动脉硬化性心血管疾患的发病有关。

肺炎衣原体主要引起成人及青少年的非典型肺炎，亦可引起支气管炎、咽炎及扁桃体炎等。

机体感染肺炎衣原体后，诱导的免疫应答以细胞免疫为主，体液免疫为辅，但免疫力不持久，可重复感染。

肺炎衣原体肺部感染的临床症状及 X 线表现均无特异性，故确诊有赖于实验室检查。可取标本直接涂片，观察有无包涵体，再用免疫酶或免疫荧光技术检测标本中的抗原。分离培养肺炎衣原体可采用组织培养或动物接种。微量免疫荧光试验是目前检测肺炎衣原体感染最常用且较敏感的血清学方法，被称为"金标准"，可区别近期感染和既往感染，也有利于区别原发感染和继发感染。亦可采用 PCR 技术检测肺炎衣原体特异性核酸片段进行临床标本的快速诊断。

治疗一般用罗红霉素、阿奇霉素、多西环素等。

第十二节　螺　旋　体

螺旋体（spirochete）是一类介于细菌与原虫之间的，细长、柔软、弯曲呈螺旋状、运动活泼的原核细胞型微生物。具有细菌的基本结构，以二分裂方式繁殖，有原始核，对抗生素敏感。具有与原虫相似的柔软体态，但在分类学上由于更接近于细菌而归属于细菌的范畴。

螺旋体广泛分布在自然界和动物体内，种类很多。根据螺旋体的大小、螺旋数目、规则程度及螺旋间距等不同分为 3 个科 13 个属，其中对人和（或）动物致病的有钩端螺旋体、密螺旋体和疏螺旋体三个属（表 6-5）

表 6-5　对人致病的螺旋体及其所致疾病

属和代表种	储存宿主	引起疾病	传播方式或媒介
钩端螺旋体属			
问号钩端螺旋体	野生鼠类、家畜	钩端螺旋体病	接触疫水
密螺旋体属			
梅毒密螺旋体	人	梅毒	性传播
雅司螺旋体	人	雅司病	苍蝇
疏螺旋体属			
伯氏疏螺旋体	人	莱姆病	硬蜱
回归热螺旋体	人、动物	虱传回归热	虱

笔记栏

一、钩端螺旋体

钩端螺旋体(leptospira)简称钩体,种类很多,包括问号状钩端螺旋体和双曲钩端螺旋体。问号状钩端螺旋体能引起人及动物的钩端螺旋体病,简称钩体病,是在世界各地都广泛流行的一种人畜共患病。

1. 生物学性状

(1) 形态与染色:菌体纤细,大小为$(0.1\sim0.2)\mu m\times(6\sim20)\mu m$。螺旋细密而规则,菌体一端或两端弯曲呈钩状,常呈 C、S 或 8 字形。在暗视野显微镜下可见钩端螺旋体像一串发亮的微细珠粒,运动活泼,可作旋转、曲屈,前后移动或围绕长轴做快速旋转。钩体革兰染色为阴性,但不易着色,常用 Fontana 镀银染色法染成棕褐色。

(2) 培养特性:需氧或微需氧。营养要求复杂,常用含 10% 兔血清的 Korthof 培养基培养,血清能促进钩体生长,还能中和培养过程中产生的毒性物质。最适温度 $28\sim30℃$。最适 pH $7.2\sim7.6$。接种 $1\sim2$ 周后,在固体培养基上形成透明、不规则、扁平细小菌落;在液体培养基中呈半透明云雾状混浊生长。

(3) 抗原构造与分类

1) 属特异性抗原:为糖蛋白或脂蛋白,只存在于钩端螺旋体属中。用于钩端螺旋体病的血清学诊断,也可用于钩端螺旋体科的分类。

2) 群特异性抗原:为类脂多糖复合物,存在于螺旋体的内部,为钩体分群的依据。

3) 型特异性抗原:为蛋白质多糖的复合物,存在于螺旋体的表面,为钩体分型的依据。

(4) 抵抗力:对理化因素的抵抗力较其他致病螺旋体强。在水或湿土中可存活数周至数月,这对本菌的传播有重要意义。常用消毒剂如 0.5% 甲酚皂溶液、0.1% 苯酚、1% 漂白粉经 $10\sim30$ min 可将其杀死,对青霉素、金霉素、多西环素等抗生素敏感。

目前问号状钩端螺旋体至少可分为 25 个血清群、273 个血清型。我国至少发现了 19 个血清群,161 个血清型。

2. 致病性与免疫性

(1) 致病物质:钩端螺旋体具有类似细菌外毒素和内毒素的致病物质。

1) 内毒素样物质(endotoxin-like substance, ELS):为脂多糖类物质,也能使动物发热,引起炎症和组织坏死,但毒性较低。

2) 溶血毒素:能溶解细胞膜,当注入小羊体内时,可使小羊出现贫血、出血坏死、血尿、肝大与黄疸等。

3) 细胞毒性因子(cytotoxicity factor, CTF):在试管内对哺乳动物细胞有致细胞病变作用,小鼠脑内接种 $1\sim2$ h 后出现肌肉痉挛,呼吸困难,最后死亡。可在急性期全血或血浆中发现。

此外,钩体在宿主体内的代谢产物如有毒脂类及某些酶类(如脂酶、脱氢酶)等,可损害毛细血管壁,使其通透性升高,引起广泛出血,对肾也有损害,可致血尿、蛋白尿等。

(2) 所致疾病:钩体病为自然疫源性疾病,在野生动物和家畜中广泛流行。鼠和猪是钩体的重要储存宿主和传染源。动物感染钩端螺旋体后,大多呈隐性或慢性感染,但菌体可在其肾小管中长期生长、繁殖,并不断随尿排出体外,污染周围的水源与土壤。

人类通过接触被污染的水或土壤而受感染。进食被病鼠排泄物污染的食物或饮水时,钩体可经消化道黏膜进入人体,也可经胎盘感染胎儿引起流产。此外,钩体还可经吸血昆虫传播。

病后或隐性感染后可获得对同型钩端螺旋体的持久免疫力,以体液免疫为主。

3. 微生物学检查

(1) 病原学检测:一般是发病 1 周内取血液,2 周后取尿,有脑膜炎型症状者取脑脊液进行检查。

将标本差速离心后,取沉淀物做暗视野镜检或镀银染色后镜检。此外,亦可用 PCR、免疫荧光

笔记栏

法或免疫酶染色法检查。分离培养常用 Korthof 培养基。如有钩体生长,用诊断血清鉴定其血清群和血清型,阴性者至少培养 30～40 d,仍未查到才能报告。也可将标本接种于豚鼠腹腔进行分离。

(2)血清学检测:一般在病初及发病 2～3 周各采血一次,取双份血清进行显微镜凝集试验和间接凝集试验检测患者血清中的抗体及效价。

4.防治原则　钩端螺旋体病是一种人畜共患病。大力灭鼠,加强病畜管理。保护好水源,避免或减少与疫水接触。对易感人群进行多价钩体死疫苗的预防接种提高其免疫力。治疗首选青霉素,对青霉素过敏者可用庆大霉素或金霉素等。

二、梅毒螺旋体

梅毒螺旋体(*Treponema Pallidun*)是梅毒的病原体,人体是其唯一宿主。梅毒是一种广泛流行且危害严重的性病。

1.生物学特性

(1)形态与染色:梅毒螺旋体细长,(5～15)μm×(0.1～0.2)μm,有 8～14 个细密而规则的螺旋,两端尖直。革兰染色阴性,但一般不易着色。常用镀银染色,染色后菌体呈棕褐色。暗视野显微镜常用于观察新鲜标本中螺旋体的形态和运动。

(2)培养特性:培养较困难,在人工培养基上尚不能培养。

(3)抵抗力:极弱,对温度、干燥均特别敏感,离体干燥 1～2 h 死亡或 50℃ 5 min 即死亡。血液中的螺旋体在 4℃放置 3 d 即死亡。对各种化学消毒剂敏感,1%～2%苯酚中数分钟死亡,对青霉素、庆大霉素、四环素、砷剂等敏感。

2.致病性与免疫性　梅素螺旋体侵袭力强,目前尚未证实其具有内毒素和外毒素,致病性可能与荚膜样物质和黏多糖酶有关。在自然情况下,人是梅毒的唯一传染源,由于感染方式不同可分为先天性梅毒和后天性梅毒。

(1)先天性梅毒:又称胎传梅毒。梅素螺旋体经胎盘进入胎儿血循环,引起胎儿全身感染,导致流产、早产或死胎,或出生梅毒患儿。梅毒患儿会出现皮肤梅毒瘤、骨膜炎、锯齿形牙、角膜炎、先天性耳聋等症状。

(2)后天性梅毒:又称获得性梅毒,是出生后感染的,其中 95%是由性接触传播,少数通过输血等间接途径感染。获得性梅毒表现复杂,依其传染过程可分为Ⅰ、Ⅱ、Ⅲ期。

机体对梅毒的免疫以细胞免疫为主,属感染性免疫,即有感染时才有免疫力,一旦螺旋体被杀灭,其免疫力亦随之消失。体液免疫只有一定的辅助防御作用,意义不大。当螺旋体从体内清除后仍可再感染梅毒。

3.微生物学检查

(1)病原学检测:采取Ⅰ期及Ⅱ期梅毒硬下疳渗出液、梅毒疹渗出液等,在暗视野显微镜下检查或直接染色镜检。亦可做免疫荧光检查或 ELISA 检测特异性抗原,还可用 PCR 技术检测特异性的核酸。

(2)血清学检查

1)非螺旋体抗原试验:是用正常牛心肌的心脂质(cardiolipin)作为抗原,检测患者血清中的反应素。国内常用不加热血清反应素(unheated serum regain, USR)试验和 RPR(rapid plasma reagin)试验初筛。

2)螺旋体抗原试验:采用 Nichols 株梅毒螺旋体作为抗原,测定患者血清中的特异性抗体,该试验特异性高,可作为确定诊断。

4.防治原则　梅毒是一种性病,预防的主要措施是加强卫生宣传教育和严格社会管理,对患者应早期诊断并彻底治疗,目前尚无疫苗预防。治疗多采用青霉素,遵循剂量足、疗程够的原则,治疗 3 个月至 1 年后,以血清中抗体阴转为治愈指标。

笔记栏

小　结

1. 化脓性球菌
- 葡萄球菌：革兰阳性球菌，葡萄状排列；可引起化脓性感染及食物中毒等疾病；凝固酶是致病性菌株产生的酶
- 链球菌
  - 化脓性链球菌：引起化脓性炎症、猩红热及风湿热和肾小球肾炎
  - 草绿色链球菌：是亚急性细菌性心内膜炎的最常见致病菌
  - 肺炎链球菌：主要致病物质是荚膜，主要引起大叶性肺炎
- 脑膜炎奈瑟菌：革兰阴性双球菌；经呼吸道感染引起流行性脑脊髓膜炎；脑脊液涂片染色镜检有诊断价值
- 淋病奈瑟菌：革兰阴性双球菌；经性接触引起淋病；分泌物涂片染色镜检有诊断价值

2. 肠道杆菌
- 大肠埃希菌：是肠道中正常菌群，可引起肠道外感染，致病性大肠埃希菌可致肠炎；大肠菌群指数可作为饮用水及食品卫生细菌学检测指标之一
- 志贺菌：是引起细菌性痢疾的病原体；经消化道感染；黏液脓血便，里急后重是急性菌痢的典型症状；粪便细菌培养是诊断主要依据
- 沙门菌：经消化道感染引起肠热症（伤寒和副伤寒）、食物中毒、败血症；根据病程取标本进行细菌培养，肥达试验有辅助诊断肠热症价值

3. 弧菌属
- 霍乱弧菌：是消化道传播的甲类传染病霍乱的病原体；革兰阴性弧菌，单根鞭毛，运动活泼；肠毒素（属外毒素）是主要致病物质；霍乱的临床特点是严重腹泻和呕吐，腹泻物如米泔水样；粪便细菌分离培养有诊断价值
- 副溶血性弧菌：主要存在于海产品中，引起食物中毒

4. 厌氧芽孢梭菌
- 破伤风梭菌：革兰阳性杆菌，鼓槌状；经外伤感染，痉挛毒素是主要致病物质，导致破伤风；类毒素一般预防，抗毒素紧急预防与治疗
- 产气荚膜梭菌：革兰阳性杆菌，有荚膜；通过外伤引起气性坏疽；该菌可产生多种毒素及酶，全身中毒症状严重
- 肉毒梭菌：革兰阳性杆菌，肉毒毒素是主要致病物质，毒性强，主要引起食物中毒，以神经末梢麻痹为主要症状

5. 无芽孢厌氧菌：为人体正常菌群，在一定条件下可引起内源性感染；感染遍及临床各科；标本厌氧培养是证实无芽孢厌氧菌感染的关键步骤；治疗可选用甲硝唑等药物。

6. 结核分枝杆菌
- 生物学特性：细长微弯杆菌，抗酸染色阳性；营养要求高，生长缓慢；抗干燥、酸碱，易出现抗药性；对湿热、乙醇、紫外线敏感
- 致病性、免疫性：致病机制与菌体成分（脂质）有关；通过多种途径感染，侵犯多种组织器官，肺结核最多见；以细胞免疫为主；结核菌素试验可测定机体对该菌是否有免疫力，辅助诊断感染
- 微生物学检查及防治：标本抗酸染色有快速诊断价值；卡介苗是预防结核病的主要疫苗

7. 麻风分枝杆菌：形态染色与结核分枝杆菌相似；在患者渗出物标本涂片中可见大量麻风细胞；主要通过破损的皮肤黏膜进入人体，引起麻风病

8. 动物源性细菌
- 布鲁菌：革兰阴性小杆菌，通过接触患病羊、牛等家畜感染，引起波浪热
- 鼠疫耶氏菌：通过鼠蚤、人蚤叮咬，引起甲类传染病鼠疫；可表现为腺鼠疫、肺鼠疫、败血症型鼠疫，病死率高
- 炭疽芽孢杆菌：革兰阳性粗大杆菌；是动物和人类炭疽病的病原菌；牛与羊等食草动物的发病率高，人可通过摄食或接触患炭疽病的动物及畜产品而感染，传播方式多样，多见皮肤炭疽，也有肠炭疽、肺炭疽等

9. 放线菌属：非抗酸性丝状菌,属正常菌群,在一定条件下引起软组织化脓性炎症,可有瘘管形成;脓汁中可找到硫磺样颗粒,有诊断价值。

10. 诺卡菌属：弱抗酸性丝状菌,通过外源性感染,引起化脓性炎症。

11. 支原体是无细胞壁的可人工培养的最小原核细胞型微生物。

12. 常见的致病性支原体为肺炎支原体和解脲脲原体等。

13. 立克次体是严格活细胞内寄生的原核细胞型微生物,具有一定的共同生物学特性。

14. 立克次体病多为人畜共患病,所致疾病主要有斑疹伤寒和恙虫病,与节肢动物关系密切。

15. 衣原体为比病毒大但能通过细菌滤器的原核细胞型微生物,活细胞内才能生长繁殖。

16. 衣原体有独特的生长发育周期。

17. 对人类致病的主要有沙眼衣原体、肺炎衣原体、鹦鹉热衣原体。

18. 螺旋体为细长柔软弯曲成螺旋状且运动活泼的原核细胞型微生物。

19. 钩端螺旋体多以鼠、猪为寄生宿主,人类通过接触污染的水源感染。

20. 梅毒螺旋体抵抗力极弱,主要通过性传播途径引起后天梅毒,成人梅毒可垂直传播给胎儿或新生儿;梅毒需用青霉素以剂量足、疗程够的原则进行治疗。

【思考题】

(1) 简述化脓性球菌的主要种类及所引起的疾病。

(2) 简述肠道杆菌的主要种类及所引起的疾病。

(3) 简述霍乱弧菌的主要生物学特性、传染源和传播途径。

(4) 简述破伤风梭菌的致病机制及防治原则?

(5) 厌氧芽孢梭菌包括哪些细菌? 各引起何疾病?

(6) 简述结核分枝杆菌的形态染色、培养、抵抗力特点。

(7) 简述布鲁菌、鼠疫耶氏菌、炭疽芽孢杆菌的致病性及防治原则。

(8) 试述支原体的概念及生物学特性。

(9) 立克次体有哪些典型特点?

(10) 衣原体有哪些共同特点?

(11) 对人类致病的螺旋体主要有哪些?

第七章

病毒概论

学习要点

- **掌握:** ① 病毒的结构;② 病毒感染的快速诊断技术;③ 常用抗病毒治疗药物。
- **熟悉:** ① 病毒的基本特征、致病机制;② 抗病毒免疫机制。
- **了解:** ① 病毒复制周期;② 病毒的遗传变异机制。

第一节 病毒的基本性状

病毒(virus)是一类非细胞型微生物。主要特征有:① 可通过除菌滤器;② 仅含有一种类型的核酸(DNA 或 RNA);③ 严格细胞内寄生,能够自我复制;④ 对抗生素不敏感,对干扰素敏感。在微生物引起的传染病中,约 75% 是由病毒引起的。

一、病毒的形态与结构

1. **大小与形态** 完整的成熟病毒颗粒称为病毒体(virion),具有典型的形态结构和感染性。测量病毒大小的单位是纳米(nm)。多数病毒介于 20~300 nm 之间。多数病毒呈球形或近似球形,少数为杆状、丝状、子弹状或砖块状。

2. **病毒的结构**

(1) 核衣壳:病毒的基本结构包括核心(core)和衣壳(capsid),两者组成核衣壳(nucleocapsid)。有些病毒的核衣壳外还有包膜(envelope)。有包膜的病毒称为包膜病毒(enveloped virus),无包膜的病毒称为裸露病毒(naked virus)。

1) 核心:病毒体核心成分主要为核酸,构成病毒的基因组,其化学成分为 DNA 或 RNA。根据所含的核酸类型不同,可将病毒分为 DNA 病毒和 RNA 病毒两大类。

2) 衣壳:包绕在核酸外面的蛋白质外壳。衣壳具有抗原性,是病毒体的主要抗原成分,可刺激机体产生免疫应答。衣壳也可保护核酸免遭外环境中核酸酶的破坏,并能介导病毒选择性吸附和进入宿主细胞。

衣壳是由许多壳粒(capsomere)组成的,每个壳粒由一至数条结构多肽组成。不同病毒体的衣壳所含壳粒数目和对称方式不同,可作为病毒鉴别和分类的依据之一。

(2) 包膜:包膜是某些病毒在成熟过程中穿过宿主细胞以出芽方式向宿主细胞外释放时获得的,含有宿主细胞膜或核膜成分,包括脂质、多糖和少许蛋白质。包膜上有一些突起,称为刺突(spike)。包膜具有病毒种、型特异性,是病毒鉴定分型的依据之一。包膜对干、热、酸、脂溶剂等敏感,有助于鉴定病毒有无包膜。

蛋白质是病毒的主要组成部分。病毒蛋白分为结构蛋白和非结构蛋白。结构蛋白主要分布于衣壳、包膜和基质中,是组成病毒体的蛋白成分,参与感染的过程,具有良好的抗原性。非结构蛋白不参与病毒体构成,不一定存在于病毒体内,可存在于感染细胞中,如病毒编码的酶类等。

二、病毒的增殖

病毒结构简单,缺乏增殖所需要的酶系统,因此决定了它活细胞寄生的特性,必须侵入易感的宿主细胞,依靠宿主细胞的酶系统、原料和能量才能进行增殖。病毒在易感活细胞内,以自身基因为模板,按一定的程序复制和合成子代病毒所需要的核酸和蛋白质,然后组装并释放子代病毒。病毒的这种增殖方式被称为自我复制(self replication)。病毒的复制是一个连续的过程,大致分为吸附、穿入、脱壳、生物合成、装配与释放 5 个阶段,又称为复制周期(replication cycle)。

1. 复制周期

(1)吸附(adsorption):指病毒吸附于敏感细胞表面,它是感染的起始期。病毒表面特异性吸附蛋白(virus attachment protein,VAP)与细胞表面受体(即病毒受体,virus receptor)相互作用启动吸附过程。病毒受体具有种系和组织特异性,决定了病毒感染的宿主或组织特异性。

(2)穿入(penetration):指病毒核酸或感染性核衣壳穿过细胞进入胞质,开始病毒感染的细胞内期。

(3)脱壳(uncoating):病毒体进入胞质后,必须脱去蛋白质衣壳,核酸才能发挥作用。脱壳方式因病毒不同而异。

(4)生物合成(biosynthesis):病毒核酸一旦从衣壳中释放,就利用宿主细胞提供的低分子物质大量合成病毒核酸和蛋白质。在此阶段,用血清学方法和电镜检查,不能在细胞内检出病毒体,故称为隐蔽期(eclipse)。

(5)装配与释放(assembly and release):新合成的病毒核酸和病毒结构蛋白在宿主细胞内组合成病毒颗粒的过程称为装配,而从细胞内转移到细胞外的过程称为释放。

2. 异常增殖 病毒的增殖形式多样,病毒对敏感细胞的感染不一定都能产生有感染性的子代病毒,由于病毒或细胞的原因,病毒出现异常增殖。

(1)顿挫感染(abortive infection):病毒进入宿主细胞后,若细胞不能为病毒的复制提供所需要的酶、能量及必要的成分等,则不能复制出有感染性的病毒颗粒,称为顿挫感染。这类不能为病毒复制提供必要条件的细胞被称为非容纳细胞(nonpermissive cell)。

(2)缺陷病毒(defective virus):因病毒基因组不完整或因某一基因位点改变不能进行正常增殖,单独不能复制出完整的有感染性病毒颗粒。缺陷病毒必须依赖于其同源的完全病毒才能复制。

3. 病毒的干扰现象 两种病毒感染同一细胞时,可发生一种病毒抑制另一种病毒增殖的现象,称为干扰现象(interference)。干扰现象可发生于异种、同种、同型及同株的病毒间,其中异种病毒间的干扰较多见。干扰现象不仅发生于活病毒间,灭活病毒也可干扰病毒的复制和活病毒的增殖。

三、病毒的遗传与变异

临床诊断病毒性感染时,应考虑病毒有抗原变异的可能性。另外,可利用病毒的毒力变异、温度敏感条件致死突变等研制减毒活疫苗用于疾病的预防。亦可利用基因工程方法制备疫苗或诊断用抗原。

1. 基因突变 病毒的基因突变(mutation)可表现为毒力变异、抗原性变异、宿主范围变异、温度变异和耐药性变异等。

2. 基因重组与重配

(1)基因重组(genetic recombination):指两种或两种以上有近缘关系的不同病毒感染同一宿

笔记栏

主细胞时,病毒之间发生基因的交换而形成子代的过程。

(2) 基因重配(genetic ressortment):指两种不同病毒株共同感染细胞时,发生基因片段的交换,使子代病毒获得两亲代的基因,如流感病毒。

四、理化因素对病毒的影响

病毒受理化因素作用后,失去感染性称为灭活(inactivation)。灭活的病毒仍能保留其他特性,如抗原性、红细胞吸附、血凝及细胞融合等。

1. 物理因素

(1) 温度:大多数病毒耐冷而不耐热,经加热 56~60℃ 30 min,100℃几秒钟即可被灭活。

(2) pH:大多数病毒在 pH 5~9 的范围内比较稳定,但在某些病毒的血凝反应中,pH 改变可影响试验的结果。

(3) 射线:紫外线、电离辐射可灭活病毒。

2. 化学因素

(1) 脂溶剂:乙醚、氯仿、去氧胆酸盐等脂溶剂可使包膜病毒的脂质溶解而灭活病毒。常用乙醚灭活试验鉴别有包膜病毒和无包膜病毒。

(2) 化学消毒剂:苯酚、醛类、氧化剂、卤素、醇类均能使大多数病毒灭活。

(3) 中草药:板蓝根、大青叶、大黄和黄芪等对某些病毒有一定抑制作用。

第二节　病毒的感染与免疫

一、病毒的感染

病毒的感染是病毒侵入宿主细胞内复制增殖,与机体防御系统相互作用,造成机体不同程度的损伤。其对宿主的损伤可分为整体损伤及细胞损伤。

1. 病毒的传播方式和感染途径

(1) 传播方式:多数病毒以水平方式传播,但也有为数较多的病毒进行垂直传播,即病原体从宿主的亲代到宿主的子代,主要通过胎盘或产道传播又称为围生期传播。主要见于发生病毒血症或病毒与血细胞紧密结合的感染,如巨细胞病毒、人类免疫缺陷病毒(HIV)及乙型肝炎病毒等。此外,还有其他方式可从亲代到子代传播感染,如产后哺乳和密切接触感染等。产前在宫内的胚胎或胎儿被感染及经生殖细胞的基因遗传称为先天性感染。

(2) 感染途径:不同种类的病毒进入机体的途径不同,皮肤、呼吸道、消化道、眼和泌尿生殖道黏膜是主要侵入部位。

2. 病毒感染的类型

(1) 隐性感染:病毒侵入机体不引起临床症状的感染称为隐性感染或亚临床感染(inapparent or subclinical infection)。

(2) 显性感染:病毒感染机体后因组织细胞受损严重而表现出明显的临床症状,称为显性感染或临床感染(apparent infection or clinical infection)。根据病毒在体内的滞留时间长短,可分为急性感染及持续性感染。持续性病毒感染(persistent viral infection)是病毒感染中的一种重要类型。在这类感染中,病毒可在机体内持续数月至数年、甚至数十年。可出现症状,也可不出现症状而长期携带病毒,引起慢性进行性疾病,并可成为重要的传染源。持续性病毒感染的致病机制不同,而且临床表现各异,主要有以下几种类型:① 慢性感染(chronic infection),显性或隐性感染后,病毒未完全清除,持续存在于血液或组织中并不断排出体外,可出现症状,也可无症状,但常反复发作,迁延不愈;② 潜伏感染(latent infection),经隐性或显性感染后,病毒基因存在于一定的组织或细胞中,但并不能产生有感染性的病毒体,在某些条件下病毒可被激活而急性发作;③ 慢发病毒感染(slow virus infection),为慢性发展的进行性加重的病毒感染,较为少见但后果严重;④ 急性病毒感染的迟发并发症(delayed complication after acute viral infection),急性感染后1年或数年,发生致死性的病毒病。

3. 病毒感染的致病机制

(1) 病毒感染对宿主细胞的直接作用:病毒感染人体进入易感细胞并在细胞内增殖,导致细胞损伤或产生其他变化。当病毒扩散至多数细胞后则可形成对组织器官的损伤或功能障碍。

1) 杀细胞效应(cytocidal effect):病毒在宿主细胞内复制完毕后,在很短时间内一次释放大量子代病毒,细胞被裂解而死亡,称为杀细胞性感染(cytocidal infection)。发生溶细胞型感染的病毒多数引起急性感染。

2) 稳定状态感染:有包膜的病毒进入细胞后能够复制,以出芽方式释放子代病毒却不引起细胞裂解、死亡,如流感病毒、疱疹病毒等。但宿主细胞出现细胞融合及细胞表面产生新抗原具有重要意义。

a. 细胞融合:是病毒扩散的方式之一。病毒借助于细胞融合,扩散到未受感染的细胞,其结果是形成多核巨细胞,具有病理学特征。

b. 细胞表面出现病毒基因编码的抗原:病毒感染细胞后,在复制过程中,细胞膜上出现由病毒基因编码的新抗原。病毒导致细胞癌变后,因病毒核酸整合到细胞染色体上,细胞表面也表达病毒基因编码的特异性抗原。

3) 包涵体形成:用普通光学显微镜可看到,某些受病毒感染的细胞内有与正常细胞结构和着色不同的圆形或椭圆形斑块,称为包涵体(inclusion body)。包涵体与病毒的增殖、存在有关,而且具有病毒的特征,因而可作为诊断依据。

4) 细胞凋亡:有些病毒感染细胞后(如人类免疫缺陷病毒、腺病毒等)或直接由感染病毒本身,或由病毒编码蛋白间接地作为诱导因子可引发细胞凋亡。

5) 基因整合与细胞转化:病毒DNA(或反转录病毒的RNA反转录而成的DNA)在细胞核内可与细胞染色体随机重组,整合的病毒DNA可随细胞分裂而带入子细胞中。整合可导致细胞转化,增殖变快,失去细胞间接触抑制,与肿瘤形成相关,如乙型肝炎病毒、EB病毒、人乳头瘤病毒等分别与肝细胞癌、鼻咽癌、宫颈癌相关。

(2) 病毒感染的免疫病理作用:是病毒在感染损伤宿主的过程中,诱发免疫应答损伤机体是其重要的致病机制之一。特别是持续性病毒感染及主要与病毒感染有关的自身免疫性疾病,其免疫损伤机制可包括特异性体液免疫和特异性细胞免疫。

二、抗病毒免疫

机体抗病毒免疫应答可分为固有免疫及获得性免疫两方面。固有免疫是抗病毒感染的第一道防线,干扰素与自然杀伤细胞(NK细胞)占有突出的地位。

抗病毒免疫持续时间的长短在各种病毒之间差异很大,其特点如下:

1. 有病毒血症的全身性病毒感染　　病毒抗原能与免疫系统广泛接触,病后免疫牢固,持续时间长,如水痘、天花、麻疹、脊髓灰质炎病毒等。而有的病毒感染常局限于局部或黏膜表面,无病毒血症,常引起短暂的免疫,宿主可多次感染,如流感病毒、鼻病毒等。

2. 只有单一血清型的病毒感染　　病后有牢固性免疫,持续时间长,如乙型脑炎病毒。而鼻病毒的血清型多,针对某型感染建立的免疫对其他型病毒无免疫作用。

3. 易发生抗原变异的病毒感染　　病后只产生短暂免疫力。如流感病毒表面抗原变异,使人群失去免疫力,引起流感的流行。

笔记栏

第三节　病毒感染的检查方法与防治原则

一、病毒感染的诊断

1. 标本的采集与送检　病毒标本的采集与送检要特别注意以下原则。

（1）对本身带有杂菌（如粪便、鼻咽分泌物）或容易受污染的标本，要进行病毒分离培养时，应根据污染菌的种类使用抗生素，如青霉素、链霉素、庆大霉素或两性霉素等。

（2）由于病毒在室温中很容易被灭活，应在采集和运送标本中注意冷藏并尽快送检。若标本不能立即送检和做分离培养，应存放在−70℃环境中或液氮罐内。

（3）如欲检测抗体，早期单份血清可用于检测 IgM 抗体，而欲检测早期与恢复期的抗体效价的变化，则需采集早期与恢复期双份血清。血清抗体检测标本应保存于−20℃环境中。

2. 病毒感染的快速诊断　快速诊断指从含有病毒的标本及感染机体的血清中检测到蛋白抗原、IgM 抗体、核酸和病毒颗粒等，常数小时内可出结果。

（1）形态学观察

1）电镜和免疫电镜检查：用电镜技术可直接观察含有高浓度病毒颗粒（≥10^7颗粒/mL）的样品，用免疫电镜技术检查不能进行细胞培养或不易培养的病毒。

2）普通光学显微镜检查：有些病毒在宿主细胞内增殖后，在细胞的一定部位出现包涵体。对病毒感染的诊断有一定价值。

（2）病毒蛋白抗原检查

1）免疫荧光技术（IF）：可用直接法或间接法检测病毒抗原，该法特异性高，可检测多种病毒。

2）酶免疫技术（EIA）：可检测多种病毒及抗体，特异性和敏感性高。

3）固相放射免疫测定（solid-phase radioimmunoassay，SPRIA）：此法可以检测到 ng 至 pg 水平的半抗原或抗原，反应极敏感，特异性高，主要用于 HAV、HBV、流感病毒、痘病毒、疱疹病毒等的检测。但所用放射性同位素有半衰期，不能长期使用，还有引起放射污染的危险。

（3）特异性 IgM 抗体的检测：诊断急性感染可以检测病毒特异性 IgM 抗体对证实孕妇感染风疹病毒特别重要。另外，检测早期抗原的抗体是快速诊断的另一途径，如检测针对 EBV 的早期抗原（EA）、核心抗原（EANA）和衣壳抗原（VCA）等的抗体，可用来区别急性或慢性 EBV 感染。

（4）检测病毒核酸：可做出快速诊断，现已广泛应用。

1）核酸杂交技术：有斑点杂交、细胞内原位杂交、DNA 印迹杂交、RNA 印迹杂交等技术。

2）核酸扩增技术：多数病毒基因已明确了核苷酸序列，使 DNA 扩增技术成为常规诊断技术之一。

a. 聚合酶链式反应（polymerase chain reaction，PCR）：PCR 技术既能定性又能定量，目前应用较多的是定量实时荧光 PCR（real-time PCR），该技术实现了对 PCR 产物进行实时动态检测和自动分析结果。

b. 反转录 PCR（RT-PCR）：根据待测病毒 RNA 的已知序列设计引物，在 PCR 反应体系中先加病毒 RNA 分子作为模板，反转录为 cDNA，再进行 PCR。

3）基因芯片技术：可以一次性完成大量样品 DNA 序列的检测和分析，在病毒诊断和流行病学调查方面有广阔的应用前景。

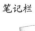

检测病毒核酸的缺点为，病毒核酸阳性并不等于标本中存在有感染性的活病毒。此外，对于未知病毒及可能出现的新病毒则因不了解病毒核苷酸序列而不能采用这些方法。可根据病毒与临床特点选择不同的检测方法。

3. 病毒的分离与鉴定　　由于病毒分离与鉴定的方法复杂、要求严格和需时较长,所以只用于实验室研究或流行病学调查,称为金标准。在以下情况需进行病毒的分离与鉴定:① 分离病毒对患者有指导性意义;② 发现新病毒或对已被消灭的病毒性疾病疑"死灰复燃";③ 为鉴别临床上具有相同症状的疾病,以明确何种病毒感染;④ 监测所用的病毒活疫苗,及时发现恢复毒力的变异株等。

4. 病毒感染的血清学诊断　　用已知病毒抗原来检测患者血清中有无相应抗体,因要待患者产生抗体才能检出,虽不能进行早期诊断,但下列情况仍需做血清学诊断:① 采取标本分离标本为时已晚;② 目前无分离病毒的方法或难以分离的病毒;③ 为证实所分离的病毒有临床意义;④ 进行血清流行病学调查。

二、抗病毒治疗

病毒严格在细胞内寄生,抗病毒药物一方面必须对病毒有选择性抑制作用而又不能损伤宿主细胞或机体,另一方面需提高机体的免疫应答,促进消灭病毒感染的细胞。

1. 抗病毒化学制剂

(1) 核苷类药物:核苷类化学药物可通过模拟核苷成分掺入病毒基因组或竞争病毒复制酶等方式抑制病毒基因复制,也可模拟天然二脱氧核苷底物而抑制病毒基因转录,是最早用于临床的抗病毒药物。如目前常用于治疗疱疹病毒引起的角膜炎的 5′-碘 2-脱氧尿苷(IDU,商品名疱疹净)即为此类药物。此外常用的核苷类药物有:抗疱疹病毒的无环鸟苷(acyclovir,ACV,阿昔洛韦)、阿糖腺苷(vidarabine,adenine arabinoside,Ara-A);抑制 HIV 复制的齐多夫定(azidothymidine,AZT)、双脱氧尿苷(dideoxyinosine,didanosine,DDI)、双脱氧胞苷(dideoxycytosine,DDC)、3TC(lamivudine)、dTC(stavidine);抑制慢性乙型肝炎患者体内 HBV 复制的拉米呋定(lamivudine);对多种 RNA 和 DNA 病毒的复制都有抑制作用 3′氮唑核苷(ribavarin,病毒唑)等。

(2) 非核苷类反转录酶抑制剂:① 奈韦拉平(nevirapine)是第一个新合成的非核苷类反转录酶抑制剂,用于治疗 HIV,因出现耐药株,应与其他药联合应用;② 吡啶酮(pyridone)作用类似于奈韦拉平。

(3) 蛋白酶抑制剂:现已发现有些病毒除本身可编码病毒复制或转录后剪接、加工酶外,还具有降解大分子病毒蛋白的酶。将病毒的酶蛋白作为靶分子,有利于减少药物的不良反应,增加药物的特异性和效力。如赛科纳瓦(saquinavir)、英迪纳瓦(indinavir)、瑞托纳瓦(ritonavir)等可抑制 HIV 复制周期中的晚期蛋白酶活性。蛋白酶抑制剂与反转录酶抑制剂联合应用可有效减少血液中 HIV 含量和延长存活期。

(4) 其他抗病毒药物:金刚烷胺和甲基金刚烷胺能阻止病毒脱壳,主要用于治疗甲型流感。甲酸磷霉素能抑制多种疱疹病毒,包括 CMV、HSV、VAV、EBV、HHV-6,能选择性抑制病毒 DNA 聚合酶和反转录酶,而对宿主细胞无影响。

2. 干扰素等其他抗病毒药物

(1) 干扰素(IFN):具有光谱抗病毒作用,毒性小,同种 IFN 无抗原性,用于 HSV、HBV、HCV、乳头瘤病毒和鼻病毒等感染的治疗。目前临床有反复应用引起耐受的报道。

(2) IFN 诱导剂:polyI:C 制备较易,作用时间较长,但对机体有一些毒性,仍未普及;甘草甜素具有诱生 IFN 和促进 NK 细胞活性的作用,可大剂量静脉滴注治疗肝炎;芸芝多糖具有诱生 IFN、抗病毒、促进免疫功能和抗肿瘤等作用。

(3) 中草药防治:如黄芪、板蓝根、螃蜞菊、甘草和大蒜提取物、大青叶等对肠道病毒、虫媒病毒、肝炎病毒感染有一定防治作用。

(4) 基因治疗:目前处于研究阶段,主要有反义寡核苷酸、干扰 RNA 和核酶等不同类型的各种制剂。

笔记栏

三、病毒感染的预防

目前,对病毒感染的治疗药物效果远不如抗生素等对细菌感染的疗效,因此对病毒感染的预防显得尤为重要。病毒感染的预防原则也主要是控制传染源、切断传播途径和增强人群免疫力。人工免疫是增强特异性免疫力的重要措施,包括人工主动免疫和人工被动免疫。

小 结

1. 裸露病毒由核心和衣壳组成核衣壳,包膜病毒在核衣壳外尚有一层包膜。
2. 常见病毒感染以快速诊断为主,可检测病毒的形态特征、特定抗原或核酸,以及特异性 IgM 等。
3. 病毒感染的常用治疗药物 $\begin{cases} 核苷类药物 \\ 反转录酶抑制剂 \\ 酶抑制剂 \\ 干扰素或其诱生剂 \end{cases}$

【思考题】

(1) 与细菌和真菌相比,病毒有哪些主要特征?
(2) 试述病毒持续性感染的种类和临床意义。
(3) 病毒感染的快速诊断技术有哪些?
(4) 病毒感染的常用治疗药物有哪些?

第八章

常见病毒

学习要点

● **掌握**：① 流感病毒的形态结构、流行特点、变异、微生物学检查、防治原则；② 风疹病毒的致病特点、诊断方法；③ 脊髓灰质炎病毒、甲型肝炎病毒的致病性及防治原则；④ 乙型肝炎病毒的形态结构、抗原组成、致病性、微生物学检查、防治原则；⑤ 流行性乙型脑炎病毒的主要生物学性状、致病性；⑥ HIV 的传播途径、所致疾病、防治原则。

● **熟悉**：① 副流感病毒、麻疹病毒、呼吸道合胞病毒、腮腺炎病毒、埃可病毒、柯萨奇病毒、轮状病毒、丁型肝炎病毒的致病性；② 丙型肝炎病毒的致病性及微生物学检查；③ 戊型肝炎病毒的传播途径、致病特点；④ 狂犬病毒的传播方式、防治原则。

● **了解**：① 肠道腺病毒、新肠道病毒的致病性；② 流行性乙型脑炎病毒、森林脑炎病毒、登革病毒的免疫性及防治原则；③ 甲型肝炎病毒、戊型肝炎病毒的主要生物学性状、微生物学检查；④ 丙型肝炎病毒的基因结构与分型。

第一节　呼吸道病毒

一、流行性感冒病毒

流行性感冒病毒(influenza virus,简称流感病毒)引起人和动物(猪、马、海洋哺乳动物和禽类等)流行性感冒(简称流感)。流感病毒有甲(A)、乙(B)、丙(C)三型,其中甲型流感病毒是流行最为频繁乃至引起全球流行的重要病原体。

1. 形态与结构　　一般呈球形或丝状。球形直径80～120 nm。流感病毒的结构主要包括内部核心(核衣壳)和外面的包膜。

(1)核心：病毒核酸为分节段的单负链RNA。甲、乙型流感病毒的RNA为8个节段,丙型为7个节段。

(2)包膜：由内层的基质蛋白(matrix protei,MP)和外层的脂蛋白构成。基质蛋白在维持病毒形状与完整性上起重要作用,脂蛋白来自宿主细胞的脂质双层膜。包膜上面镶嵌有两种由病毒基因编码的糖蛋白刺突：血凝素(hemagglutinin,HA)和神经氨酸酶(neuraminidase,NA)。它们是划分流感病毒亚型的依据,抗原性极易变异。

1)HA：与病毒吸附和穿入宿主细胞有关,由HA1和HA2两个亚单位构成。HA能与人、鸡、豚鼠等多种红细胞表面唾液酸受体结合引起红细胞凝集(简称血凝)。HA为保护性抗原,其诱导的相应抗体称血凝抑制抗体,为保护性抗体,能抑制血凝现象和中和病毒感染性。血凝素抗原性易发

笔记栏

生变异,是流感病毒亚型划分的依据之一。

2）NA：由四个亚单位组成的四聚体。NA 能破坏细胞膜上病毒特异性受体,有利于成熟病毒的释放和集聚病毒的扩散。NA 具有抗原性,其相应抗体能抑制酶的水解作用,但不能中和病毒的感染性。NA 的抗原结构较易发生变异,是流感病毒亚型划分的另一依据。

2. 分型、命名与变异　根据核蛋白和基质蛋白抗原性的不同,可将流感病毒分为甲、乙、丙三型。甲型又可根据 HA 和 NA 抗原性不同,再区分为若干亚型,目前从禽类已鉴定出 15 个 HA 亚型(H1～H15),9 个 NA 亚型(N1～N9)。乙型、丙型流感病毒至今尚未发现亚型。

根据 1980 年 WHO 公布的流感病毒命名法,一个新分离株完整的命名应包括：型别/宿主(人则省略)/分离地点/病毒株/序号/分离年代(HA 与 NA 亚型号),如 A/HongKong/1/68(H3N2)。

流感病毒 HA 和 NA 易发生变异,HA 变得更快。流感病毒抗原变异有两种形式：① 抗原漂移(antigenic drift),变异幅度小(小于 1%),属量变,由点突变造成,引起局部中、小型流行;② 抗原转换(antigenic shift),变异幅度大(20%～50%),属质变,导致新亚型的出现。由于人群完全失去免疫力,每次新亚型出现都曾引起世界性的流感暴发流行,随后该亚型进入抗原漂移阶段,直至新亚型出现才终止流行。

3. 培养特性　流感病毒可在鸡胚和培养细胞中增殖。细胞培养一般可用原代猴肾细胞(PMK)或狗肾传代细胞(MDCK)。病毒在鸡胚和细胞中均不引起明显的病变,可用红细胞凝集试验或红细胞吸附试验,以及免疫学方法判断病毒的存在。

4. 抵抗力　流感病毒抵抗力较弱,对干燥、紫外线、乙醚、乳酸等敏感。不耐热,56℃ 30 min 被灭活,酸性条件下更易灭活,0～4℃能存活数周,−70℃以下可长期保存。

5. 致病性与免疫性　传染源是患者和隐性感染者。病毒主要经飞沫、气溶胶在人与人之间直接传播。在我国,冬季为流行季节。潜伏期 1～4 d,患者出现鼻塞、流涕、咽痛和咳嗽等症状。病毒仅在局部增殖,一般不入血,但可释放内毒素样物质入血,引起全身中毒症状,患者有畏寒、发热、头痛、肌痛、厌食、乏力等症状,发热可高达 38～40℃。幼儿或年老体弱患者易继发细菌感染,特别是肺炎,常危及生命。

病后机体对同型病毒有一定程度免疫力。

6. 微生物学检查法　在流感暴发流行时,根据典型症状即可做出临床诊断。实验室检查主要用于鉴别诊断和分型,特别是监测新变异株的出现、预测流行趋势和提出疫苗预防建议。

(1) 病毒分离：取急性期患者咽漱液或鼻咽拭子,接种培养细胞或鸡胚;利用血凝试验检查有无病毒增殖及血凝抑制试验进行亚型鉴定。

(2) 血清学诊断：采集患者急性期(发病 3 天内)和恢复期(发病 2～4 周)双份血清,如恢复期抗体效价较急性期增高 4 倍或以上,即有诊断价值。血凝抑制试验在流感病毒血清学诊断中最为常用。

(3) 快速诊断：用免疫荧光法或酶免疫测定法直接从患者呼吸道分泌物、脱落细胞中检测病毒抗原。用核酸杂交、PCR 或序列分析直接检测病毒核酸和进行分型测定。

7. 防治原则　流行期间应尽量避免人群聚集,公共场所可用、食醋熏蒸,能灭活空气中的流感病毒。免疫接种是预防流感最有效的方法,但因流感病毒抗原易变,所用疫苗必须与当前流行株的型别基本相同。流感尚无特效疗法,盐酸金刚烷胺及其衍生物甲基金刚烷胺可用于预防甲型流感,但因其能引起中枢神经症状和耐药毒株出现而未被广泛使用。此外,干扰素滴鼻及中药板蓝根、大青叶等在减轻症状及缩短病程方面有一定疗效。

二、副黏病毒

1. 麻疹病毒　麻疹病毒(measles virus)是麻疹的病原体。麻疹是儿童时期最为常见的一种急性呼吸道传染病,发病率几乎达 100%,可因并发症的发生导致死亡。

(1) 生物学性状：呈球形、丝状等多种形态,直径为 140～180 nm。囊膜上有两种糖蛋白刺突：

一种称为 H 蛋白,能凝集猴、狒狒等动物的红细胞;另一种称为 F 蛋白,具有溶解红细胞及引起细胞融合的活性,可引起多核巨细胞病变。麻疹病毒只有一个血清型,可在人胚肾、人羊膜细胞及 Hela、Vero 等多种传代细胞中增殖,出现细胞病变,形成多核巨细胞。本病毒对理化因素抵抗力较低,加热 56℃ 30 min 和一般消毒剂均易将病毒灭活。

(2)致病性与免疫性:人是麻疹病毒的自然宿主,急性期患者为传染源,通过飞沫或鼻腔分泌物污染玩具、用具等感染易感人群。麻疹是一种典型的全身出疹的急性传染病。其传染性强,儿童初次感染几乎都发生麻疹。冬春季发病率最高。若无并发症,麻疹可自然痊愈。但患者抵抗力低下,死亡率亦可高至 25% 以上。最严重的并发症为脑炎,发病率为 0.5%～1.0%,其中死亡率为 5%～30%。最常见的并发症为肺炎,占麻疹死亡率的 60%。极个别患者在患麻疹数年后会患一种亚急性硬化性全脑炎(subacute sclerosing pancephalitis,SSPE)。

麻疹自然感染后一般免疫力牢固,机体一般不会出现二次感染。抗体可持续终生,母源抗体能保护新生儿。麻疹的恢复主要靠细胞免疫,T 细胞缺陷者会产生麻疹持续感染,导致死亡。

(3)微生物学检查法:麻疹因临床症状典型,一般无须进行实验室检查。

(4)防治原则:麻疹减毒活疫苗是当前最有效疫苗之一。对接触麻疹的易感者,可紧急用丙种球蛋白或胎盘球蛋白进行人工被动免疫,防止发病或减轻症状。

2. 腮腺炎病毒　　腮腺炎病毒(mumps virus)是流行性腮腺炎的病原体。只有一个血清型,人是其唯一宿主。

青春期感染者,男性易并发睾丸炎(25%),女性易并发卵巢炎,有时还可波及中枢神经系统,引起脑炎。病后可获得牢固的免疫力。

对患者要及时隔离。接种减毒活疫苗可产生长期免疫效果,有较好的预防效果。在美国等国家已将腮腺炎病毒、麻疹病毒、风疹病毒组成了三联疫苗(MMR)。

3. 副流感病毒　　副流感病毒(parainfluenza virus)为引起轻型流感样症状的呼吸道病毒,但在婴幼儿也可引起严重的下呼吸道感染。

4. 呼吸道合胞病毒　　呼吸道合胞病毒(respiratory syncytial virus,RSV)属于副黏病毒科肺病毒属,是婴幼儿细支气管炎和肺炎等下呼吸道感染的主要病原因子,但在较大儿童和成人主要引起鼻炎、感冒等上呼吸道感染。

5. 风疹病毒　　风疹病毒(rubella virus)属披膜病毒科(Togaviridae),是风疹(又名德国麻疹)的病原体。为单正链 RNA 病毒,核衣壳为二十面体对称,有包膜,包膜刺突有血凝性。风疹病毒只有一个血清型,人是病毒唯一的自然宿主。

病毒通过气溶胶经呼吸道传播,经病毒血症播散全身。儿童是主要易感者,表现为发热,麻疹样出疹,但较轻,伴耳后和枕下淋巴结肿大。成人感染症状较严重,除出疹外,还有关节炎和关节疼痛,血小板减少,出疹后脑炎等。但疾病大多预后良好。孕妇妊娠早期感染风疹病毒,病毒可通过胎盘导致胎儿发生先天性风疹综合征(congenital rubella syndrome,CRS),引起胎儿畸形、死亡、流产或产后死亡。畸形主要表现为先天性心脏病、白内障和耳聋三大主症。

风疹病毒自然感染后可获得持久免疫力,孕妇血清抗体有保护胎儿免受风疹病毒感染的作用。风疹减毒活疫苗接种是预防风疹的有效措施,常与麻疹、腮腺炎组合成三联疫苗(MMR)使用。

6. 腺病毒　　腺病毒(adenovirus)主要通过呼吸道、胃肠道和密切接触从人传播到人,可通过手将病毒传播到眼,消毒不充分的游泳池还能引起腺病毒感染的暴发流行。腺病毒主要感染儿童,大多无症状,成人感染不常见。

已经证明有少数腺病毒(12、18 型等)可引起细胞转化和动物肿瘤。病后,机体产生的相应抗体对同型病毒具有保护作用。目前尚无理想疫苗。

7. 鼻病毒　　鼻病毒(rhinovirus)属于小 RNA 病毒科(Picornaviridae),为单正股 RNA 病毒,无包膜。至少有 100 个血清型。鼻病毒是普通感冒最重要的病原体,至少 50% 的上呼吸道感染由该病毒引起,具有自限性。婴幼儿和有慢性呼吸道疾患者,常导致支气管炎和支气管肺炎。

笔记栏

8. 冠状病毒　　冠状病毒(coronavirus)大小为 120～160 nm,单正链 RNA,有包膜,包膜上有排列间隔较宽的突起,使整个病毒颗粒外形如日冕或冠状,故名。10%～30%普通感冒可由冠状病毒所引起,其重要性仅次于鼻病毒,居第二位,各年龄组均可发病,婴幼儿为主。

9. 呼肠病毒　　呼肠病毒(reovirus)归属于呼肠病毒科,为双链 RNA,双层蛋白质衣壳,无包膜。病毒直径 60～80 nm,有 3 个血清型。大多数人在儿童期被感染,且多呈亚临床状态。显性感染包括轻度上呼吸道疾病和胃肠道疾病等。

第二节　肠 道 病 毒

肠道病毒(enterovirus)归属于小 RNA 病毒科(*Picornaviridae*)。人类肠道病毒包括:脊髓灰质炎病毒,柯萨奇病毒,人肠道致细胞病变孤儿病毒(简称埃可病毒)和新肠道病毒。

一、脊髓灰质炎病毒

脊髓灰质炎病毒(poliovirus)是脊髓灰质炎(poliomyelitis)的病原体。该疾病传播广泛,是一种急性传染病。约 0.1%的感染者因病毒侵犯脊髓前角运动神经细胞,导致弛缓性肢体麻痹,多见于儿童,故亦称小儿麻痹症。

1. 生物学性状　　球形,直径 27～30 nm,核衣壳呈二十面体立体对称,无包膜。基因组为单正链 RNA。

该病毒感染的宿主范围很窄,人是自然界循环中唯一的宿主。多数毒株可直接接种猴脑或脊髓,猴子可被感染。猩猩和猕猴经口途经也能感染,但感染的猩猩常常无症状,成为病毒的肠道携带者。

病毒对理化因素的抵抗力较强,粪便中的病毒在室温条件下,其感染性能维持数周;在胃肠道能耐受胃酸、蛋白酶和胆汁的作用。对热、去污剂均有一定抗性,在室温下可存活数日,4℃时能存活数月,−20℃或−70℃时存活数年。但 50℃可迅速破坏病毒。

2. 致病性与免疫性

(1) 致病性:脊髓灰质炎一年四季均可发生,但流行在夏、秋季。传染源是患者或无症状携带者。传播主要通过粪-口途径。至少 90%的感染者表现为隐性感染,约 5%产生顿挫感染。患者只出现发热、疲倦、嗜睡、头痛、咽痛和呕吐等症状,数天后则可恢复。在 1%～2%的患者,病毒蔓延至中枢神经系统和脑膜,产生非麻痹型脊髓灰质炎或无菌性脑膜炎。只有 0.1%～2.0%的患者产生最严重的结局,包括暂时性肢体麻痹、永久性弛缓性肢体麻痹,以及极少数患者发展为延髓麻痹,导致呼吸、心脏衰竭死亡。

(2) 免疫性:机体感染后产生中和抗体并可持续多年,对同型病毒具有较牢固的免疫力。

3. 微生物学检查

(1) 病毒分离与鉴定:咽拭子、粪便、体液等标本加抗生素处理后,接种原代猴肾或人胚肾细胞,若出现细胞病变,用中和试验进一步鉴定其型别。

(2) 血清学试验:用发病早期和恢复期双份血清进行中和试验,若血清抗体有 4 倍或以上增长或发病早期抗体阴性而恢复期阳性则有诊断意义。

(3) 核酸检测:应用 RNA 探针进行核酸杂交试验及 RT-PCR 等方法检测病毒的 RNA,并能区分野生株和疫苗株。

4. 防治原则　　疫苗接种是预防脊髓灰质炎病毒感染唯一有效的方法。脊髓灰质炎疫苗有两种:灭活脊髓灰质炎疫苗(IPV),又称 Salk 疫苗;口服脊髓灰质炎减毒活疫苗(OPV),又称 Sabin 疫苗。IPV 和 OPV 都是三价混合疫苗(TIPV 或 TOPV),免疫后都可获得抗三个血清型脊髓灰质炎

笔记栏

感染的免疫力。

　　我国实行卫生部颁布的 2 月龄开始连服三次 OPV，每次间隔一个月，4 岁时加强一次的免疫程序可保持持久免疫力。由于 OPV 热稳定性差，保存、运输、使用要求高，有毒力回复的可能，特别是从 1979 年以来，美国所发生的麻痹型脊髓灰质炎都与疫苗株有关，即疫苗相关麻痹型脊髓灰质炎（VAPP），因此，新的免疫程序建议最初两次免疫使用 IPV 以排除 VAPP 发生的危险。

二、柯萨奇病毒、ECHO 病毒和新肠道病毒

　　柯萨奇病毒和 ECHO 病毒能引起人类多种疾病，从轻型的呼吸道感染到心肌炎、心包炎、脑膜炎及严重的婴儿全身性疾病。

　　1. 疱疹性咽峡炎（herpangina）　主要由柯萨奇 A 组病毒某些血清型引起，典型的症状为发热、咽喉痛、在软腭、悬雍垂周围出现水疱性溃疡损伤。

　　2. 手足口病（hand-foot-mouth disease）　主要由柯萨奇病毒 A 组的 A16 引起，新肠道病毒 71 型引起。特点为手足口舌上水疱性损伤，有时可蔓延至臀部和腿部。

　　3. 心肌炎（myocarditis）　主要由柯萨奇 B 组病毒引起，ECHO 病毒 1、6、9 等型也可引起。在婴儿室可引起爆发流行，死亡率高。散发流行于成人和儿童。

　　4. 无菌性脑膜炎（aseptic meningitis）　由柯萨奇 B 组病毒和常见的 A7、A9 及 ECHO 病毒引起。早期症状为发热、头痛、全身不适、呕吐和腹痛、轻度麻痹，1～2 d 后出现颈强直、脑膜刺激症状等。

　　5. 婴儿全身性疾病　由柯萨奇 B 组病毒和 ECHO 病毒某些型别经胎盘感染胎儿或护理不当造成接触性感染引起。婴儿感染后常有嗜睡、吸乳困难和呕吐，伴有或不伴有发热等症状，进一步发展为心肌炎或心包炎，甚至死亡。

　　柯萨奇病毒、ECHO 病毒还可引起结膜炎、呼吸道感染、胃肠道疾病、流行性胸痛等疾病，可能还与病毒感染后疲劳综合征、I 型糖尿病相关。

三、新肠道病毒

　　新肠道病毒（new enterovirus）包括 68～71 型。68 型是从患者支气管或肺炎儿童的呼吸道分离到的，提示它与这两种疾病相关。69 型与人疾病的关系有待研究证实。70 型是急性出血性结膜炎的病原体。

四、轮状病毒

　　轮状病毒（rotavirus）属于呼肠孤病毒科（*Reoviridae*）轮状病毒属，是引起婴幼儿及动物胃肠炎的最重要的病原体。

　　1. 生物学性状

　　（1）形态：病毒颗粒呈球形，有双层衣壳，无包膜。内衣壳的壳微粒沿着病毒体边缘呈放射状排列，形同车轮辐条。有双层衣壳的病毒体具有传染性。病毒体的核心为双链 RNA，由 11 个不连续的节段组成。

　　（2）抗原构造与分型：根据病毒 RNA 各节段在凝胶电泳中移动距离的差别，将轮状病毒分为 A～G 七个血清型。其中 A 型、B 型和 C 型与人腹泻有关，其他型与哺乳动物及脊椎动物腹泻有关。

　　2. 致病性与免疫性

　　（1）致病性：A 型轮状病毒是世界范围内婴幼儿急性腹泻的最重要的病原体。临床显性感染多见于 6 个月至 2 岁儿童。以粪-口途径传播为主，也可经人与人的接触传播。以秋、冬为流行季节。潜伏期为 1～4 d。典型症状为腹泻、发热、腹痛、呕吐，最终导致脱水。B 型轮状病毒是引起成人腹泻的病原体。C 型轮状病毒在儿童腹泻中常为散发，偶见暴发流行，发病率低。

　　（2）免疫性：机体感染轮状病毒后，血液中很快出现特异性 IgG，肠道局部出现 SIgA，可中和病

笔记栏

毒,对同型病毒感染有保护作用。细胞免疫亦有交叉保护作用。

3. 微生物学检查

(1) 病毒分离培养:实验室可应用原代猴肾细胞或传代 MA－104 细胞分离病毒,但因程序复杂,一般很少采用。

(2) 电子显微镜检查:轮状病毒因其特殊形态及粪便中含病毒颗粒数量大的特点,用电子显微镜检查,特别是免疫电镜检查实为一种快速可靠的诊断方法。

(3) 病毒基因组检测:聚丙烯酰胺凝胶电泳(PAGE)常用于轮状病毒分子流行病学研究。RT-PCR 也可用于轮状病毒的诊断。

(4) 其他方法:临床可应用 ELISA 商品试剂盒检测轮状病毒的抗原,方法简便、灵敏、快速。

4. 防治原则　　儿童受轮状病毒感染后常因腹泻和呕吐造成脱水和电解质紊乱。因此治疗主要是及时补液,纠正酸中毒,以减少死亡率。目前尚无用于临床治疗轮状病毒感染的有效药物。轮状病毒疫苗尚在研究中。

第三节　肝炎病毒

肝炎病毒(hepatitis virus)是以侵害肝脏为主引起病毒性肝炎的一组病原体。目前已经公认的人类病毒性肝炎的病原体至少有五种,包括甲型肝炎病毒(hepatitis A virus,HAV)、乙型肝炎病毒(hepatitis B virus,HBV)、丙型肝炎病毒(hepatitis C virus,HCV)、丁型肝炎病毒(hepatitis D virus,HDV)、戊型肝炎病毒(hepatitis E virus,HEV),它们的基本生物学特性、传播途径、临床经过均不完全相同(表8－1)。近年来又发现了一些与人类肝炎相关的病毒,如庚型肝炎病毒(HGV)和 TT 病毒,但尚未确认。此外,还有一些病毒如黄热病毒、巨细胞病毒等虽也可引起肝炎,但不列入肝炎病毒范围之内。

表 8－1　五种肝炎病毒的主要生物学性状比较

病　　毒	HAV	HBV	HCV	HDV	HEV
病毒分类	小 RNA 病毒	嗜肝 DNA 病毒	黄病毒	(缺陷病毒)	杯状病毒
病毒大小	27 nm	42 nm	30～60 nm	40 nm	27～34 nm
基因	ss RNA(＋)	dsDNA	ssRNA(＋)	ssRNA(－)	ssRNA(＋)
抗原	HAVAg(VP1～VP4)	HBsAg、HBcAg、HBeAg	HCVAg	HDVAg	HEVAg
传播途径	粪-口传播	肠道外及性传播	多数肠道外传播	多数肠道外传播	粪-口传播
潜伏期	25 d(15～45 d)	75 d(40～120 d)	50 d(15～90 d)	50 d(25～75 d)	40 d(20～30 d)
引起疾病慢性化	无	3%～10%	40%～70%	2%～70%	无

一、甲型肝炎病毒

HAV 属小 RNA 病毒科的嗜肝病毒属。人类感染 HAV 后,大多表现为亚临床或隐性感染,仅少数人表现为急性甲型肝炎,一般可完全恢复,不转变为慢性肝炎。

1. 生物学性状

(1) 形态与结构:HAV 呈球形,直径约为 27 nm,核酸为＋ssRNA,无包膜。衣壳呈二十面体立体对称。目前分离的 HAV 毒株均属同一血清型。

(2) 病毒感染模型与培养:黑猩猩和狨猴对 HAV 易感,可成为宿主且能传代。经口或静脉注射 HAV 可使动物发生肝炎。HAV 可用多种原代及传代细胞株分离培养,如人胚肺细胞、人胚肾细胞、原代狨猴肝细胞等。

(3) 抵抗力:HAV 对乙醚、酸、热稳定。60℃加热 1 h 及酸(pH 3)的作用均不能使 HAV 失活。

在4℃可存活数月,-20℃贮存数年仍保持感染性。但100℃加热5 min或用甲醛溶液、氯等处理可使之灭活。

2. 致病性与免疫性

(1)传染源与传播途径:传染源为患者和隐性感染者。HAV主要通过粪-口途径传播。HAV随患者粪便排出体外,通过污染水源、食物、海产品(如毛蚶等)、食具等可造成散发性流行或大流行。1988年上海曾发生因食用HAV污染的毛蚶而暴发甲型肝炎流行,发病多达30余万例。

(2)致病性:HAV多侵犯儿童及青年,发病率随年龄增长而递减,且多为隐性感染。甲型肝炎的潜伏期为15~50 d,发病急,多出现发烧、肝大、疼痛等症状,黄疸较多见。甲型肝炎一般不转为慢性肝炎,甲型肝炎预后良好,长期病毒携带者很少见。

(3)免疫性:机体感染后可产生抗HAV的IgM和IgG。前者在急性期和恢复期出现,后者在恢复后期出现,并可维持多年,对同型病毒的再感染有免疫力。

3. 微生物学检查　　HAV可在培养细胞中增殖,但不引起明显的细胞病变,实验室诊断一般不做病毒的分离培养,而是以检测HAV的抗原和抗体为主。

抗HAV的IgM具有出现早、消失快的特点,故成为HAV新近感染的标志。抗HAV的IgG的检测有助于流行病学调查。粪便中抗HAV IgA的检查也有助于诊断。应用RT-PCR技术或cDNA-RNA分子杂交技术可以检测标本中的HAV RNA。

4. 防治原则　　预防甲型肝炎应搞好饮食卫生,保护水源,加强粪便管理,并做好卫生宣传教育工作。注射丙种球蛋白及胎盘球蛋白对预防甲型肝炎有一定效果。我国生产的HAV减毒活疫苗有H2株和LA-1株,免疫效果良好。

二、乙型肝炎病毒

HBV属于嗜肝DNA病毒科。人感染乙型肝炎病毒后,起病徐缓,部分患者可转为慢性,少数还可导致肝硬化和肝癌。全世界感染者及病毒携带者达3.5亿之多,其中我国约有1.2亿人。

1. 生物学性状

(1)形态与结构:在乙型肝炎患者的血清中可观察到三种不同形态的HBV颗粒,即大球形颗粒、小球形颗粒和管形颗粒。

1)大球形颗粒:亦被称为Dane颗粒。大球形颗粒即完整的HBV,直径约42 nm,含有双层衣壳。外衣壳相当于包膜,由脂质双层和蛋白质组成。在脂质双层中镶嵌有HBV的表面抗原(hepatitis B surface antigen,HBsAg),以及少量的前S1(Pre S1)和前S2(Pre S2)抗原。

2)小球形颗粒:直径约22 nm,其主要成分为HBsAg,是HBV感染肝细胞后合成过剩的游离于血循环中的外衣壳,不含DNA和DNA多聚酶。小球形颗粒在HBV感染后血液中最多见。

3)管形颗粒:直径约22 nm,长100~700 nm,实际上是由小球形颗粒聚合而成的,但同样具有HBsAg的抗原性。

(2)基因结构:HBV的基因组是由长链L(负链)和短链S(正链)组成的不完全双链环状DNA。长链有3 200个核苷酸,短链长度可变,为长链的50%~80%。HBV DNA负链有4个开放阅读框(ORF),分别为S、C、P及X,能编码全部已知的HBV蛋白质。

(3)抗原组成

1)HBsAg和PreSAg:HBsAg是机体受HBV感染的主要标志之一。HBsAg具有几种特异性抗原组分,包括各亚型共同抗原特异决定簇a和两组互相排斥的亚型决定簇d/y和w/r。HBsAg的主要亚型有adr、adw、ayr及ayw4种,我国汉族以adr居多。HBsAg能刺激机体产生相应抗体(抗-HBs),它是HBV的中和抗体,具有免疫保护作用。PreS1和PreS2常在感染早期出现,具有良好的免疫原性,能刺激机体产生相应抗体(抗-PreS1和抗-PreS2)。该抗体通过阻断HBV与肝细胞的结合而发挥抗病毒作用。

2)HBcAg:存在于大球形颗粒的核心内衣壳表面和乙型肝炎患者的肝细胞核内。HBcAg外

笔记栏

面包裹 HBsAg,故 HBcAg 不易游离于血循环中,因此不易从患者血清中检出。HBcAg 抗原性很强,在乙型肝炎的急性期、恢复期和 HBcAg 携带者中常可测出抗-HBc,但无中和作用。体内如发现 HBcAg 或抗-HBc,特别是高滴度 HBcAg 或抗-HBc IgM,表示 HBV 在肝内处于复制状态。

3) HBeAg:HBeAg 和 Dane 颗粒出现时间相一致,与 HBV DNA 聚合酶在血液中的消长动态也基本一致,HBeAg 的存在可作为体内有 HBV 复制及血清具有传染性的标志。血中 HBsAg 滴度越高,HBeAg 的检出率亦越高。有些患者可出现抗-HBe,该抗体有一定的保护作用。急性乙型肝炎进入恢复期时 HBeAg 消失,抗 HBe 阳性;但抗 HBe 亦见于携带者及慢性乙型肝炎血清中。

(4) 培养:HBV 在组织细胞内的培养尚未成功。目前采用的 HBV DNA 转染的细胞培养系统,即将病毒 DNA 导入肝癌细胞后,HBV 可以整合并复制,表达出 HBV 抗原成分,有的细胞株还能产生大球形颗粒。上述方法可用于抗 HBV 药物的筛选。S 基因转染的中国地鼠卵巢细胞(CHO)系可分泌 HBsAg 而用于制备疫苗。

黑猩猩是 HBV 的易感动物,接种后可发生人类相似的急慢性感染,可用于 HBV 致病机制和 HBV 疫苗效果的研究。采用 HBV 转基因小鼠作为动物模型,也可以进行 HBV 致病机制方面的研究。

(5) 抵抗力:HBV 对外界环境的抵抗力较强,对低温、干燥、紫外线和 70% 乙醇等一般化学消毒剂均有抵抗性。100℃加热 10 min 及环氧乙烷等可使 HBV 灭活。0.5% 过氧乙酸、5% 次氯酸钠及 0.2% 苯扎溴铵等也可用于消毒。

2. 致病性与免疫性

(1) 传染源与传播途径:主要传染源是患者和无症状 HBV 携带者。潜伏期、急性期和慢性活动期,患者的血液和体液均有传染性。传播途径包括以下三种。

1) 血液传播:HBV 的传染性很强,输血或注射是重要的传染途径,外科和口腔手术、针刺、共用剃刀和牙刷等物品时受含少量病毒的血液污染也可造成传染。

2) 母婴传播:主要是围生期感染,即分娩时新生儿经产道通过微小伤口或被母亲血液、羊水或分泌物中的病毒感染所致。也可由宫内感染(<10%)或通过哺乳而传播。凡母亲血液为 HBeAg 阳性者,其婴儿被感染的机会可达 90% 以上。

3) 接触传播:乙型肝炎可通过性接触传播。在西方国家将乙型肝炎列为性传播疾病(sexually transmitted disease,STD)之一。近年来有人报告在急性乙型肝炎患者和慢性 HBV 携带者唾液标本中检测到 HBsAg 及大球形颗粒,因此对 HBV 随唾液经口传播的途径应当重视。

(2) 致病性与免疫机制:乙型肝炎的临床表现呈多样性,可表现为无症状病毒携带者、急性肝炎、慢性肝炎及重症肝炎等。对 HBV 的致病机制尚未完全清楚,目前认为 HBV 在肝细胞内增殖而直接损害靶细胞不是主要的致病原因,很可能是通过机体对病毒的免疫反应引起肝组织免疫病理损伤。

(3) HBV 与原发性肝癌:研究表明,HBV 感染与原发性肝癌的发生有密切关系。

3. 微生物学检查

(1) HBV 抗原与抗体检查:实验室诊断最常用的是采用血清学方法检测患者血清中 HBV 抗原、抗体,并根据这些标志进行分析判断。

1) HBsAg 和抗-HBs:在血清中检测到 HBsAg,表示机体感染了 HBV。HBsAg 阳性见于以下情况:急性乙型肝炎的潜伏期或急性期(大多短期阳性);HBV 所致的慢性肝病包括慢性乙型肝炎、肝硬化和原发性肝癌;无症状携带者。急性肝炎恢复后,1~4 个月内 HBsAg 可消失,持续 6 个月以上则认为转为慢性肝炎。HBsAg 阳性而长期无临床症状者为 HBV 携带者。抗-HBs 表示曾感染过 HBV,或接种过乙型肝炎疫苗,机体对 HBV 有一定的免疫力。

2) HBcAg 与抗-HBc:HBcAg 阳性表明有病毒颗粒存在,具有传染性。由于 HBcAg 主要存在于肝细胞核内,因此在患者血清内不能检测出 HBcAg,通常检测抗-HBc。抗 HBc IgM 阳性说明血液有很强的传染性。慢性 HBV 感染者,抗 HBc IgG 持续阳性。

3）HBeAg 和抗- HBe：HBeAg 阳性是体内有 HBV 复制和血液传染性强的标志。急性乙肝 HBeAg 呈短暂阳性,如持续阳性提示预后不良。孕妇 HBeAg 阳性者,新生儿感染 HBV 阳性率高,这说明 HBeAg 与垂直感染有一定相关性。抗- HBe 阳性表明 HBV 复制能力减低,血液传染性降低(表8－2)。

表8－2　HBV 抗原、抗体检测结果分析

HBsAg	HBeAg	抗 HBs	抗 HBe	抗 HBcIgM	抗 HBcIgG	结 果 分 析
+	−	−	−	−	−	HBV 感染者或无症状携带者
+	+	−	−	+	−	急性乙型肝炎(大三阳)
+	−	−	+	−	+	急性感染趋向恢复(小三阳)
+	+	−	−	−	−	急性或慢性乙型肝炎或无症状携带者
−	−	+	+	−	+	乙型肝炎恢复期
−	−	−	−	−	+	既往感染
−	−	+	−	−	−	既往感染或接种过疫苗

（2）血清 HBV DNA 检测：应用核酸杂交技术、PCR 或荧光定量 PCR 技术可用于乙型肝炎的诊断及流行病学调查。这些方法具有特异性强、敏感性高等特点。用 PCR 技术检测患者血清中 HBV DNA,在临床上也已用于辅助诊断,特别是定量 PCR 能检测出 DNA 拷贝数量,可作为药物疗效的考核指标。但一般不能单独依靠 PCR 进行临床诊断。

4. 防治原则　　接种乙型肝炎疫苗是最好的预防乙型肝炎的措施。我国普遍使用 HBV 基因工程疫苗。注射高效价抗- HBV 免疫球蛋白(HBIg),可用于紧急预防或阻断母婴传播。

三、丙型肝炎病毒

丙型肝炎病毒(hepatitis C virus,HCV)为丙型肝炎的病原体,属黄病毒科 HCV 属成员。HCV 主要经血液或血液制品传播,其临床和流行病学特点类似乙型肝炎,但症状较轻。

传染源主要为患者和病毒携带者。HCV 主要经血源传播,国外 30%～90% 输血后肝炎为丙型肝炎,我国 1/3 输血后肝炎为丙型肝炎。此外,HCV 也可经母婴垂直传播、家庭日常接触传播和性接触等途径传播。输入含 HCV 或 HCV RNA 的血浆或血液制品,一般经 6～7 周潜伏期后急性发病,临床表现为全身无力,胃纳差,肝区不适,1/3 患者有黄疸,血清谷丙转氨酶(ALT)升高,抗 HCV 抗体呈阳性。患者可发展为慢性肝炎,甚至部分患者会发展为肝硬化或肝癌。

四、丁型肝炎病毒

丁型肝炎病毒(hepatitis D virus,HDV)是丁型肝炎的病原体。它是一种缺陷病毒,必须在 HBV 或其他嗜肝 DNA 病毒辅助下才能复制,因此其致病必须同时有 HBV 感染,病情较单纯感染 HBV 的患者严重。

HDV 传播方式与 HBV 基本相同,主要经输血或注射传播。与 HBV 相比,HDV 母婴垂直传播少见,而性传播相对多见。研究表明,丁型肝炎病毒的感染需同时或先有 HBV 感染。丁型肝炎病毒与 HBV 的同时感染被称为联合感染(coinfection),发生在 HBV 感染基础上的丁型肝炎病毒感染被称为重叠感染(superinfection)。一般认为,HDV 致病机制主要是病毒对肝细胞的直接损伤,肝脏损伤程度与 HDV RNA 呈正相关。HDV 感染常导致 HBV 感染者的症状加重与病情恶化。

丁型肝炎预防原则与乙型肝炎相同。注射乙肝疫苗可预防丁肝病毒(HDV)感染。目前治疗尚无特效药,但由于 HDV 是缺陷病毒,抑制 HBV 增殖的药物也能控制 HDV 的复制。

五、戊型肝炎病毒

戊型肝炎病毒(hepatitis E virus,HEV)是戊型肝炎(hepatitis E)的病原体,在分类学上属于杯

状病毒科。

HEV 的传染源主要是潜伏末期和急性初期的戊型肝炎患者。主要经粪-口途径传播。人感染 HEV 后,潜伏期 10～60 d,平均为 40 d。病毒经胃肠道进入血液,在肝内复制后释放到血液和胆汁中,并随粪便排出体外,污染水源、食物和周围环境而发生传播。潜伏期末和急性期初的患者粪便内含戊型肝炎病毒量大,其传染性最强。

戊型肝炎病毒通过对肝细胞的直接损伤和免疫病理反应,引起肝细胞炎症或坏死,可发生急性戊型肝炎(包括急性黄疸型和无黄疸型)、重症肝炎等。临床患者多为轻中型肝炎,常为自限性,不发展为慢性。戊型肝炎病毒主要侵犯青壮年,儿童感染表现为亚临床型较多,成人戊型肝炎的病死率高于甲型肝炎,尤其孕妇患戊型肝炎后病情严重,妊娠最后 3 个月者病死率可高达 10%～20%。机体感染戊型肝炎病毒后可产生一定的免疫保护作用。此外,HBsAg 携带者重叠感染 HEV 后,病情也较重。

戊型肝炎病后有一定免疫力,病后可产生保护性中和抗体,但免疫力持续时间较短。

第四节　虫　媒　病　毒

虫媒病毒(arbovirus)是以某些节肢动物作为传播媒介的病毒。大多数虫媒病毒是引起人畜共患病的自然疫源性疾病,主要包括出血热、脑脊髓炎及全身性感染等。虫媒病毒所致疾病具有明显的季节性和地域性。

一、流行性乙型脑炎病毒

流行性乙型脑炎病毒(epidemic type B encephalitis virus)简称乙脑病毒,曾被命名为日本乙型脑炎病毒(Japanese B encephalitis virus)。该病毒主要通过库蚊作为传播媒介,引起人类流行性乙型脑炎。

1. 生物学性状

(1) 形态与结构:病毒颗粒呈球形,直径为 30～40 nm,有包膜。病毒核心为二十面体立体对称的病毒核衣壳,由单正链 RNA 和病毒衣壳蛋白 C 组成。病毒 RNA 具有感染性。病毒包膜含有包膜糖蛋白 E 和膜蛋白 M。

包膜糖蛋白 E 为病毒血凝素,具有凝血活性,能凝集雏鸡、鸽和鹅的红细胞,其特异性抗体可以抑制其凝血能力,并具有中和病毒的作用。

(2) 培养特性:病毒在多种动物的组织细胞和鸡胚内均能增殖。敏感动物是小鼠或乳鼠,鼠龄越小,易感性越高。病毒可在 C6/36、BHK21、Vero 等细胞系或地鼠及猪肾的原代细胞中增殖并引起明显的 CPE,病毒在软营养琼脂覆盖的培养细胞单层上形成蚀斑。

(3) 抗原性:稳定,较少发生变异,迄今只发现 1 个血清型。包膜蛋白 E 是病毒的主要抗原,可以刺激机体产生中和抗体。

(4) 抵抗力:流行性乙型脑炎病毒的抵抗力弱,对热敏感。病毒含有包膜,对乙醚、丙酮等脂溶剂敏感。

2. 致病性与免疫性

(1) 致病性:流行性乙型脑炎病毒主要存在于蚊子、家畜体内。蚊子是该病毒的传播媒介,在我国主要是三节吻库蚊。蚊子是该病毒的长期储存宿主,而家畜是病毒的扩增宿主,也是三节吻库蚊的吸血对象。当病毒在蚊子肠道和唾液腺内增殖至一定数量后,可以随着蚊子叮咬而传播至猪(幼猪多见)、牛、羊等家畜。家畜被病毒感染后出现短暂的病毒血症,而多无明显的临床症状。病毒可以在猪和三节吻库蚊之间形成自然感染循环,在猪体内增殖的病毒经三节吻库蚊传给人。

在流行性乙型脑炎的流行区内,猪发生病毒血症的时间比人群发病高峰早1~2个月。因此,在流行季节前,通过检查猪的病毒血症和带毒率,可预测当年人群的流行程度。绝大多数病例表现为隐性感染或仅出现轻微症状,只有少数病例发生脑炎,出现中枢神经系统症状。临床表现为高烧、头痛、呕吐、昏迷等脑膜刺激症状及脑炎。部分患者病后有后遗症。

（2）免疫性：机体感染病毒后可产生持久的免疫力。首先出现 IgM 型血凝抑制（HI）抗体,感染后2周达高峰;其次是 IgG 中和抗体,在病后1周内出现,持续时间长。机体免疫除了以体液免疫为主外,完整的血-脑屏障和细胞免疫对抗流行性乙型脑炎病毒感染也具有重要作用。

3. 微生物学检查　　一般情况下,根据临床表现和流行病学资料可以进行临床诊断。确诊需要进行血清学诊断、病毒抗原或核酸的检测及病毒分离等。

（1）病毒分离：病毒感染人体后病毒血症的持续时间短,可将感染组织接种到小鼠脑内分离病毒。用免疫荧光法检查病毒特异抗原。对于分离到的病毒,可以用已知的特异性抗血清进行血清学鉴定。

（2）血清学诊断：可以检测血清内血凝抑制（HI）抗体及中和抗体。

1）特异性 IgM 和 IgG：恢复期血清抗体效价是急性期的4倍或4倍以上有诊断意义。此方法应用于临床早期诊断和大规模的流行病学调查。

2）HI 抗体：特别是 IgM 型 HI 抗体可以于发病后5d出现,2~3周达高峰,可用于早期诊断。

（3）病毒核酸检测：用 RT-PCR 法检测病毒的特异性 RNA 片段,敏感性和特异性较高,适合于对尚未产生抗体的患者进行早期诊断。

4. 防治原则　　防蚊、灭蚊和易感人群的预防接种是预防本病的关键。目前尚无有效的药物可以治疗流行性乙型脑炎。幼猪是乙脑病毒的主要的传染源和中间宿主,有条件时可给幼猪接种疫苗。

二、登革病毒

登革病毒（dengue virus）属于黄病毒科黄病毒属。登革病毒主要通过伊蚊等媒介昆虫传播,引起登革热（dengue fever）、登革出血热（dengue hemorrhagic fever,DHF）和登革休克综合征（dengue shock syndrome,DSS）。上述疾病在亚洲、非洲、南美洲的热带地区发病率呈上升趋势,我国广东、海南和台湾等地也有发生。

1. 生物学性状

（1）形态与结构：病毒颗粒呈球形,直径约为55 nm,有包膜。病毒核心是由单正链 RNA 和衣壳蛋白 C 共同组成的二十面体核衣壳结构。E 蛋白是病毒包膜的主要糖蛋白,与病毒的细胞嗜性、红细胞凝集,以及诱导红细胞凝集抑制抗体、中和抗体等有关。

（2）培养特性：登革病毒可以在多种昆虫和哺乳动物的细胞培养中增殖,并引起培养细胞发生不同程度的细胞病变。

（3）抗原性与变异性：根据登革病毒包膜蛋白 E 的抗原性不同,将病毒分为4个血清型。各型病毒之间抗原性有交叉,但与黄病毒科的其他抗原群无交叉性。病毒 E 蛋白的抗原决定簇既可以诱导宿主产生保护性的中和抗体和血凝抑制抗体,又可能参与登革出血热和登革休克综合征的发生。登革病毒易发生变异。

（4）抵抗力：病毒对热敏感,56℃加热30 min 可被灭活。氯仿、丙酮等脂溶剂通过破坏病毒包膜而灭活病毒。病毒对胃酸、胆汁和蛋白酶均敏感。乙醇、1%碘酒、2%戊二醛、过氧乙酸等消毒剂可以灭活病毒。

2. 致病性与免疫性

（1）致病性：登革病毒的储存宿主是人和蚊子。在登革热疫区的主要传播媒介是埃及伊蚊和白蚊伊蚊。当蚊子叮咬感染了登革病毒的人或动物时,可以通过改换叮咬对象而直接传播病毒。当人被携带登革病毒的蚊子叮咬时,可以形成蚊-人-蚊的循环传播途径。登革病毒感染的主要靶细胞是血管内皮细胞和单核-巨噬细胞。发病患者的主要临床表现有登革热、登革出血热及登革热-休克综合征。

(2) 免疫性：登革病毒感染引起的机体免疫以体液免疫为主。机体感染登革病毒后产生的同型免疫抗体可长期存在。

3. 微生物学检查　大多数登革热病例可以根据发热、出血、肝大、休克或血小板减少等症状进行临床诊断。病毒分离、血清学诊断及病毒核酸检查是确切的诊断方法。

(1) 病毒分离：可用蚊传代细胞培养或乳鼠脑内接种分离病毒。一般采集患者发病初期血清接种至白蚊伊蚊 C6/36 株细胞分离病毒。病毒分离后,可以使用登革病毒血清特异性单克隆抗体,在 2 周内通过间接凝集实验进行病毒的鉴定。

(2) 血清学诊断：一般采用血凝试验、血凝抑制试验或 ELISA 法进行抗体检查。若恢复期抗体的效价比急性期增高 4 倍或 4 倍以上,有诊断意义。在登革病毒的再次感染中,交叉反应抗体的快速出现为主要特征。另外,用 ELISA 法检测患者血清中登革病毒特异性的 IgM,有助于登革热早期诊断。

(3) 病毒核酸检测：用 RT－PCR 法可以检测病毒的双重或多重感染。

4. 防治原则　控制传播媒介、防止蚊虫叮咬是防治登革病毒感染的重要措施。目前主要通过清除蚊虫孳生场所,改善环境卫生条件等方式控制蚊虫的数量。

目前尚无安全、有效的登革病毒疫苗。亚单位疫苗或基因疫苗等正在研制中。

三、森林脑炎病毒

森林脑炎病毒(forest cephalitis virus)又名蜱传脑炎病毒(tick-borne encephalitis virus),属于黄病毒科黄病毒属。由该病毒引起的森林脑炎是一种中枢神经系统的急性传染病,由蜱传播,属于自然疫源性疾病。

1. 生物学性状　病毒形态、结构与流行性乙型脑炎病毒相似,呈球形,核酸为单正链 RNA,衣壳呈二十面体立体对称,外有包膜,含有血凝素。病毒的动物感染范围较广,小鼠对该病毒的易感性最高。病毒的抗原性比较单一,与羊跳跃病毒有交叉反应。不同来源毒株的毒力差异较大。病毒对外界的抵抗力不强。

2. 致病性与免疫性　蜱是森林脑炎病毒的传播媒介,又是其储存宿主。此外,蝙蝠、松鼠、野兔等也是其储存宿主。在自然情况下,由蜱叮咬并传染病毒给森林中的一些动物,构成自然的感染循环。当易感人群进入林区时,可被蜱叮咬而感染。森林脑炎的病死率一般为 20%～30%,痊愈恢复的患者中 30%～60%残留有后遗症。机体感染森林脑炎病毒后可获得牢固、持久的免疫力。

3. 微生物学检查　森林脑炎病毒的分离鉴定方法、血清学诊断(血凝抑制抗体、中和抗体)方法都与乙型脑炎病毒相似。实验室工作人员分离病毒时应特别注意防护。

4. 防治原则　森林脑炎的预防应以灭蜱及防蜱叮咬为重点,尤其是林区工作者应当采取防护措施。目前在我国林区进行接种的森林脑炎病毒疫苗是用组织培养制备的灭活疫苗,每年加强免疫接种一次,已证明有较好的预防效果。

第五节　出血热病毒

一、汉坦病毒

呈球形或椭圆性,直径为 75～210 nm(平均为 120 nm),病毒外层是双层脂质包膜,表面有由病毒糖蛋白 G1 和 G2 组成的刺突。

根据 NT 试验结果可将汉坦病毒分为 6 个血清型,即黑线姬鼠型、褐家鼠型、欧洲棕背鼠型、草原田鼠型、巴尔干姬鼠型和小家鼠型。在我国流行的汉坦病毒主要是黑线姬鼠型和褐家鼠型。另外,根据病毒的抗原性和基因结构特征的不同,可以把汉坦病毒分为 14 型。其中汉滩病毒、多布拉伐-贝尔格莱德病毒、汉城病毒和普马拉病毒主要引起肾综合征出血热(hemorrhagic fever with renal syndrome,HFRS);辛诺柏病毒引起汉坦病毒肺综合征(hantavirus pulmonary syndrome,HPS)。汉坦病毒是分节段的 RNA 病毒,容易发生变异。

在我国汉坦病毒的传染源主要是黑线姬鼠、褐家鼠和林区的大林姬鼠。HFRS 呈季节性流行,与鼠类的繁殖活动和与人的接触时间等密切相关。病毒感染的大鼠或小鼠等实验动物也可以传播病毒,引起汉坦病毒的实验室感染。

HFRS 病后可获持久免疫力,再次感染发病者极少。

目前对于症状典型的 HFRS 患者,主要根据临床症状进行临床诊断。但非典型患者的早期症状与流感相似,不易确诊,需要用微生物学检查方法进行辅助诊断。

控制该病的传播,应积极采取有效措施防鼠、灭鼠,并注意处理鼠的排泄物,加强实验动物的管理,改善家庭和个人的居住环境。注意个人防护,特别是野外工作人员和动物实验工作者,避免与啮齿类动物密切接触,并防止经呼吸道或消化道摄入啮齿类动物的排泄物、污染物等而被感染。特异性预防方面,我国主要使用经金黄地鼠肾细胞、长爪沙鼠肾细胞等细胞培养制备的灭活病毒疫苗等。

二、埃博拉病毒

埃博拉病毒颗粒具有多形性,呈管状、丝状或索状等,直径为 80 nm,长度约 800 nm 至数千纳米;外被脂蛋白包膜,病毒包膜表面有 7 nm 长的刺突。病毒核酸为单负链 RNA(- ssRNA),与病毒核蛋白和多聚酶共同组成螺旋对称的核衣壳,构成病毒的核心。

埃博拉病毒感染主要引起埃博拉热。埃博拉病毒在猴群中传播,通过猴感染人,并在人群中传播。埃博拉热的临床特点是经过 3~7 d 的潜伏期后,突然发病;早期出现流感样非特异症状(如发热、肌肉疼痛等),发病后 5~7 d 出现严重的出血,伴有剧烈腹泻、呕吐和皮肤瘀斑;进而迅速衰竭,于发病后 7~16 d 出现死亡,病死率高达 50%~80%。

埃博拉病毒是高度危险的病原体,必须在专门的实验设施内进行病毒的分离与鉴定。目前在非洲疫区主要通过检测埃博拉病毒的特异性 IgM 和 IgG 抗体及检查病毒抗原或核酸等进行诊断。

目前尚无有效的预防埃博拉病毒感染的疫苗。重要的防治措施是加强对感染者的隔离及对实验室和医护人员的防护,避免接触感染者的血液、分泌物等以减少被感染的机会。高效价抗埃博拉病毒抗体可以在一定程度上防止病毒感染,在受到埃博拉病毒攻击后 48h 内使用,有较高的保护作用,可用于发生意外感染人员的紧急处理。

三、克里米亚-刚果出血热病毒

该病毒 1944 年在克里米亚有过暴发流行,后来在高加索和中亚等广大地区也发现本病。非洲于 1956 年首先在扎伊尔发现了该病患者。1965 年 5 月在我国新疆巴楚县人群中曾发生暴发流行,病死率高达 80%,该病与国内其他地区流行的出血热不同,故定名为新疆出血热。后经病毒病原学和血清学研究证实,该病毒和已知的克里米亚-刚果出血热病毒相同。

人群的感染通常是被带毒蜱叮咬所致,但与发热期患者血液及其分泌物、排泄物接触也可被感染。

经静脉输入抗病毒药物和复原期的血浆对治疗有利。由于该病毒在医院内传染性强,医护人员处理患者的血液或分泌物时需采取严格的预防感染措施。由于患者可将病毒直接传播给人,故需特别注意可能发生的家庭、病房及实验室内的感染问题。

本病目前尚无特效治疗,原则上应采取综合治疗措施,以控制出血和抗休克治疗为主。

笔记栏

第六节　疱疹病毒

疱疹病毒科(*Herpesviridae*)是一群中等大小、有包膜的 DNA 病毒。根据病毒基因组的结构和同源性及病毒的生物学性状,又将疱疹病毒分为 α、β、γ 共 3 个亚科,现有成员 114 种,其分别引起人和动物的多种疾病。常引起人类疾病的疱疹病毒被称为人疱疹病毒(human herpes virus, HHV),其种类及主要性状见表 8-3。

表 8-3　人疱疹病毒种类、主要性状和所致主要疾病

正式命名	常用名	亚科	潜伏部位	所致主要疾病
HHV-1	单纯疱疹病毒 1 型(HSV-1)	α	三叉、颈上神经节	唇疱疹、角膜结膜炎、脑炎等
HHV-2	单纯疱疹病毒 2 型(HSV-2)	α	腰骶神经节	生殖器疱疹、新生儿疱疹
HHV-3	水痘-带状疱疹病毒(VZV)	α	感染感觉神经节	水痘、带状疱疹、肺炎、脑炎等
HHV-4	EB病毒(EBV)	γ	淋巴细胞	IM、Burkitts 淋巴瘤、鼻咽癌等
HHV-5	人巨细胞病毒(HCMV)	β	淋巴细胞、分泌腺体	CID、肝炎、先天畸形等
HHV-6	人疱疹病毒 6 型	β	淋巴细胞	婴幼儿急疹、间质性肺炎等
HHV-7	人疱疹病毒 7 型	β	淋巴细胞	未明确
HHV-8	人疱疹病毒 8 型	γ	淋巴细胞	Kaposi 肉瘤

注:IM 为传染性单核细胞增多症(infectious mononucleosis, IM);CID 为巨细胞包涵体病(cytomegalic inclusion disease, CID)。

疱疹病毒的共同特点有:① 病毒颗粒呈球形,直径为 150~200 nm。基因组由线形双链 DNA 组成。核衣壳是由 162 个壳粒组成的二十面体立体对称,外有包膜,包膜表面有糖蛋白刺突。② 病毒通过包膜糖蛋白与易感细胞表面结合,在细胞核内进行 DNA 复制及装配。除 EBV、HHV-6 和 HHV-7 型嗜淋巴细胞外,其他 HHV 均能感染人二倍体成纤维细胞,形成包涵体。病毒感染的细胞可与周围的正常细胞发生融合,形成多核巨细胞。③ 病毒感染宿主细胞后,可能出现多种感染类型:显性感染(原发和复发感染)、潜伏感染、整合感染和先天性感染。当机体受外界不利因素影响时,潜伏感染可转变为显性感染。病毒部分基因组可与宿主细胞 DNA 整合形成整合感染,导致细胞转化,与某些疱疹病毒(如 EBV)的致癌机制有关。病毒经胎盘感染胎儿,可引起先天畸形,如巨细胞病毒。

一、单纯疱疹病毒

单纯疱疹病毒(herpes simplex virus, HSV)致细胞病变作用强,宿主范围广泛,能引起人类多种类型的感染性疾病,如角膜结膜炎(keratoconjunctivitis)、生殖系统感染及严重的脑炎(encephalitis)。HSV 感染宿主后,在神经细胞形成潜伏感染,经激活后,引起复发感染。

HSV 呈球形,直径 150~200 nm,核衣壳立体对称,内有线形 dsDNA,外有包膜。HSV-1(HHV-1)与 HSV-2(HHV-2)基因组相似,序列有 50% 的同源性。HSV 对动物感染的宿主范围较广,因此常用家兔、豚鼠、小鼠等作为实验动物。HSV 在体外能感染多种细胞并在其中增殖。分离 HSV 常用的细胞系:BHK 细胞、Vero 细胞和 HEP-2 细胞等,在这些细胞中均能引起明显的细胞病变。

患者和病毒携带者是 HSV 感染的传染源。HSV 感染主要经密切接触传播,病毒可通过破损皮肤、性接触及呼吸道途径进入机体,也可经呼吸道传播。典型的皮肤损伤为水疱。HSV 的感染通常表现为原发感染、潜伏感染、先天性感染和整合感染。

原发感染多发生于婴幼儿和学龄前儿童,其中大多数为隐性感染。HSV-1 的原发感染常局限

在口咽部,尤以龈口炎(gingivostomatitis)为多见,临床表现为牙龈、咽颊部成群疱疹,发热,咽喉痛,疱疹破溃后形成溃疡。此外,HSV-1 的原发感染还可引起疱疹性角膜炎、皮肤疱疹性湿疹。HSV-2 的原发感染主要引起生殖器疱疹,在男性表现为阴茎的水疱性溃疡,在女性表现为宫颈、外阴、阴道的水疱性溃疡。新生儿可经产道感染,引起脑膜炎和角膜结膜炎。

感染 HSV 后,正常机体可清除 HSV,但在免疫功能受损或有缺陷的情况下,HSV 可以处于潜伏状态。HSV-1 潜伏在三叉神经节和颈上神经节,HSV-2 常潜伏在骶神经节。潜伏状态下只有很少的病毒基因表达。当机体受到多种因素如紫外线、发热、月经、细菌或病毒感染等影响后,潜伏的 HSV 被激活,其沿感觉神经纤维轴索下行至神经末梢,感染上皮细胞,引起细胞和组织病变。由 HSV 引起的感染复发,往往在同一部位发生相同的病理损伤,如原发病变部位是角膜,则复发的病变部位依然是角膜,重者可导致角膜瘢痕乃至失明。

妊娠妇女感染 HSV 后,可经胎盘或产道感染胎儿,造成流产、早产、死胎或先天性畸形。

一些资料表明 HSV 整合感染可能与唇癌、外阴癌及子宫颈癌有关,特别是 HSV-2 作为子宫颈癌的病因,曾经受到人们的重视,但近年的研究表明人乳头瘤病毒与子宫颈癌有直接关系,因此子宫颈癌的成因也许是复杂的。

二、水痘-带状疱疹病毒

水痘-带状疱疹病毒(varicella-zoster virus,VZV)即 HHV-3 在儿童原发感染时引起水痘(varicella),当恢复后,VZV 仍然潜伏在体内,少数患者在青春期或成人后,VZV 再发感染而引起带状疱疹,故称之为 VZV。

VZV 的形态与 HSV 相似,仅有 1 个血清型;基因组有 71 个基因,编码 67 种蛋白质,其中 6 种糖蛋白命名为 gE、gB、gH、gI、gC 和 gL。

培养 VZV 常用人及猴的成纤维细胞,可出现典型的细胞病变,如细胞核内出现嗜酸性包涵体及多核巨细胞的形成。VZV 不容易向细胞外释放,其通过细胞间扩散,再感染邻近细胞。

人是 VZV 的唯一自然宿主,VZV 没有动物储存宿主。患者的分泌物是主要的传染源,皮肤是 VZV 的主要靶器官。

原发感染主要表现为水痘,起始于呼吸道黏膜,通过血和淋巴系统,进入肝脾复制,经两次病毒血症,扩散至全身的皮肤,出现丘疹、水疱疹,有的发展成脓疱疹。皮疹呈向心性分布,躯干比面部和四肢多。有免疫缺陷的儿童感染 VZV 后,病死率高。孕妇感染 VZV 后病情严重,可导致胎儿畸形、流产或死亡。

复发感染表现为带状疱疹,可发生于成人、老年人或免疫抑制患者,VZV 潜伏于脊髓后根神经节或颅神经的感觉神经节中,受外伤、手术、发热等因素的激活,活化的病毒经感觉神经纤维轴突下行至所支配的皮肤区。初期局部皮肤有瘙痒、疼痛,进而出现红疹、疱疹并串联成带状,以躯干和面额部多见。

VZV 的 3 种主要糖蛋白能诱导产生中和抗体,中和病毒感染性,特异性体液免疫和细胞免疫对限制 VZV 扩散及疾病的痊愈起主要作用,其中尤以特异性细胞免疫更为重要。机体在患水痘后可以获得持久性免疫力。但特异性体液免疫和细胞免疫不能阻止病毒的激活,不能阻止带状疱疹的发生。

临床典型的水痘或带状疱疹容易诊断。若需要做微生物学检测时,可应用疱疹液做电镜快速检查,或通过细胞培养来分离病毒,或应用间接免疫荧光试验检测疱疹病毒抗原。

预防水痘或带状疱疹可采用水痘减毒活疫苗免疫接种,产生的特异性抗体能维持较长时间。用特异性抗体(VZIG)做被动免疫,也有预防效果。应用阿昔洛韦、IFN-α 等治疗水痘或带状疱疹,能阻止疾病的发展。

三、EB 病毒

EB 病毒(epstein-barr virus,EBV)即 HHV-4,是 1964 年由 Epstein 和 Barr 从建立的 Burkitt

笔记栏

淋巴瘤细胞株中发现的一种新病毒,其形态结构、生物学特性与疱疹病毒科的其他病毒相似。

EBV 形态与其他疱疹病毒相似。直径约 180 nm,衣壳为 20 面体立体对称,由 162 个壳微粒组成。包膜由感染细胞的核膜组成,其上有病毒基因编码的糖蛋白。EBV 为嗜 B 淋巴细胞的病毒,只有 B 淋巴细胞才是 EBV 的靶细胞。一般用人脐血淋巴细胞或外周血分离的淋巴细胞培养 EBV。EBV 的基因组全长为 172 kb,有 100 多个开放阅读框,编码约 100 种蛋白质,其中 gp350 和 gp220 为黏附性糖蛋白,gp85 为融合性糖蛋白。

病毒在潜伏期表达的抗原:① EBV 核抗原(EB nuclear antigen,EBNA),是由 EBV 基因编码的非结构抗原;② 潜伏感染膜蛋白(latent membrane protein,LMP),分布在潜伏感染的 B 淋巴细胞细胞膜上,包括 LMP1、LMP2 和 LMP3。

早期抗原(early antigen,EA):是 EBV 增殖早期诱导产生的非结构蛋白,具有 DNA 聚合酶的活性。早期抗原的表达,表明 EBV 复制、增殖活跃。EA 抗体出现于感染的早期。

晚期抗原:① 衣壳抗原(viral capsid antigen,VCA)是 EBV 的衣壳成分;② 膜抗原(membrane antigen,MA)是胞膜糖蛋白,分布于病毒包膜和感染细胞膜的表面,其中的 gp320/220 糖蛋白可诱导中和抗体的产生。

人群普遍受到 EBV 感染,尤以 3～5 岁儿童最为多见,多无明显症状。青年期发生原发感染后,约有 50% 出现 IM。EBV 通过唾液、口咽密切接触或输血传播,引起多种疾病。

传染性单核细胞增多症:EBV 在口咽部和唾液腺上皮细胞中复制,低水平排毒数周至数月,而后病毒感染 B 淋巴细胞,少数受 EBV 感染的 B 淋巴细胞可长期潜伏。典型症状为头痛、咽喉痛、持续发热、淋巴结和脾肿大,部分患者伴有肝大、黄疸等,外周血单核细胞和淋巴细胞显著增多,其中多为异形淋巴细胞。急性期后,低热、疲劳可持续数周或数月,正常人中少见并发症,免疫缺陷患者可致死。

Burkitt 淋巴瘤(Burkitt lymphoma):是多发于非洲儿童的一种恶性淋巴瘤,多见于 5～12 岁儿童。EBV 与 Burkitt 淋巴瘤的发生关系密切,已从来自 Burkitt 淋巴瘤的细胞中分离出 EBV,一般在 Burkitt 淋巴瘤组织中都可检出 EBV DNA 及其表达的抗原 EBNA1,所有患者血清中有 EBV 抗体,其中 80% 以上患者的抗体滴度高于正常人。

鼻咽癌(nasopharyngeal carcinoma,NPC):是与 EBV 密切相关的一种常见上皮细胞恶性肿瘤,多见于 40 岁以上的中老年人,我国南方和东南亚地区为高发区。

免疫缺陷患者易发生 EBV 感染诱发的淋巴增生性疾病。

特异性抗体检测是临床诊断最常用的方法之一,常采用 ELISA 法或免疫荧光法,检测 EBV 的 VCA - IgA 和 EA - IgA 抗体,抗体滴度达到或超过 1∶5～1∶10 或持续升高,对鼻咽癌有辅助诊断意义。VCA - IgM 阳性表明 EBV 原发感染的存在。鼻咽癌患者抗 EA - D 抗体阳性;Burkitt 淋巴瘤患者抗 EA - R 抗体阳性;VCA - IgG 和 EBNA - IgG 都是阳性表示既往感染;但是 EBNA - IgG 阴性,VCA - IgG 阳性表示近期感染。

异嗜性抗体检测用于 IM 的辅助诊断。感染者血清中出现一种 IgM 抗体,能非特异性凝集绵羊红细胞,抗体滴度超过 1∶224 则有辅助诊断意义,但要结合临床表现和其他实验室检测结果综合分析。

利用间接免疫荧光法检测细胞中 EBV 抗原 EBNA。

应用核酸杂交和 PCR 检测病变组织中的 EBV DNA,敏感性和特异性均高。

阿昔洛韦(ACV)和丙氧鸟苷(DHPG)可抑制 EBV 的复制,有一定疗效。

四、人巨细胞病毒

巨细胞病毒(cytomegalovirus,CMV)曾经称巨细胞包涵体病毒,由于感染的细胞肿大,并有巨大的核内包涵体,故名。CMV 有严格的种属特异性,人 CMV(HCMV)即 HHV - 5 不感染动物,动物的 CMV 也不感染人。

笔记栏

　　HCMV 是引起 CID 的病毒,形态与 HSV 极为相似。其基因组大小为 240 kb,编码至少 200 种多肽。HCMV 体外培养只能在人成纤维细胞中复制,增殖速度缓慢,复制周期长。初次分离一般需一个月才出现典型的细胞病变效应,如细胞肿胀、变圆、核变大、多核巨细胞等,核内形成的嗜酸性包涵体,似"猫头鹰状"。在 HCMV 感染者的尿标本中也能发现带包涵体的巨细胞。HCMV 对热、低 pH、脂溶剂等敏感,在 4℃ 条件下能维持数天。HCMV 在低温冷冻条件下可长期保存。

　　人群中 HCMV 感染非常普遍,多呈隐性或潜伏感染。人在原发感染后常潜伏感染,HCMV 在淋巴细胞、内皮血管组织、肾上皮细胞和唾液腺中潜伏,在机体患病或用药物后被激活。HCMV 的传染源为患者和隐性感染者。HCMV 通过胎盘、产道、哺乳、接吻、性接触、输血、器官移植等途径进行传播,垂直传播是重要的传播途径。孕期前 3 个月内感染 HCMV,可通过胎盘传至胎儿,引起先天性感染,出现死胎和先天性疾病。先天性感染率为 0.5%～2.5%,其中 5%～10% 感染儿出生时有临床症状:肝脾肿大、血小板减少性紫癜、溶血性贫血、黄疸、肝炎及神经系统的损伤。部分病儿出生后数月至数年才出现耳聋和智力低下等症。

　　围产期 HCMV 感染患者一般多无明显临床症状,少数表现为肺炎、肝脾轻度肿大等。在妊娠后期,HCMV 可被激活而从泌尿道和宫颈排出,分娩时新生儿可经产道感染。

　　若输入含有 HCMV 的血液,可发生输血性 HCMV 感染,潜伏期为 4～8 周,引起传染性单核细胞增多综合征。

　　在某些肿瘤如子宫颈癌、结肠癌、前列腺癌、Kaposi 肉瘤中 HCMV DNA 检出率高,且 HCMV 抗体滴度高于正常人,提示 HCMV 与其他疱疹病毒一样具有潜在的致癌性。

　　更昔洛韦(ganciclovir,丙氧鸟苷)是目前认为有效的抗 HCMV 药物,其作用机制是抑制 DNA 合成。膦甲酸(foscarnet)是一种非核苷焦磷酸类似物,能抑制 HCMV 的 DNA 聚合酶活性。抗 HCMV 高滴度免疫球蛋白可用于严重患者的治疗。

　　现已研制成功 HCMV 减毒活疫苗,在高危人群中使用,能诱导抗体的产生。但如何排除疫苗致癌潜能的问题仍然未完全解决。

五、其他人疱疹病毒

　　HHV-6 形态结构与 EBV 和 HCMV 相似,易感染 CD4 阳性 T 细胞,属嗜淋巴细胞病毒。主要经唾液传播,人群中感染普遍。主要引起婴儿玫瑰疹。

　　HHV-7 的传播途径类似于 HHV-6,但血清学、DNA 同源性分析均显示与 HHV-6 不同,与疾病的关系有待证实。

　　HHV-8 与 γ-疱疹病毒有较高同源性,性接触是其主要的传播方式,与卡波齐肉瘤高度相关。

第七节　反转录病毒

　　反转录病毒是一大群含有反转录酶的 RNA 病毒。按其致病作用可分为 3 个亚科:① 肿瘤病毒亚科(*Oncovirinae*),包括引起禽类、哺乳类及灵长类动物的白血病、肉瘤、淋巴瘤和乳腺癌等多种病毒。例如,人类嗜 T 细胞病毒 Ⅰ 型、Ⅱ 型即属此亚科。② 慢病毒亚科(*Lentivirinae*),包括人类免疫缺陷病毒(human immunodeficiency virus, HIV)及多种对动物致病的慢病毒。③ 泡沫病毒亚科(*Spumavirinae*),包括灵长类、牛、猪及人泡沫病毒,可引起培养细胞发生泡沫样变性和细胞融合,但尚未发现与临床疾患有关。

一、人类免疫缺陷病毒

　　HIV 是获得性免疫缺陷综合征(acquired immune deficiency syndrome, AIDS)即艾滋病的病原

笔记栏

体。1983 年 Montaginer 等首先从 1 例淋巴腺病综合征患者分离到,命名为淋巴结病综合征相关病毒(lymphadenopathy associated virus,LAS)。其后 1984 年美国 Gallo 等从艾滋病患者体内分离到反转录病毒,称为嗜人类 T 淋巴细胞病毒Ⅲ型(human T cell lymphotropic virus Type Ⅲ,HTLV-Ⅲ),后来证明这两种病毒相同,1986 年国际病毒命名委员会统一称其为 HIV。HIV 主要型别为 HIV-1 和 HIV-2,艾滋病大多由 HIV-1 引起。

HIV 病毒呈球形,直径 100~120 nm,电镜下可见一致密的圆锥状核心,内含 2 条相同的正链 RNA、核衣壳蛋白 p7 和多种酶(反转录酶、整合酶、蛋白酶),衣壳蛋白为 p24,病毒包膜系双层脂质蛋白膜,其中嵌有 gp120 和 gp41,分别组成刺突和跨膜蛋白,包膜内为 p17 蛋白。

病毒的复制:HIV 的包膜糖蛋白刺突(gp120)首先与易感细胞上的主要受体 CD4(辅助受体 CCR5 和 CXCR4)结合,然后病毒包膜与细胞膜发生融合,核衣壳进入细胞质内脱壳,释放其核心 RNA。病毒的反转录酶以病毒 RNA 为模板,以宿主细胞的 tRNA 作引物,经反转录产生互补的负链 DNA,构成 RNA:DNA 中间体。再由负链 DNA 合成正链 DNA,形成双链 DNA,在病毒整合酶的协助下,整合入细胞染色体中。这种整合的病毒双链 DNA 即前病毒。在宿主细胞的 RNA 多聚酶作用下,病毒 DNA 转录形成 RNA。有些 RNA 经拼接而成为病毒 mRNA,在细胞核糖体上先转译成多蛋白,在蛋白酶的作用下,裂解成各种结构蛋白和调节蛋白;另一些 RNA 经加帽加尾则可作为病毒的子代 RNA。子代 RNA 与一些结构蛋白装配成核衣壳,并从宿主细胞膜获得包膜,组成完整的子代病毒,以出芽方式释放到细胞外。

AIDS 患者或 HIV 携带者是重要传染源。从 HIV 感染者的血液、精液、阴道分泌物、眼泪、乳汁等标本中都能分离到 HIV。该病毒传播途径主要有:① 性传播,通过男性同性恋之间及异性间的性接触感染。② 血液传播,通过输血、血液制品或没有消毒好的注射器传播,静脉嗜毒者共用不经消毒的注射器和针头造成严重感染,如我国云南边境静脉嗜毒者感染率高达 60%。③ 母婴传播,包括经胎盘、产道和哺乳方式传播。

HIV 侵入机体后可选择性地侵犯易感的 T 淋巴细胞、单核巨噬细胞、树突状细胞等,造成细胞破坏。在 AIDS 患者发病时可激活细胞凋亡(apoptosis)。如 HIV 的 gp120 与 CD4 受体结合,可直接激活受感染的细胞凋亡,甚至感染 HIV 的 T 细胞表达的包膜抗原也可启动正常 T 细胞,通过细胞表面 CD4 分子交联间接地引起 $CD4^+T$ 细胞的大量破坏,结果造成以 $CD4^+T$ 细胞缺损为中心的严重免疫缺陷,患者主要表现为外周淋巴细胞减少,CD4/CD8 比例倒置,对植物血凝素和某些抗原的反应消失,迟发型变态反应下降,NK 细胞、巨噬细胞活性减弱,IL-2、免疫干扰素等细胞因子合成减少。病程早期由于 B 细胞处于多克隆活化状态,患者血清中 Ig 水平往往增高,随着疾病的进展,B 细胞对各种抗原产生抗体的功能也直接和间接地受到影响。

艾滋病患者由于免疫功能严重缺损,常导致严重的机会感染,如感染鸟分枝杆菌、卡氏肺孢子菌、弓形体、白色念珠菌、新生隐球菌、巨细胞病毒、单纯疱疹病毒、乙型肝炎病毒等,最后导致死亡。另一些病例可发生 Kaposis 肉瘤或恶性淋巴瘤。此外,感染单核巨噬细胞的 HIV 呈低度增殖,不引起病变,但损害其免疫功能,可将病毒传播全身,引起间质肺炎和亚急性脑炎。HIV 感染人体后,往往经历很长潜伏期(3~5 年或更长)才发病,表明 HIV 在感染机体中,以潜伏或低水平的慢性感染方式持续存在。当 HIV 潜伏细胞受到某些因素刺激,使潜伏的 HIV 激活并大量增殖而致病,多数患者于 1~3 年内死亡。

检测 HIV 感染者体液中病毒抗原和抗体的方法,操作方便,易于普及应用,其中抗体检测更为多用。常用方法有 ELISA 和免疫荧光试验(IFA)。ELISA 用去污剂裂解 HIV 或感染细胞液提取物作抗原、IFA 用感染细胞涂片作抗原进行抗体检测。为防止假阳性,可做蛋白印迹试验(western blot)进一步确证。用 ELISA 检测 p24 抗原,在 HIV 感染早期尚未出现抗体时,血中就有该抗原存在。由于 p24 量太少,阳性率通常较低。现有用解离免疫复合物法或浓缩 p24 抗原,可提高敏感性。常用 PCR 法检测 HIV 的前病毒 DNA,具有快速、高效、敏感和特异等优点,目前该法多应用于 HIV 感染早期诊断及艾滋病的研究中。

笔记栏

由于艾滋病惊人的蔓延速度和较高的死亡率,已引起世界许多国家的高度重视,普遍采用了一系列综合措施,主要包括:① 广泛地开展宣传教育,普及防治知识,认识本病传染源、传播方式及悲惨结局;② 建立 HIV 感染和艾滋病的监测系统,掌握流行动态,对高危人群实行监测,严格管理艾滋病患者及 HIV 感染者;③ 对供血者进行 HIV 抗体检测,确保输血和血液制品安全;④ 加强国境检疫,防止本病传入;⑤ 提倡安全性生活,抵制和打击吸毒行为;⑥ HIV 感染妇女避免怀孕或母乳喂养。

目前治疗艾滋病的药物有叠氮脱氧胸苷(AZT)、苏拉明(Suramin)、双脱氧胞苷(ddC)、双脱氧肌苷(ddI)等。AZT 能干扰病毒 DNA 合成,从而抑制 HIV 在体内增殖,缓解症状,延长患者生存期。苏拉明对 HIV 的反转录酶活性有抑制作用。ddC 是有效的 HIV 抑制剂,能明显减少 HIV 的复制和改善患者免疫功能。DdI 抗病毒的范围比 AZT 和 ddC 窄一些,但毒性较低,半衰期较长。由于 HIV 极易发生变异,临床上抗反转录病毒药物往往不单独使用,高效抗反转录病毒治疗多采用同时给予两种反转录酶抑制剂和一种蛋白酶抑制剂的三联治疗,俗称鸡尾酒疗法。中草药中发现括蒌蛋白、贝母苷、甘草皂苷、地丁、空心苋、紫草等抽提物都有抑制 HIV 的作用。中药制剂治疗艾滋病也能缓解症状,其临床经验都在研究和总结中。

二、人类嗜 T 细胞病毒 I 型和 II 型

人类嗜 T 淋巴细胞病毒 I、II 型(HTLV-I、HTLV-II)分别是引起成人 T 细胞白血病(ATL)和毛细胞白血病的病原体。HTLV-I 可通过输血、注射或性接触等途径传播,也可经胎盘、产道或哺乳等途径垂直传播;HTLV-II 的感染率在进行药物注射人群中也较高。

第八节　其他病毒

一、狂犬病病毒

在弹状病毒科(*Rhabdoviridae*)中,狂犬病毒属(*Lyssavirus*)的基因型 1~7 型均为人类病原体。它们主要存在被感染动物的唾液中,通过咬伤或密切接触而传播。一旦完全发病,致死率很高(狂犬病或恐水症)。其中 1 型的宿主主要是普通野生动物(狐狸等),蝙蝠(导致森林狂犬病)和亚洲地区的犬类(导致都市狂犬病)。2~7 型主要存在于欧洲、亚洲、非洲和澳大利亚的蝙蝠宿主中。可通过免疫荧光直接检测角膜和皮肤活体组织,通过尸检检测脑组织。由于病毒具有数周至数月的潜伏期(2~4 型除外),因此暴露后通过主动免疫(死疫苗)和被动免疫(人免疫球蛋白)预防接种可起到保护作用。对于高危人群可通过接种死疫苗进行暴露前预防。

狂犬病毒呈子弹状,一端钝圆,一端扁平,大小约为 60 nm×180 nm。病毒由核衣壳和包膜组成,核衣壳包括病毒的核酸和螺旋对称的蛋白质衣壳(由 N、M1 和 L 蛋白组成)。病毒核酸为单负链 RNA(-ssRNA),长约 12 kb,具有 5 个结构基因,它们彼此由非编码序列间隔。狂犬病病毒引起动物感染的范围很广,在家畜、宠物及野生动物中自然感染与传播。在易感动物与人类的中枢神经细胞(主要是大脑海马回的锥状体)细胞质内,可形成多个圆形或椭圆形的嗜酸性包涵体,即内基小体(Negri body),可用于辅助诊断。

狂犬病病毒具有毒力变异的特性。野生型毒株或街毒型毒株(从自然感染的动物体内分离获得)在家兔脑内连续传代培养,其对家兔致病的潜伏期逐渐缩短,当传至 50 代左右时,潜伏期不再缩短,此时获得固定毒株(潜伏期保持在 4~6 d)。固定毒株的主要特点是对人或犬的致病性减弱,通过脑外途径接种时,不能侵入脑神经组织引起狂犬病。

野生型狂犬病病毒以多种家畜、野生动物为自然宿主,通过患病动物咬伤健康动物进行传播。

笔记栏

临床表现分为狂暴型(包括前驱、兴奋期和麻痹期)和麻痹型(麻痹症状为主,兴奋期极短)。在发展中国家病犬是主要传播源,其次是猫和狼等野生动物。在发达国家,病犬已得到有效控制,而狐狸、蝙蝠等野生动物成为重要的传染源。患病动物唾液中含有大量的病毒,隐性感染期和发病前都具有感染性。人类是狂犬病病毒的易感宿主,主要通过被患病动物咬伤、抓伤或密切接触而感染,此外,含病毒的唾液污染黏膜组织也会造成感染。

狂犬病病毒对神经组织有很强的亲和力。被患病动物咬伤后,病毒进入伤口附近的横纹肌细胞,繁殖 5 d 左右后侵入周围神经,此为第一阶段,此阶段患者无自觉症状。第二阶段,病毒沿周围传入神经迅速上行至背根神经节,大量繁殖后侵入脊髓和中枢神经系统,侵犯脑干及小脑等处的神经元,造成神经细胞肿胀变性,产生幻觉、精神错乱、痉挛、麻痹和昏迷等神经症状。第三阶段,病毒自中枢神经系统通过传出神经侵入眼、舌、唾液腺、心脏等各组织与器官,引起迷走神经核、舌咽神经核和舌下神经核受损,导致吞咽肌、呼吸肌痉挛,表现出恐水(饮水或听到水声时引起严重的咽喉肌痉挛)及吞咽困难、呼吸困难、唾液和汗腺分泌增多、心血管功能紊乱或猝死等症状。

通常情况下,可根据动物咬伤史和典型的临床症状进行诊断。但对于发病早期或咬伤不明确的可疑患者,需进行微生物学检查确诊。

动物预防:对犬类等动物进行预防接种,严格管理并捕杀野犬,这些措施可以有效降低狂犬病的发病率。

人群预防接种:人被可疑动物咬伤后,应立即对伤口进行处理,用 3％～5％的肥皂水或 0.1％的苯扎溴铵及清水充分清洗伤口;如伤口较深,应对伤口深部进行灌流清洗,再用 70％乙醇擦拭消毒。

人被狂犬病病毒感染后发生狂犬病的潜伏期较长,应及时接种狂犬病疫苗进行暴露后预防接种。目前常用人二倍体细胞培养制备的狂犬病病毒灭活疫苗(HDCV)进行全程免疫,分别于第 0、3、7、14 和 28 d 进行 5 次肌内注射,可于 8 d 左右获得中和抗体,并保持免疫力 1 年左右。如果伤口较为严重,可联合使用抗狂犬患者免疫球蛋白(RIG)或抗狂犬病马血清进行被动免疫,必要时可配合干扰素增强免疫力。此外,鸡胚细胞培养制备的纯化狂犬病病毒疫苗(PCECV)已获批准,可一定程度上降低疫苗成本并减少不良反应。对于长期接触家畜、野生动物或进行狂犬病研究的高危人群,可进行 3 次暴露前预防接种,并定期检查血清抗体水平,及时加强免疫。

二、人乳头瘤病毒

人乳头瘤病毒(human papilloma virus,HPV)外观呈球形,衣壳为 20 面体立体对称,由 72 个壳粒组成,直径 55 nm 左右,无包膜。病毒的基因组为双链环状 DNA。

HPV 具有严格的宿主和组织特异性,人类是 HPV 的唯一自然宿主,它只能感染人的皮肤和黏膜上皮细胞。HPV 主要通过直接接触病损部位或间接接触污染物品进行传播,另外,生殖道感染主要通过性接触传播,新生儿感染则是通过产道传播。

HPV 感染后主要引起上皮细胞增生性病变,特征是表现出"凹空细胞"。病毒感染局限于局部皮肤和黏膜中,不产生病毒血症,易形成持续性感染。不同的 HPV 侵染的部位和所致的疾病各不相同。① 嗜皮肤性 HPV:主要感染鳞状上皮,常引起青少年儿童扁平疣、手足部疣等。② 嗜黏膜性 HPV:主要感染黏膜。其中 HPV6、HPV11 等型别的低危型 HPV 可引起生殖道尖锐湿疣、口腔及喉的乳头状瘤等良性病变;HPV16、HPV18、HPV45、HPV58 等型别的高危型 HPV 与子宫颈癌、肛门癌、口腔癌等恶性肿瘤的发生有关。

三、人类细小病毒 B19

人类细小病毒 B19 属于细小病毒科(*Parvoviridae*),是形态最小的单链 DNA 病毒。小 DNA 病毒呈球形,直径 19～25 nm,衣壳为 20 面体立体对称,无包膜,对热和脂溶剂不敏感。病毒核心为单链 DNA(ssDNA)，主要在细胞核中复制。

细小病毒 B19 是最早确定对人类致病的小 DNA 病毒，主要通过呼吸道和消化道黏膜，以及血液和胎盘感染与传播。根据研究，它与人类的传染性红斑、镰状细胞贫血患者的一过性再生障碍危象、先天感染形成的自发性流产等密切相关。该病毒对骨髓中分裂旺盛的红细胞前体细胞具有高度亲嗜性，主要致病机制为病毒的直接杀细胞作用和造成的免疫病理损伤。

四、痘病毒

痘病毒(poxvirus)，分类学上属于痘病毒科(*Poxviridae*)，可引起人类和多种脊椎动物的感染。其中仅以人类为唯一宿主的是天花病毒和传染性软疣病毒。

痘病毒是目前发现的体积最大，结构最复杂的病毒。衣壳由 30 种以上的结构蛋白组成的复合对称结构，呈砖形或卵形，体积大约 230 nm×350 nm，有包膜。病毒的核心较大，约 180 kb，可控制合成 200 种以上的病毒蛋白质，参与病毒的增殖和包涵体的形成。核心两侧存在 1～2 个特殊结构，称为侧体。

痘病毒主要通过直接接触、呼吸道分泌物等途径进行传播。人类的痘病毒感染主要包括天花、传染性软疣、人类猴痘等。

天花(smallpox)是由天花病毒引起的烈性传染性疾病，曾广泛流行，主要通过直接接触和呼吸道传播，症状表现为高热、面部及全身皮肤出现水疱或脓疱等症状，发病后死亡率极高，部分幸存者面部等部位残留明显瘢痕。1796 年，英国人琴纳发明牛痘种植免疫法后，天花逐步得到控制。1980 年，世界卫生组织(WHO)宣布全球范围内消灭了天花。但由于天花病毒的高传播性和高致死率，再加上由于计划免疫的终止而导致的人群无免疫状态，天花病毒的生物安全性备受重视。

传染性软疣(molluscum contagiosum)是传染性软疣病毒引起的皮肤白色的疣状物，主要通过皮肤接触传播，多见于儿童；也可通过性接触传播，引起生殖器传染性软疣。软疣可自行消退，不留瘢痕。

人类猴痘(human monkeypox)最早见于非洲刚果，近年来各地有感染病例出现。主要由人与野生动物直接接触进而感染猴痘病毒所致。患者病死率约 10%，临床症状与天花类似，主要表现为全身水疱和脓疱，有出血趋势、高热、局部淋巴结肿大等。

小　结

1. 呼吸道病毒
- 流感病毒
  - 核酸为 RNA，分节段，易变异
  - 病后机体对同型病毒有免疫力
- 副黏病毒
  - 只有一种血清型
  - 免疫力牢固，二次感染少见

2. 肠道病毒
- 脊髓灰质炎病毒
  - 多数隐性感染，极少数肢体麻痹
  - 接种或口服脊髓灰质炎疫苗用于预防
- 柯萨奇病毒
- ECHO 病毒
- 新肠道病毒
  - 多数感染者为亚临床感染，不同型别的病毒可引起相同的临床综合征
  - 可引起疱疹性咽峡炎（柯萨奇病毒）、手足口病（柯萨奇病毒、新肠道病毒）、心肌炎（柯萨奇病毒）、无菌性脑膜炎（柯萨奇病毒、ECHO 病毒）等
- 轮状病毒-A 组轮状病毒：是世界范围内婴幼儿急性腹泻的最重要的病原体

笔记栏

3. 肝炎病毒
  - 甲型肝炎病毒
    - 粪-口途径传播
    - 多隐性感染,一般不转为慢性肝炎,减毒活疫苗预防
  - 乙型肝炎病毒
    - 传播途径:输血传播、性传播、母婴传播
    - 临床表现:临床表现呈多样性,无症状病毒携带者、急、慢性肝炎及重症肝炎等
    - 注射乙肝疫苗预防,紧急预防用高效价抗-HBV 免疫球蛋白
  - 丙型肝炎病毒:输血传播、性传播、母婴传播
  - 丁型肝炎病毒:感染需同时或先有 HBV 感染(重叠感染、联合感染)
  - 戊型肝炎病毒:感染后多为轻中型肝炎,不发展为慢性;孕妇感染病情严重

4. 人类免疫缺陷病毒
  - 经血液、性接触及母婴途径传播,感染后潜伏期较长
  - 主要感染 $CD4^+$ T 细胞,导致免疫缺陷
  - 需综合措施用于防治

【思考题】

(1) 人类对流感病毒和麻疹病毒的免疫力有何不同? 并简述原因。

(2) 简述 HBV 血清学主要抗原抗体标志物,并说明其在疾病诊断中的意义。

(3) 试述艾滋病的病原体、传播途径、发病机制及防治原则。

(4) 试述狂犬病毒的传播途径、防治原则。

笔记栏

第九章

真 菌

学习要点

● **掌握**：① 真菌的概念、分类及其致病性；② 白假丝酵母菌、新生隐球菌的形态、致病性、微生物学检查。

● **熟悉**：① 真菌的繁殖与培养、微生物学检查；② 皮肤、皮下组织感染真菌的种类及致病性；③ 白假丝酵母菌、新生隐球菌的培养特性、防治原则。

● **了解**：① 真菌的防治原则；② 皮下组织感染真菌（着色真菌、申克孢子丝菌）、深部感染真菌（曲霉菌、毛霉、卡氏肺孢菌）的致病性。

第一节 真菌概论

真菌(fungus)是一大类有细胞壁、典型的细胞核、完善的细胞器，以寄生或腐生方式生存，能进行无性或有性繁殖的真核细胞型微生物。

一、生物学性状

1. **形态结构** 真菌按形态、结构可分为单细胞真菌和多细胞真菌两大类。

(1)单细胞真菌：呈圆形或椭圆形，常见为酵母型真菌和类酵母型真菌。

(2)多细胞真菌：由菌丝(hypha)和孢子(spore)组成。菌丝分枝交织成团形成菌丝体，并长有各种孢子，这类真菌一般称为丝状菌或霉菌。有些真菌可因环境条件的改变而发生丝状菌或酵母菌两种形态的互变，称为二相性真菌，如组织胞质菌、球孢子菌等。

1)菌丝：成熟的孢子在适宜的基质上萌发产生菌丝，菌丝长出许多分枝交织成团，形成菌丝体。伸入培养基中吸收营养和水分的称为营养菌丝(vegetative mycelium)；露出培养基表面的称为气中(生)菌丝(aerial mycelium)，菌丝常带有许多孢子；部分气中(生)菌丝可产生不同大小、形状和颜色的孢子，称为生殖菌丝(reproductive mycelium)。菌丝按结构分为有隔菌丝(septate hypha)和无隔菌丝(nonseptate hypha)。多数病原性真菌产生有隔菌丝。

真菌的菌丝形状各异，可呈球拍状、梳状、螺旋状、鹿角状、哑铃状等，可借此鉴别。但有时不同种类的丝状菌也能产生相同形态的菌丝。

2)孢子：是真菌的繁殖器官，由生殖菌丝产生。一条菌丝可形成多个孢子，在环境条件适宜时，孢子又可发芽长出芽管，发育成菌丝体。真菌的孢子是真菌鉴定和分类的主要依据。

真菌的孢子分为有性孢子和无性孢子。

2. **培养特性** 大多数真菌营养要求不高，常用沙保弱培养基培养。最适 pH4.0~6.0，最适生长温度 22~28℃,但某些深部感染的真菌最适生长温度为 37℃。多数病原性真菌生长缓慢,培养 1~4 周才出现典型菌落。在沙保弱培养基上,真菌菌落一般有酵母型菌落、类酵母型菌落和丝状型菌落 3 种。

3. 抵抗力　　真菌的菌丝和孢子对热的抵抗力不强,一般 60~70℃ 1 h 即被杀灭。对干燥、阳光、紫外线及一般化学消毒剂耐受性较强,但对 2.5% 碘酒、10%、2%甲紫则较敏感。真菌对青霉素、链霉素等不敏感,但制霉菌素、两性霉素 B、酮康唑等能抑制多种真菌。

二、致病性与免疫性

1. 致病性　　致病性真菌和机会致病性真菌引起的疾病统称真菌病(mycoses)。同一种真菌病可由不同种类真菌引起,一种真菌也可引起不同类型的疾病。

(1) 致病性真菌感染:主要是外源性感染,包括浅部真菌感染和深部真菌感染。浅部真菌如皮肤癣菌等,侵犯皮肤、指甲及须发等组织,引起局部炎症反应和病变。深部真菌如荚膜组织胞质菌可侵犯皮下、内脏及脑膜等处,引起慢性肉芽肿及组织溃疡坏死。

(2) 条件致病性真菌感染:主要是一些内源性感染(如白色念珠菌,新生隐球菌等),感染多发生在机体抵抗力降低时,如长期应用广谱抗生素、皮质激素、免疫抑制剂、放化疗患者,免疫缺陷患者等。

(3) 真菌性超敏反应:敏感体质者在吸入或食入某些真菌菌丝或孢子时,可引起 I ~IV 型超敏反应。皮肤超敏反应主要表现为荨麻疹、接触性皮炎、过敏性皮炎、湿疹、瘙痒症等;呼吸道超敏反应主要表现为支气管哮喘及过敏性鼻炎等。

(4) 真菌毒素中毒:某些真菌污染谷物、油料作物或植物后产生真菌毒素,人可通过食入、吸入或直接接触皮肤导致急性或慢性中毒。真菌毒素耐热,真菌污染的食物虽经高温蒸煮,食后仍可中毒。真菌毒素可侵害肝、肾、脑、中枢神经系统及造血组织。

(5) 真菌毒素与肿瘤:有些真菌毒素与肿瘤的发生有关,其中研究最多、危害最大的是黄曲霉毒素。已证明黄曲霉素主要诱发肝癌,还可诱发肾癌、胃癌、直肠癌等,还可出现畸胎。

2. 免疫性　　真菌分布广泛而人群发病率较低,说明人体对真菌有较高的非特异性免疫力。真菌感染也可诱生机体产生特异性细胞免疫和体液免疫,但免疫力不强。

三、微生物学检查

真菌病的微生物学检查原则与细菌感染的检查大致相同,但更强调真菌的直接镜检及真菌的分离培养和鉴定。

1. 标本　　浅部真菌感染可采集病变部位的毛发、皮屑、指(趾)甲屑等标本。皮肤癣病宜采集病变区与健康皮肤交界部位的材料。深部真菌感染则应根据病情采集痰液、脓液、口腔或阴道分泌物、血液、脑脊液等。

2. 形态学检查

(1) 直接镜检:皮肤、毛发等标本经 10% KOH 溶液微加温处理后,在低倍镜下直接进行观察,如见到真菌的菌丝和孢子即可初步诊断。液状标本一般需离心后取沉渣直接镜检或染色后镜检。

(2) 分离培养:直接镜检不能确诊时应做分离培养。皮肤和毛发等标本先经 70%乙醇或 2%苯酚处理,再接种于含抗生素的沙保培养基。观察菌落特点后再做真菌小培养,通过显微镜观察到的菌丝和孢子的特征进行鉴定,必要时可加做动物实验。

3. 血清学试验　　血清学试验多用于辅助检查深部真菌感染,检测真菌抗原和机体感染后产生的抗体。由于受检者多为免疫低下患者,抗体阳性率低,故现已少用。

笔记栏

4. 核酸检测　　核酸检测可用于真菌的快速诊断和分型研究。常用的方法有 PCR、随机扩增多态性 DNA(RAPD)、PCR 限制性核酸酶切片段长度多态性分析(PCR - RFLP)等。与经典方法比较,核酸检测更敏感省时。

5. **真菌毒素检测**　常用的方法有生物学毒性检查法、薄层层析法、高效液相色谱法（HPLC）、免疫亲和柱层析净化荧光光度法（IA-fluorometer）和间接竞争 ELISA 法等。其中，间接竞争 ELISA 法具有特异性强、灵敏度高、可同时快速检测多个样品等优点而得到广泛应用。

四、防治原则

皮肤癣预防应注意清洁卫生，避免与患者及受污染的物品直接接触。引起深部感染的真菌多为条件致病菌，预防主要是去除各种诱发因素，提高机体抵抗力，应避免滥用抗生素、激素、免疫抑制剂等。

浅部真菌感染的治疗多选用硝酸咪唑、克霉唑等。深部真菌感染的治疗多选用两性霉素 B 与氟胞嘧啶合用、制霉菌素等，但这些药物存在毒副作用较大。伊曲康唑、氟康唑及酮康唑等具有广谱、高效、低毒的特点，得到广泛应用。

第二节　常见病原性真菌

根据病原性真菌侵犯的部位和临床表现，可将其分为皮肤感染真菌、皮下组织感染真菌和深部感染真菌。

一、皮肤感染真菌

1. **皮肤癣菌**　皮肤癣菌（dermatophytes）又称癣菌（ringworm），有嗜角质蛋白的特性，仅侵犯角化的表皮、毛发、指（趾）甲等角质化组织引起癣症。其中，手足癣最为常见。皮肤癣菌包括表皮癣菌属、毛癣菌属和小孢子菌属三个属。

（1）生物学性状

1）表皮癣菌属：仅絮状表皮癣菌（*Epidermophyton floccosum*）对人有致病性，可侵犯人表皮、甲板，但不侵犯毛发。镜下可见结节状或球拍状菌丝和粗棒状大分生孢子。菌落初呈白色鹅毛状，以后转变为黄绿色粉末状。

2）毛癣菌属：以红色毛癣菌（*Trichophyton purpureatum*）和须毛癣菌（*T.mentagrophytes*）多见。镜下可见细长棒状的薄壁大分生孢子和葡萄串状的小分生孢子。菌丝有球拍状、鹿角状和结节状。菌落为灰白或棕色，表面呈绒毛状、粉状或蜡样。

3）小孢子菌属：在我国以犬小孢子菌（*Microsporum canis*）、石膏样小孢子菌（*M. gypseum*）和奥杜盎小孢子菌（*M. audouinii*）多见。镜下可见厚壁梭形大分生孢子，菌丝侧枝末端有卵圆形的小分生孢子。菌落为灰色、棕黄色或橘红色，由绒毛状逐渐变至粉末状。

（2）致病性：皮肤癣菌感染多因直接或间接接触传播，也可经患病动物或自体传播。三种皮肤癣菌均可侵犯皮肤，引起手足癣、体癣、股癣等。手癣俗称鹅掌风，足癣俗称脚气。毛癣菌和表皮癣菌可侵犯指（趾）甲引起甲癣，表现为甲板失去光泽、松脆、增厚变形，呈灰黄色或灰白色，俗称灰指（趾）甲。

（3）微生物学检查：取病变部位的皮屑、指（趾）甲或病发，经 10% KOH 溶液消化后镜检。皮屑、甲屑中见有菌丝，病发中见有成串的孢子，即可初步诊断皮肤癣菌感染。再根据沙保弱培养基培养后的菌落特征、菌丝和孢子的特征确诊和鉴定菌种。

（4）防治原则：预防主要是注意清洁卫生，避免与患者直接或间接接触；保持足部、鞋袜清洁干燥以预防足癣。积极预防手足癣有助于避免灰指（趾）甲的发生。治疗可选用灰黄霉素、酮康唑、伊曲康唑等。

2. **角层癣菌**　角层癣菌主要侵犯人体皮肤浅表的角质层和毛干，可引起慢性、轻微症状或无

笔记栏

症状的感染。引起这种感染的致病性真菌主要有糠秕状鳞斑癣菌(*Malassezia furfur*)、黑毛结节菌(*Piedraia borfae*)、白毛结节菌(*Trichosporon beigelii*)等。

(1) 糠秕状鳞斑癣菌：可引起颈、胸、腹、背等感染部位的皮肤表面出现细小皮糠状鳞屑，病变处呈深浅不一的黄褐色，称为花斑癣(tinea versicolor)，俗称"汗斑"。一般仅影响美观而不影响健康。治疗可局部使用克霉唑霜、益康唑涂擦。症状严重者可口服伊曲康唑、酮康唑等抗真菌药。

(2) 白毛结节菌和黑毛结节菌：主要侵犯头发，在毛干上形成坚硬的黑色或白色砂粒状结节，分别引起白毛结节病和黑毛结节病。治疗主要是将病发剃除，局部外涂复方苯甲酸软膏、3%硫磺软膏等抗真菌药物。

二、皮下组织感染真菌

皮下组织感染真菌多为腐生性真菌，必须经伤口才能侵入皮下组织。主要有孢子丝菌属(*Sporotrichum*)和着色真菌(Demafiaceous fungi)。

1. 孢子丝菌　　主要的致病菌为申克孢子丝菌(*Sporotrichum schenckii*)。

(1) 生物学性状：申克孢子丝菌是二相性真菌。标本直接镜检，可见梭形或圆形的孢子，偶见菌丝。在沙保弱培养基上长出黑褐色皱褶薄膜菌落。镜检可见分隔菌丝和成群的梨状小分生孢子。

(2) 致病性：该菌经皮肤微小的伤口侵入机体引起感染，多发生于农民、园艺师和矿工。患者表现为局部皮肤形成亚急性或慢性肉芽肿，使淋巴管形成链状硬结，称为孢子丝菌性下疳(sporotrichotic chancre)。病变多发生于四肢，但儿童多发生于面部。本菌也可经消化道或呼吸道侵入，随后经血行播散至其他器官引起感染。

(3) 微生物学检查：除对患者脓、痰和血标本做培养和直接镜检外，还可取患者血清与申克孢子丝菌抗原做凝集试验，若其效价在1:320以上，则有诊断意义。也可用申克孢子丝菌菌素对患者做皮肤试验，如24~48 h在皮试局部出现结节者为阳性，可辅助临床诊断。

(4) 防治原则：孢子丝菌病在某些患者为自限性疾病。治疗可口服伊曲康唑、氟胞嘧啶、饱和碘化钾溶液等。深部感染治疗可选用两性霉素B。

2. 着色真菌　　着色真菌是一些分类上接近，引起临床特征也相似的真菌的总称。代表菌种有卡氏枝孢霉(*Cladosporium carrianii*)、疣状瓶霉(*Phialophora verrucosa*)、裴氏着色霉(*Fonsecaea pedrosoi*)、甄氏外瓶霉(*Exophiala jeanselmei*)等。我国以卡氏枝孢霉为最多见。

(1) 生物学性状：不同着色真菌的分生孢子形态有差异。卡氏枝孢霉长的分生孢子柄末端分叉长出孢子；裴氏着色霉分生孢子呈短链状，末端之细胞发芽成新的分生孢子，或形成于分生孢子柄的两侧；疣状瓶霉花瓶状的瓶囊上有成丛的圆形小分生孢子。沙保弱培养基上生长缓慢，常需培养数周，形成丝状型菌落，菌落多呈棕褐色，少数呈灰黑色。

(2) 致病性：感染多发于颜面、下肢、臀部等暴露部位的皮肤，使病损部位皮肤呈暗红色或黑色，故称着色真菌病(chromomycosis)。人体主要经伤口感染。早期皮肤感染处发生丘疹，然后增大形成结节，结节融合成疣状或菜花状。随着老病灶愈合、新病灶产生及瘢痕形成，淋巴回流受到影响，导致肢体"象皮肿"。免疫功能低下的患者亦可出现中枢神经系统感染。该病是一种慢性病，可使患者肢体致残，重症者还可危及生命。

(3) 微生物学检查：取皮屑或脓液经10% KOH溶液处理后镜检，脑脊液标本则取沉淀直接镜检。在显微镜下可见单个或成群的厚壁孢子。将镜检结果与临床表现相结合即可做出初步诊断。必要时做病原菌的分离培养和鉴定。

(4) 防治原则：在劳动中如遇皮肤损伤，须及时妥善处理(如外涂碘酊)以预防本病发生。早期病变的皮损可经手术切除，大面积皮损可口服5-氟胞嘧啶和伊曲康唑等抗真菌药物。

三、深部感染真菌

1. 致病性真菌　　致病性真菌属于外源性感染，感染有地方性，多出现于南北美洲等某些地

笔记栏

区,在我国极为少见。主要经呼吸道吸入或伤口侵入机体而发生感染,大部分感染无症状或仅有轻微症状,少数感染有特定组织或器官的倾向,可危及生命。

2. 机会致病性真菌 机会致病性真菌(opportunity pathogenic fungus)又称条件致病性真菌(conditional pathogenic fungus)。这类真菌有的是非致病性或致病性弱的腐生菌,有的是宿主的正常菌群,当机体免疫力下降、菌群失调或寄生部位改变时,可通过外源性或内源性途径感染机体深部组织、内脏和全身致病。

(1)白假丝酵母菌(*Candida albicans*):俗称白色念珠菌,属假丝酵母属(*Candida*)。

1)生物学特性:菌体呈圆形或卵圆形,直径 3~6 μm,革兰染色阳性,着色不匀。以出芽方式繁殖。

2)致病性:白假丝酵母通常存在于人的皮肤、口腔、上呼吸道、阴道及肠道黏膜上。感染多发生于抵抗力低下者和菌群失调者,感染类型可从无症状的表面感染至威胁生命的深部感染。临床常见:① 皮肤黏膜感染,感染好发于皮肤皱褶处、潮湿的部位,如腋窝、乳房下、腹股沟、会阴部及指(趾)间处,易与湿疹混淆。常见的黏膜感染有鹅口疮(thrush)、口角炎、外阴与阴道炎。② 内脏及中枢神经系统感染,机体抵抗力低下者,可有肺炎、支气管炎、肠胃炎、肾盂肾炎、心内膜炎、脑膜炎、脑炎等。③ 过敏性疾病,对本菌过敏者,可表现为类似皮肤癣疹或湿疹的皮疹、哮喘、胃肠炎等症状。

3)微生物学检查:脓、痰标本可直接涂片、革兰染色后镜检,若见到革兰阳性、圆形或卵圆形的菌体及芽生孢子,并有假菌丝,结合临床表现即可诊断。标本接种于沙保弱培养基,根据菌落特征、菌体、芽生孢子及假菌丝进行判断;或将分离的菌种接种于玉米培养基中检测厚膜孢子。

4)防治原则:预防主要是注意个人清洁卫生,增强机体抵抗力、合理使用抗生素、激素等。对皮肤黏膜感染的治疗可局部使用制霉菌素、酮康唑等。对深部感染的治疗可用两性霉素 B、5-氟胞嘧啶等。

(2)新生隐球菌(*C.neoformans*):属于隐球菌属(*Cryptococcus*)。自然界中分布广泛,尤其在鸽粪中大量存在。

菌体为圆形的酵母样细胞,直径 4~12 μm。外周有一层肥厚的胶质样荚膜。一般染色法不易发现。用印度墨汁负染后镜检,可见在黑色的背景中有圆形、卵圆形或正在出芽的透亮菌体。本菌以芽生方式繁殖,不生成假菌丝。

致病物质主要包括荚膜多糖和酚氧化酶。荚膜多糖具有抗吞噬、诱使动物免疫无反应性、降低机体抵抗力等作用。酚氧化酶能将酚类化合物转变为黑色素,后者可与一些抗真菌药物结合,使其失去杀菌作用。人主要通过呼吸道吸入而受染。初发病灶多为肺部,患者多无症状或轻微流感样症状,一般预后良好。消耗性疾病及免疫功能低下者如艾滋病,新生隐球菌可向全身播散,主要侵犯中枢神经系统,引起脑膜炎、脑炎等,此外可侵入皮肤黏膜、骨骼、肌肉、淋巴结引起慢性炎症和脓肿。

(3)曲霉(*Aspergillus*):菌丝为分枝状多细胞性有隔菌丝。菌丝在接触培养基的部分分化出厚壁而膨大的足细胞,足细胞向上生长出分生孢子梗。孢子梗顶端膨大呈椭圆形或半球形的顶囊。顶囊表面长满一层或两层辐射状小梗,小梗顶端形成一串分生孢子。分生孢子呈球形或柱状,并形成菊花样的分生孢子头。

一般曲霉对人体无致病性,但机体抵抗力降低时,如使用免疫抑制剂等,曲霉能侵犯机体许多部位而致病,其所致疾病统称为曲霉病(aspergillosis)。

(4)毛霉(*Mucor*):广泛存在于自然界中,常污染食物引起霉变。通常在机体抵抗力极度低下时可引起机体感染致病,称为毛霉病(mucormycosis)。

(5)卡氏肺孢菌(*Pneumocystis*):过去被称为孢子虫,归属于原虫,现将其归属于真菌范畴。本菌为单细胞型,兼具原虫和酵母的特点。发育经历滋养体-囊前期-孢子囊阶段。卡氏肺孢菌分布于自然界及人和多种哺乳动物肺内。当因营养不良和身体虚弱、使用免疫抑制剂、先天性免疫缺陷等

笔记栏

原因导致机体免疫力下降时引起感染,出现卡氏肺孢菌肺炎。目前该病已成为艾滋病患者最常见、最严重的并发症之一,死亡率高达 70%～100%。

小　结

1. 真菌形态
- 单细胞真菌
  - 酵母型真菌-新生隐球菌
  - 类酵母型真菌-白假丝酵母菌
- 多细胞真菌
  - 菌丝
    - 有隔菌丝
    - 无隔菌丝
  - 孢子
    - 有性孢子
    - 无性孢子

2. 真菌的致病性
- 致病性真菌感染:皮肤癣菌等
- 条件致病性真菌感染:白色念珠菌,新生隐球菌
- 真菌性超敏反应:荨麻疹、哮喘、变应性鼻炎
- 真菌毒素中毒:黄曲霉毒素
- 真菌毒素与肿瘤:黄曲霉毒素

3. 白假丝酵母菌
- 单细胞,机会致病菌,感染多发生于抵抗力低下者和菌群失调者
- 临床表现
  - 皮肤黏膜感染:鹅口疮、口角炎、外阴与阴道炎
  - 内脏及中枢神经系统感染:肺炎、肠胃炎、脑膜炎等
  - 过敏性疾病:皮疹、哮喘等
- 防治:保持清洁卫生,合理使用抗生素

4. 新生隐球菌
- 酵母样细胞,有荚膜
- 临床表现
  - 患者多无症状或轻微流感样症状,一般预后良好
  - 免疫功能低下者,全身播散,主要侵犯中枢神经系统
- 防治
  - 避免创口感染土壤及鸽粪等
  - 治疗可用 5-氟胞嘧啶、酮康唑等

【思考题】

（1）简述真菌性疾病的几种形式。

（2）皮肤癣菌为何能引起皮肤癣病？对癣病患者如何进行微生物学诊断？

笔记栏

第三篇

人体寄生虫学

第二篇

人体认识学

第十章

人体寄生虫学总论

第一节　人体寄生虫学中的重要概念

人体寄生虫学是研究与人体健康有关的寄生虫和寄生虫病的一门学科，为预防医学和临床医学的基础课程。它主要研究人体寄生虫的形态、发育、繁殖规律及其与人体和外界环境因素的相互关系，揭示寄生虫病的发病机制、诊断方法、流行规律和防治原理，以达到控制与消灭寄生虫病的目的。人体寄生虫学的研究范畴包括医学蠕虫、医学原虫和医学节肢动物三部分。

一、寄生关系

1. 重要概念

(1) 共栖：两种生物共同生活，其中一方受益，另一方既不受益，也不受害，称为共栖。

(2) 互利共生：两种生物共同生活，双方互相依靠，彼此受益，称为互利共生。

(3) 寄生：两种生物共同生活，其中一方受益，另一方受害，受害者提供营养物质和居住场所给受益者，称为寄生。

(4) 寄生虫：在寄生关系中，受益的多细胞无脊椎动物或单细胞原生动物称寄生虫。

(5) 宿主：在寄生关系中，受害者称为宿主。

2. 寄生虫的类型

(1) 专性寄生虫：指寄生虫生活史的各个时期或某个阶段必须营寄生生活，否则就不能生存。

(2) 兼性寄生虫：指某些寄生虫主要在外界营自生生活，但在某种情况下可侵入宿主营寄生生活。

(3) 偶然寄生虫：指由于偶然机会进入非适宜宿主体内，但是不能在宿主体内长期寄生的寄生虫。

(4) 体内寄生虫：指寄生于宿主体内器官、组织或细胞内的寄生虫。

(5) 体外寄生虫：也称暂时性寄生虫，指寄生在体表或暂时侵犯表皮组织的寄生虫，如一些节肢动物刺吸血液时与宿主体表接触，吸血后便离开。

(6) 机会性致病寄生虫：有些寄生虫在宿主免疫功能正常时处于隐性感染状态，当宿主免疫功能低下时，虫体大量繁殖、致病力增强，导致宿主出现临床症状，此类寄生虫称机会性致病寄生虫。

笔记栏

3. 宿主的类型

（1）终宿主：寄生虫的成虫或有性生殖阶段所寄生的宿主称终宿主。

（2）中间宿主：寄生虫的幼虫或无性生殖阶段所寄生的宿主称中间宿主。

（3）保虫宿主：有些寄生虫某相同发育阶段既可寄生于人，又可寄生于某些脊椎动物，在一定条件下脊椎动物可将其体内的寄生虫传播给人，这些脊椎动物称为保虫宿主，亦称储存宿主。

（4）转续宿主：某些蠕虫的幼虫侵入非适宜宿主后不能发育至成虫，但能存活并长期维持幼虫状态，只有当该幼虫有机会侵入其适宜宿主体内时，才能发育为成虫，此种非适宜宿主称为转续宿主。

二、寄生虫的生活史

1. 生活史及其种类

（1）寄生虫的生活史：寄生虫完成一代生长、发育和繁殖的整个过程称寄生虫的生活史。

（2）直接型生活史：寄生虫完成生活史全部过程只需要一种宿主。

（3）间接型生活史：寄生虫完成生活史需要在中间宿主或媒介节肢动物体内发育至感染阶段后，才能感染人体。

2. 重要概念

（1）感染阶段：寄生虫生活史中对人具有感染性的阶段，又称感染期。

（2）致病阶段：寄生虫生活史中能够使人体组织产生病理损伤并出现相应临床症状或体征的阶段称致病阶段。

（3）诊断阶段：寄生虫生活史中与确诊寄生虫病有关的阶段称诊断阶段。

三、寄生虫感染的特点

1. 寄生虫感染

（1）寄生虫感染：指寄生虫侵入人体并能在人体继续存活、发育或繁殖的现象。

（2）寄生虫病：人体感染寄生虫后，出现明显的临床症状或体征，称寄生虫病。

（3）带虫者：人体感染寄生虫后并不出现明显的临床症状和体征，但能传播病原体，成为寄生虫病流行的重要传染源，这些感染者称带虫者。

2. 寄生虫感染的特点

（1）慢性感染：通常人体感染寄生虫后没有明显的临床症状和体征，未经治疗，或在临床上出现一些症状后治疗不彻底，未能清除体内所有寄生虫而逐渐转入慢性持续感染。

（2）隐性感染：指人体感染寄生虫后，既没有明显的临床表现，又不易用常规方法检出寄生虫的一种寄生现象。

（3）多寄生现象：指人体同时感染两种或两种以上寄生虫的现象。

（4）异位寄生：指有些寄生虫在常见的寄生部位以外的组织或器官内寄生的现象，常可引起异位损害。

（5）幼虫移行症：寄生于动物的某些蠕虫幼虫侵入非适宜宿主人体后，不能发育为成虫，而以幼虫状态在体内长期存活并移行，造成局部或全身性病变，称为幼虫移行症。

第二节　寄生虫病的流行与防治

一、寄生虫病流行的环节及特点

1. 寄生虫病的流行环节

（1）传染源：指感染了寄生虫的人和动物，并且其体内的寄生虫在生活史的某一发育阶段可以

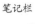

笔记栏

直接或间接进入另一宿主体内继续发育,包括患者、带虫者、保虫宿主和转续宿主。

（2）传播途径：指寄生虫从传染源宿主排出,在外界或动物体内生存或发育为感染阶段,借助于某些途径进入易感宿主的全过程。如经水、食物、土壤、空气、节肢动物传播和经人际传播。

（3）易感人群：指对某种寄生虫缺乏免疫力或免疫力低下而处于易感状态的人群。主要包括儿童、老年人等免疫力低下者、免疫缺陷者及未曾感染过某种寄生虫的人。

2. 寄生虫病流行的特点

（1）地方性：某种寄生虫病在某一地区发病率较高或只在该地区流行,称为地方性。

（2）季节性：由于温度、湿度、雨量、光照等气候条件会对寄生虫及其中间宿主和媒介节肢动物及人群产生影响,因此寄生虫病的流行呈现出明显的季节性。

（3）自然疫源性：在脊椎动物和人之间自然传播的寄生虫病,称为人兽共患寄生虫病。在原始森林或荒漠地区,这类人兽共患寄生虫病可在脊椎动物之间相互传播,无须人的参与,当人进入该地区后,脊椎动物体内的寄生虫可通过一定的途径传播给人,这种地区称为自然疫源地。这类不需要人的参与而存在于自然界的人兽共患寄生虫病具有明显的自然疫源性。

二、寄生虫病的防治

1. 防治原则　　① 控制传染源；② 切断传播途径；③ 保护易感人群。

2. 综合防治　　目前我国对寄生虫病采取的是综合防治措施,根据流行区的实际情况和流行规律,将控制传染源、切断传播途径和保护易感人群有机结合,突出重点,形成良性循环。

知识拓展

寄生虫所引起的疾病一直是普遍存在的公共卫生问题,联合国开发计划署/世界银行/世界卫生组织热带病特别规划署(TDR)联合倡议要求重点防治的十大热带病有：疟疾、血吸虫病、淋巴丝虫病、盘尾丝虫病、利什曼病、非洲锥虫病、美洲锥虫病、麻风、结核和登革热。在我国,2006 年全国疟疾发患者数为 6.4 万,2005 年血吸虫患者数为 79.87 万,土源性线虫感染率仍较高；食源性寄生虫病明显增多；机会性寄生虫病的发病率上升,输入性寄生虫病也增加。我国已将血吸虫病、疟疾、包虫病、黑热病、土源性寄生虫病、食源性寄生虫病及新现寄生虫病纳入《健康中国 2020 战略规划-寄生虫病防治优先领域》,对这些寄生虫病将优先重点防治。

小　结

1. 寄生 { 寄生虫
宿主 { 终宿主
中间宿主
保虫宿主
转续宿主 }

2. 生活史 { 直接型
间接型 }

【思考题】

（1）寄生虫生活史有哪两种类型？请举例说明。

（2）举例说明宿主的类型及概念。

（3）寄生虫病的防治原则有哪些？

第十一章

医学原虫

学习要点

- **掌握**：① 溶组织内阿米巴的形态、生活史、临床表现、诊断方法；② 间日疟原虫、恶性疟原虫的红内期形态、生活史、致病机制；③ 疟疾的临床发病特点、诊断、治疗方法；④ 刚地弓形虫的形态、生活史、致病机制。
- **熟悉**：① 溶组织内阿米巴病的流行因素、防治原则；② 疟疾、弓形虫病的实验诊断、防治原则；③ 阴道毛滴虫滋养体的形态、寄生部位和致病特点。
- **了解**：① 其他消化道阿米巴的形态特征；② 我国疟疾、弓形虫病的流行现状。

第一节　叶足虫

一、溶组织内阿米巴

溶组织内阿米巴又称痢疾阿米巴,主要寄生于人体结肠,表现为阿米巴痢疾和各种类型的阿米巴病。

1. 形态

(1) 滋养体：大滋养体(组织型滋养体)大小为 20～60 μm,多形性,内外质分明,外质透明,内质颗粒状,可见吞噬的红细胞。泡状核,核仁小,居中;核膜内缘有核周染色质粒,大小一致,均匀排列;核仁与核膜间有时可见网状核纤丝。小滋养体(肠腔型滋养体)较小,内外质分界不明显,内质没有红细胞。

(2) 包囊：大小为 10～16 μm,可见 1 核、2 核和 4 核包囊(成熟包囊为 4 核)。圆形,核结构与滋养体一致,未成熟包囊的胞质内有短棒状拟染色体和糖原泡。

2. 生活史　成熟包囊为感染期,人食入被包囊污染的食物和水而引起感染。包囊经胃和小肠,在回肠末端或结肠的中性或碱性环境中,虫体脱囊而出,随肠蠕动进入结肠,在下行过程中发育成八个滋养体,在结肠上端摄食细菌和二分裂增殖。虫体在肠腔内下移,由于肠内环境改变形成包囊,混于宿主粪便排出。滋养体可侵入肠黏膜下层,吞噬红细胞和组织细胞,并大量繁殖,破坏肠壁,引起肠壁溃疡,也可随血流进入肝、肺、脑等组织或器官,引起肠外阿米巴病。随坏死组织脱落进入肠腔的滋养体,可随粪便排出体外。

3. 致病机制与临床表现

(1) 致病机制

1) 毒力：凝集素介导吸附于宿主细胞;阿米巴穿孔素在宿主细胞形成孔状破坏;半胱氨酸蛋白酶溶解组织。

2）其他因素：肠道共生菌群的协同作用和宿主的免疫力起着重要作用。

（2）临床表现

1）肠阿米巴病：包括无症状带包囊者和阿米巴病性结肠炎（阿米巴痢疾）。阿米巴病性结肠炎临床过程分为急性和慢性。急性阿米巴病，常累及盲肠和升结肠，典型的病理损伤是口小底大的烧瓶样溃疡，一般仅累及黏膜层。临床上以腹痛、腹泻、解奇臭的果酱色大便为特征。慢性阿米巴病，肠壁可因纤维组织增生而增厚变硬，甚至引起肠腔狭窄。有时可因肉芽组织增生过多，而形成局限性包块，称为阿米巴肿。临床表现为长期间歇性腹泻、腹痛、胃肠胀气和体重下降。肠阿米巴病的严重并发症为肠穿孔和继发性细菌性腹膜炎。

2）肠外阿米巴病：病变部位呈无菌性、液化性坏死。阿米巴性肝脓肿最常见，多见年轻患者，累及肝右叶，临床表现为右上腹痛，向右肩放射，肝脏进行性肿大，压痛显著，肝穿刺可见"巧克力酱"状脓液。多发性肺阿米巴病多发于右下叶，继发于肝脓肿，主要有胸痛、发热、咳嗽和咳"巧克力酱"样痰。还有可能出现脑脓肿，临床症状有头痛、眩晕、呕吐、精神异常等，病死率高。皮肤阿米巴病少见，常由直肠播散到会阴部引起。

4. 诊断

（1）病原学诊断

1）粪便检查

a. 生理盐水直接涂片法：是诊断急性阿米巴痢疾患者有效的方法之一，在稀便或带有脓血的粪便中滋养体多见。

b. 碘液染色法：主要适用于轻度感染、慢性感染及带虫者，成形或略稀稠的粪便中可检出包囊。

2）病灶组织检查：如脓肿穿刺液涂片检查可检测到滋养体；慢性患者或粪检阴性不能确诊的患者，行乙状结肠镜检查，获取组织或分泌物检阿米巴原虫。

3）体外培养：必要时送患者粪便或脓肿抽出物培养痢疾阿米巴原虫。

（2）血清学诊断：如间接血凝试验、ELISA 或琼脂扩散法等检测到相应的特异性抗体。

（3）核酸诊断：可探知在脓液、粪便培养物、活检的肠组织、穿刺液、皮肤溃疡、脓血便甚至成形粪便中的虫体 DNA，通过对扩增产物进行电泳分析，可区别溶组织内阿米巴和其他阿米巴原虫。

（4）影像学诊断：对肠外阿米巴病适用，如超声波检查、计算机断层扫描（CT）、X 线检测、磁共振检查（MRI）等有辅助作用。

5. 流行与防治

（1）流行：溶组织内阿米巴病分布遍及全球，据中国 1988～1992 年调查显示，我国近年的人群感染率在 0.7%～2.17% 之间，平均感染率为 0.949%，感染人数估计为 1 069 万，主要流行地区在西北、西南和华北。夏秋季发病较多，发病率农村多于城市，男性高于女性，成人高于儿童。近年来，男同性恋者感染溶组织内阿米巴的概率呈上升趋势，欧美、日本为 20%～30%，阿米巴病亦为艾滋病的常见并发症。

（2）传染源与传播途径：传染源主要为粪便中持续带包囊者，除可感染人外，犬、猫等均可自然或实验感染。人体感染的主要方式是食用含有包囊的粪便污染的食品、饮水而感染。

（3）防治

1）治疗：甲硝唑（灭滴灵）为目前治疗阿米巴病的首选药物；对于孕妇及儿童，可选用替硝唑、奥硝唑和塞克硝唑。对于包囊携带者，应选用巴龙霉素、喹碘方等。肠外阿米巴病的治疗亦以甲硝唑为主，氯喹也是有效药物。对于阿米巴肝脓肿，同时也可进行穿刺排脓。

2）预防：采取综合措施防止感染包囊。做好粪便无害化处理，保护公共水源，严防粪便污染，消灭苍蝇、蟑螂等传播媒介，讲究饮食卫生及文明的生活方式。

二、其他常见阿米巴

1. 结肠内阿米巴　　是人体肠道常见的共栖原虫。滋养体直径为 15～50 μm，细胞核内含大而

笔记栏

偏位的核仁和大小不一、排列不齐的核周染色质粒,胞质内多含细菌但不含红细胞。包囊较大,直径 10～35 μm,核 1～8 个,成熟包囊 8 个核。未成熟包囊内含糖原泡和草束状的拟染色体。生活史和流行情况与溶组织阿米巴相似。成熟包囊经口感染宿主。在结肠内共栖,不侵入组织,无临床症状。粪便检查滋养体或包囊可与溶组织内阿米巴鉴别。

　　2. 致病性自由生活阿米巴　　致病性自由生活阿米巴以耐格里属和棘阿米巴属多见。在自然界普遍存在于水体、淤泥、尘土和腐败植物中。耐格里属阿米巴滋养体大小为 10～35 μm,虫体一端有伪足,核为泡状核,核仁大而居中。在不适环境中可发展为有 2～9 根鞭毛的鞭毛型。包囊直径7～10 μm。当人在水中,耐格里属阿米巴可侵入鼻腔和鼻黏膜增殖,沿嗅神经进入颅内。

　　棘阿米巴属滋养体大小为 15～45 μm,体表有伪足,核呈泡状,无鞭毛型。包囊圆形。滋养体经破损的皮肤黏膜或角膜侵入人体,寄生在眼、皮肤等部位,血行播散至中枢神经系统。

　　耐格里属阿米巴可以引起儿童或未成年者的原发性阿米巴性脑膜脑炎。棘阿米巴主要感染抵抗力低下的人群,引起阿米巴性皮肤损害、阿米巴角膜炎和肉芽肿性阿米巴性脑炎。

　　诊断以询问病史结合病原学检查为主。通过脑脊液或病变组织涂片可见活动的滋养体。

　　对自由生活阿米巴引起的中枢神经系统感染,用二性霉素 B 静脉给药或利福平也可治疗患者。戊双脒和磺胺药可治疗肉芽肿性阿米巴性脑炎。阿米巴性角膜炎主要用抗真菌和抗阿米巴的眼药。

第二节　孢 子 虫

一、疟原虫

　　常见寄生于人体的疟原虫共有四种,即间日疟原虫、恶性疟原虫、三日疟原虫和卵形疟原虫。三日疟原虫可感染人及非洲的猿类。此外,以猴类为宿主的诺氏疟原虫,近年来在东南亚地区感染人类的病例报道不断增加,所以这种疟原虫可能是第五种能感染人体的疟原虫。在我国引起疟疾的疟原虫主要是间日疟原虫和恶性疟原虫。

　　1. 形态　　疟原虫的形态包括在人体肝细胞、红细胞内和在按蚊体内的各期形态。疟原虫的基本结构包括胞膜、胞质和胞核,以及疟色素(消化分解血红蛋白后的代谢产物)。用瑞氏或吉姆萨染液染色后,寄生红细胞内的疟原虫胞质为蓝色,胞核呈紫红色,疟色素呈棕黄色、棕褐色或黑褐色。被间日疟原虫和卵形疟原虫寄生的红细胞可以胀大、变形、颜色变浅,细胞膜常有明显的鲜红色薛氏小点;而被恶性疟原虫寄生的红细胞大小正常或略小,有粗大的紫红色茂氏点。

　　(1) 红细胞内发育各期的形态:按在红细胞内的发育顺序一般分为滋养体期(小、大滋养体)、裂殖体期(未成熟、成熟裂殖体)、配子体期(雌、雄配子体),见表 11-1。

表 11-1　薄血膜中 4 种疟原虫的形态鉴别

	间日疟原虫	恶性疟原虫	三日疟原虫	卵形疟原虫
环状体	环较大,约为红细胞直径的1/3;核1个;红细胞内多含1个原虫	环纤细,约为红细胞直径的1/5;核1～2个;红细胞内含2个以上原虫	环较大,约为红细胞直径的1/3;核1个;红细胞内含有1个原虫	似三日疟原虫
大滋养体	虫体有伪足,空泡明显,形状不规则;疟色素棕黄色,小杆状,分散在胞质中	虫体小,不活动;疟色素集中一团,黑褐色;主要集中在内脏毛细血管	虫体小,圆形或带状,空泡小或无;不活动;疟色素棕黑色,位于虫体的边缘	虫体圆形,似三日疟原虫,但较大;疟色素似间日疟但较少、粗大
未成熟裂殖体	核开始分裂成2～4个,空泡消失;疟色素开始集中	外周血不易见到。核分裂成多个;疟色素集中	虫体圆形或宽带状,空泡消失;核分裂成多个;疟色素集中较迟	虫体圆或卵圆形,空泡消失;核分裂成多个

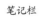

笔记栏

（续表）

		间日疟原虫	恶性疟原虫	三日疟原虫	卵形疟原虫
成熟裂殖体		裂殖子12～24个,疟色素集中成堆	外周血不易见到。裂殖子8～36个,疟色素集中成团	裂殖子6～12个,疟色素多集中在中央	裂殖子6～12个,排成一环;疟色素集中在中央或一侧
配子体	雄	圆形,胞质色蓝略带红,核大,疏松,淡红色,位于中央;疟色素分散	腊肠形,胞质色蓝略带红,核疏松,淡红色,位于中央;疟色素分布在核周	圆形,胞质色淡蓝色,核疏松,淡红色,位于中央;疟色素分散	似三日疟原虫,但稍大;疟色素似间日疟原虫
	雌	圆形,核小致密,深红色,偏于一侧;疟色素分散	新月形,核结实,深红色,位于中央;疟色素分布于核周	圆形,如正常红细胞大,胞质深蓝色,核结实,偏于一侧;疟色素多而分散	似三日疟原虫,但稍大;疟色素似间日疟原虫

1) 滋养体：小滋养体（环状体）呈环状,胞质少,中间有空泡,核小,位于环的周缘；随着虫体逐渐长大,胞质增多,变得不规则,有伪足伸出或有大空泡形成,胞质中开始出现疟色素,胞核1个,圆形,称为大滋养体（晚期滋养体）。

2) 裂殖体：大滋养体发育成熟,虫体变圆,胞质增多,空泡消失,核分裂为两个或以上,称未成熟裂殖体。之后核继续分裂,胞质随之分裂,每一个核都被已分裂的部分胞质包裹,形成很多的裂殖子,疟色素渐趋集中,含有裂殖子的虫体称为成熟裂殖体。成熟裂殖体最终可胀破红细胞,裂殖子可释放到红细胞外。

3) 配子体：经过数次裂体增殖后,疟原虫部分裂殖子侵入红细胞发育为圆形、卵圆形或新月形的配子体。雌配子体虫体较大,核致密,疟色素多而粗大；雄配子体虫体较小,核疏松,位于虫体中央,疟色素少而细。

(2) 子孢子：在雌性按蚊唾液腺内的子孢子是疟原虫对人的感染阶段。形状细长,11 μm×1 μm,呈C形或S形,前端稍细,顶端较平,后端钝圆,体表光滑。细胞核1个,长形。

2. 生活史

(1) 在人体内的发育

1) 红细胞外期：子孢子是感染阶段。当带有成熟子孢子的雌性按蚊刺吸人血时,子孢子即随唾液进入人体。约30 min后,随血流侵入肝细胞,形成红细胞外期裂殖体。成熟的红外期裂殖体内含有数以万计的裂殖子。裂殖子胀破肝细胞后释出,一部分被巨噬细胞吞噬,其余部分侵入红细胞,开始红细胞内期的发育。间日疟原虫完成红细胞外期发育所需时间约8 d,恶性疟原虫约6 d,三日疟原虫为11～12 d,卵形疟原虫为9 d。

目前认为,间日疟原虫的子孢子具有遗传学上不同的两种类型,即速发型子孢子和迟发型子孢子。速发型子孢子进入肝细胞后,很快完成红外期的裂体增殖过程；而迟发型子孢子,需经过一段或长或短（数月至年余）的休眠期后,才能进行红外期的裂体增殖,又称为休眠子。卵形疟原虫的子孢子遗传类型同间日疟原虫,而恶性疟原虫和三日疟原虫无休眠子。

2) 红细胞内期

a. 裂体增殖：红外期的裂殖子,进入血液后很快侵入红细胞,发育成环状体。环状体发育为大滋养体、未成熟裂殖体及成熟裂殖体。成熟裂殖体破裂后,裂殖子释出,一部分被巨噬细胞吞噬,其余再侵入其他正常红细胞,重复红细胞内期的裂体增殖过程。完成一代红细胞内期裂体增殖所需要的时间称红内期裂体增殖周期。间日疟原虫约需48 h,恶性疟原虫需36～48 h,三日疟原虫为72 h,卵形疟原虫为48 h。恶性疟原虫的环状体在外周血中经十几个小时的发育后,逐渐隐匿于内脏和皮下脂肪的毛细血管中,继续发育成大滋养体和裂殖体,故这两个时期在外周血液中一般不易见到。

b. 配子体形成：红内期疟原虫经过几代裂体增殖后,部分裂殖子侵入红细胞后不再进行裂体增殖,而是发育为雌、雄配子体。恶性疟原虫的配子体主要在肝、脾、骨髓等器官的血窦或微血管里发育,成熟后始出现于外周血液中,在无性体出现后7～10 d才见于外周血液中。

笔记栏

间日疟原虫和卵形疟原虫主要寄生于网织红细胞,恶性疟原虫可寄生于各发育期的红细胞,三日疟原虫多寄生于较衰老的红细胞。

(2)在按蚊体内的发育

1)配子生殖:当雌性按蚊刺吸患者或带虫者时,仅雌、雄配子体能在蚊胃内存活下来并继续发育。在蚊胃腔内,雌配子体发育为雌配子,雄配子体形成雄配子。雄配子钻进雌配子体内,受精后形成合子。之后,合子变为动合子。动合子穿过蚊胃壁上皮细胞或其间隙,在胃壁弹性纤维膜下形成卵囊。

2)孢子增殖:卵囊内的核和胞质反复分裂进行孢子增殖,形成数以万计的子孢子。子孢子随卵囊破裂释出,经血淋巴集中于按蚊的唾液腺,发育为成熟子孢子。当受染按蚊再次刺吸人血时,子孢子即可随唾液进入人体,又开始在人体内的发育。

3.致病机制与临床表现

(1)潜伏期:从疟原虫侵入人体到出现疟疾发作,相隔的这段时间为临床潜伏期。间日疟患者的潜伏期短者一般11~25 d,长者6~12个月;恶性疟潜伏期为7~27 d;三日疟为18~35 d;卵形疟为11~16 d。

(2)疟疾发作:典型的疟疾发作表现为周期性的寒战、发热和出汗退热三个连续阶段。疟疾发作的主要原因是由红细胞内期成熟裂殖体胀破红细胞后,释放出的大量裂殖子、疟原虫的代谢产物、残余变性的血红蛋白及红细胞碎片等进入血流,一部分被巨噬细胞和中性粒细胞吞噬,刺激这些细胞产生内源性热原质,与疟原虫代谢产物共同作用于下丘脑的体温调节中枢引起发热。随着血内刺激物被吞噬和降解,机体通过大量出汗,体温逐渐恢复正常,机体进入发作间歇阶段。发作的周期性与疟原虫红细胞内期裂体增殖周期一致,典型的间日疟和卵形疟为隔天发作一次;恶性疟隔36~48 h发作一次;三日疟为隔2天(72 h)发作一次。

(3)再燃与复发:患者疟疾初发停止后,也无再感染,仅由于体内少量残存的红内期疟原虫重新大量繁殖起来又引起的疟疾发作,称为疟疾再燃。寄生于人体的4种疟原虫都可能发生再燃。疟疾初发后,红细胞内期疟原虫已被消灭,未再经蚊媒传播感染,由于红外期的休眠子在一定条件下结束休眠,经过数周至年余后,又出现疟疾发作,称为疟疾复发。恶性疟原虫和三日疟原虫因无迟发型子孢子不引起复发,而间日疟和卵形疟因有迟发型子孢子可出现复发。

(4)贫血:疟疾发作数次后,可出现贫血症状。尤以恶性疟患者的贫血更为严重。孕妇和儿童最为常见。发生贫血的原因有:

1)直接破坏红细胞。

2)脾脏功能亢进,吞噬大量正常红细胞。

3)免疫病理损害:在疟疾感染的急性期,宿主形成抗原抗体复合物,附着在正常红细胞膜上,使红细胞膜具有自身免疫原性,引起红细胞溶解或被巨噬细胞吞噬。此外可能由于疟原虫寄生于红细胞后,使隐蔽的红细胞抗原暴露,刺激机体产生自身抗体,导致红细胞的破坏。

4)骨髓造血功能受到抑制。

(5)脾肿大:尤以恶性疟患者显著,初发者多在发作3~4 d后,脾脏开始肿大,甚至可达脐水平线以下。主要原因是脾充血与单核吞噬细胞增生。早期经治疗,脾脏可恢复正常大小。但长期不愈或反复感染者患者,由于脾脏高度纤维化,包膜增厚,质地变硬,虽经治疗,脾脏也不能恢复到正常。

(6)凶险型疟疾:指血液中查见疟原虫又排除了其他疾病的可能性而表现出典型临床症状者,如脑型疟、肾衰竭、重症贫血、水电解质失衡、黄疸、高热等称为凶险型疟疾。来势凶猛、病情险恶、病死率高。脑型疟常发生在恶性疟高度地方性流行区的儿童、少年及疟区无免疫力的外来人群。临床表现为剧烈头痛、谵妄、急性神经紊乱、高热、昏迷、惊厥等。昏迷并发感染、呕吐和惊厥是常见的死因。脑型疟的发病机制主要有机械阻塞学说、炎症学说,弥散性血管内凝血学说等。大多数学者支持机械阻塞学说。

4. 诊断

（1）病原学诊断：厚、薄血膜染色镜检是目前最常用的方法。从患者周围血液中检出疟原虫，是疟疾确诊的直接依据。一般取受检者耳垂或指尖血，最好在服药以前取血。薄血膜涂片经染色后疟原虫形态结构完整、清晰，可辨认原虫的种类和各发育阶段的形态特征，适用于临床诊断，但因虫数较少容易漏检。厚血膜涂片在处理过程中疟原虫皱缩、变形，鉴别有困难，但原虫较集中，易于发现，可提高检出率，常用于流行病学调查。恶性疟应在发作开始时，间日疟在发作后数小时至十余小时采血。

（2）免疫学诊断

1）循环抗体检测：检测血清中特异性疟原虫抗体可作为临床的辅助诊断手段，但不能反映患者是否有活动性感染，主要用于流行病学调查、防治效果的评估及输血对象的筛选。

2）循环抗原检测：检测血清中疟原虫的抗原能说明受检对象是否有活动性感染，因而具有重要的辅助诊断价值。临床常用的方法有放射免疫实验、酶联免疫吸附实验等。

（3）分子生物学技术：PCR 和核酸探针已用于疟疾的诊断，优点是对低原虫血症检出率较高。国内学者采用的套式 PCR 技术扩增间日疟原虫和恶性疟原虫，现场应用敏感性、特异性较好，结果稳定。

5. 流行与防治

（1）流行：疟疾的分布遍及全世界 109 个国家和地区，间日疟原虫主要在温带地区，散在分布于寒带和热带地区。恶性疟原虫主要分布于热带和亚热带地区，特别是热带的非洲和南美洲。三日疟原虫主要分布在热带的非洲撒哈拉沙漠以南地区，为局部流行。卵形疟原虫主要在热带的非洲西海岸地区。在我国，间日疟流行分布最广，其次是恶性疟，三日疟患者极少见，卵形疟仅发现几例。

（2）传染源与传播途径：传染源指外周血液中含有成熟配子体的现症患者和带虫者。雌性按蚊是疟疾的传播媒介，血液中带红内期疟原虫者可经输血传播给他人。

（3）防治：目前全球疟疾控制规划的目标是：从降低疟疾负担并维持在一个合理的低水平，到在一个确定的地理区域消除疟疾，以及最终在全球范围内根除疟疾。2010 年，我国政府印发了《中国消除疟疾行动计划（2010～2020 年）》的通知，决定在 2010 年全面开展消除疟疾工作，到 2020 年全国实现消除疟疾的目标。

1）治疗：抗疟药种类很多，主要有以下几类。

a. 杀灭红细胞外期裂殖体及休眠子：伯氨喹、乙胺嘧啶对疟原虫红外期有一定杀灭作用，且对间日疟有抗复发作用，也称根治药。

b. 杀灭红细胞内裂体增殖期：氯喹，奎宁、咯萘啶、喹派、青蒿青及蒿甲醚等，用以控制临床发作。

c. 杀灭配子体：伯氨喹用于切断传播。

d. 杀灭孢子增殖期：乙胺嘧啶可抑制蚊体内的孢子增殖。

2）预防：包括个体预防和群体预防。个体预防是指对疟区居民或短期进入疟区的个人，为了防蚊叮咬、防止发病或减轻临床症状而采取的防护措施；群体预防是对高疟区、爆发流行区或大批进入疟区长期居住的人群，除包含个体预防的目的外，还要防止传播。预防措施有：蚊媒防治，预防服药或疫苗预防。

二、刚地弓形虫

刚地弓形虫呈世界性分布。人和许多动物都能感染，可寄生于机体除成熟红细胞外的几乎所有有核细胞内，是一种非常重要的机会性致病原虫。

1. 形态

（1）滋养体：根据其在中间宿主体内生长发育的速度快慢，分别称为速殖子和缓殖子。游离的滋养体外形呈弓形或新月形,一侧平直,另一侧隆起;一端钝圆,另一端较尖。(4～7)μm×(2～4)μm。经吉姆萨染液染色后可见胞质呈蓝色,胞核呈紫红色,位于虫体中央,有时可见染成浅红色的一个副核位于核与尖端之间。在疾病的急性期,数个至十多个速殖子寄生宿主细胞内,被细胞膜包绕,这种虫体的集合体由于没有自生的囊壁而称为假包囊。

(2)包囊:圆形或椭圆形,直径5～100 μm,具有一层富有弹性的坚韧囊壁,内含数个至数百个滋养体,称缓殖子。其形态与速殖子相似,仅个体较小且增殖缓慢。

(3)卵囊:大小10～12 μm,具两层光滑透明的囊壁。成熟卵囊内含2个孢子囊,每个孢子囊内含4个新月形的子孢子。

(4)裂殖体:成熟的裂殖体内含4～29个裂殖子,呈扇状排列。裂殖子形如新月状,较滋养体小。

(5)配子体:雌配子体发育成熟后为雌配子,雄配子体成熟后形成雄配子。雌雄配子结合受精发育为合子,而后发育成卵囊。

2. 生活史

(1)中间宿主体内的发育:当猫粪便内的卵囊或动物肉类中的包囊或假包囊被中间宿主,如人、羊、猪、牛等吞食后,在小肠腔内逸出子孢子、缓殖子或速殖子,随即侵入肠壁经血液或淋巴进入单核巨噬细胞系统的细胞内寄生,并扩散至全身各器官组织,如脑、淋巴结、肝、心、肺、肌肉等,在细胞内发育增殖,直至细胞破裂后,速殖子重新侵入新的组织、细胞。在免疫功能正常的机体内,部分速殖子侵入宿主细胞后,特别是在脑、眼、骨骼肌的虫体繁殖速度减慢,分泌物质形成囊壁而成包囊。当机体免疫功能低下或长期服用免疫抑制剂时,组织内的包囊可破裂,释出缓殖子,进入血流和其他新的组织细胞迅速发育繁殖,活化为速殖子或形成假包囊。

(2)终宿主体内的发育:当中间宿主动物的肌肉或内脏里的包囊或假包囊被猫科动物吞食,或食(饮)入被成熟卵囊污染的食物、水后,缓殖子、速殖子、子孢子在终宿主小肠腔内逸出,侵入小肠上皮细胞内发育繁殖,经3～7 d,上皮细胞内的虫体形成多个核的裂殖体,成熟后释出裂殖子,侵入新的肠上皮细胞形成第二、三代裂殖体,经数代增殖后,部分裂殖子发育为雌雄配子体,后发育为雌雄配子,两者结合为合子,发育为卵囊,从肠上皮细胞逸出进入肠腔,随粪便排出体外。

3. 致病机制与临床表现

(1)致病机制:人体感染弓形虫后是否发病或发病的严重程度与虫株的毒力、宿主的免疫状态密切相关。速殖子是急性弓形虫病的主要致病阶段,包囊内的缓殖子是引起慢性或隐形感染的主要形式。

(2)临床表现

1)先天性弓形虫病:多发生于急性感染弓形虫的初孕妇女,经血液、胎盘、子宫、羊水、阴道等多种途径传播给胚胎及胎儿。母体妊娠早期感染的,可致死产、流产、早产、无脑儿、脑积水、小头畸形等;妊娠中、晚期感染,受染胎儿或婴儿多数表现为隐性感染,有的出生后数月甚至数年才出现症状。典型表现为脑积水、大脑钙化灶、视网膜脉络膜炎和运动障碍等。此外还可伴有全身症状,融合性肺炎是常见的死亡原因。

2)获得性弓形虫病:临床上的弓形虫病多无明显的症状和体征。常以淋巴结肿大,尤其颈后与颌下淋巴结肿大是最常见的临床类型。其次常累及脑、眼部或有不规则发热。弓形虫眼病的主要特征以视网膜脉络膜炎为多见,多见双侧性病变,除视力障碍外常伴有全身反应或多器官病损。在免疫功能低下者,常表现为脑炎、脑膜脑炎、癫痫和精神异常。

4. 诊断

(1)病原学诊断

1)涂片染色法:取急性期患者的体液、脑脊液、血液、骨髓、羊水、胸腔积液经离心沉淀物涂片,或采用活组织切片或印片,经吉姆萨染色后,镜检弓形虫滋养体或假包囊。此法简便,但阳性率不高,易漏检。

2）动物接种分离法或细胞培养法：查找滋养体。采用敏感的实验动物小鼠，样本接种于腹腔内，一周后剖杀取腹腔液镜检，阴性需盲目传代至少 3 次；样本亦可接种于离体培养的单层有核细胞。动物接种和细胞培养是目前较常用的病原学检查方法。

（2）免疫学诊断：染色试验(DT)，间接血凝试验(IHA)，间接免疫荧光抗体试验(IFA)，酶联免疫吸附试验(ELISA)。

（3）基因诊断：PCR 及 DNA 探针技术更具灵敏、特异、早期诊断的意义。

第三节　鞭 毛 虫

一、阴道毛滴虫

阴道毛滴虫主要寄生于女性阴道和泌尿道，引起滴虫性阴道炎和尿道炎；也可感染男性泌尿和生殖系统，造成相应部位的炎症病变。

1. 形态　　仅有滋养体期，活体无色透明，活动力强。固定染色后则呈梨形，体长$(5\sim15)\mu m\times(10\sim15)\mu m$。1 个椭圆形的泡状细胞核位于虫体前端 1/3 处，核上缘有毛基体，由此发出 4 根前鞭毛和 1 根后鞭毛。虫体外侧前 1/2 处有一波动膜，其外缘与向后延伸的后鞭毛相连。虫体借助鞭毛的摆动前进，以波动膜的波动做旋转式运动。1 根纤细透明的轴柱由前向后纵贯虫体并于后端伸出体外。

2. 生活史　　滋养体主要寄生在女性阴道，尤以后穹窿多见，偶可侵入尿道、膀胱和子宫等器官；男性感染多见于尿道或前列腺，也可侵及睾丸、附睾或包皮下组织。滋养体既是本虫的繁殖阶段，又是感染阶段。通过两性直接性生活或间接接触方式在人群中传播。

3. 致病机制与临床表现

（1）致病机制：阴道毛滴虫的致病力与宿主的生理状态、虫体致病力和阴道内菌群生态有关。健康女性阴道内环境，因乳酸杆菌酵解阴道上皮细胞的糖原产生乳酸而呈酸性(pH3.8～4.4)，可抑制虫体和(或)其他细菌生长繁殖，此为阴道的自净作用。然而在滴虫寄生时，虫体消耗了阴道内的糖原，妨碍了乳酸杆菌酵解作用，降低了乳酸浓度，使得阴道内 pH 转为中性或碱性，从而破坏了"阴道自净作用"，使得滴虫得以大量繁殖并促进继发性细菌感染，造成阴道黏膜发生炎性病变。

（2）临床表现：多数女性感染者并无临床表现或症状不明显；有临床症状者，最常见的为阴道白带增多，外阴瘙痒或烧灼感。阴道内窥镜检查可见分泌物增多，呈灰黄色，泡状，有异味，或呈乳白色的液状分泌物。阴道壁可见弥散性黏膜充血和鲜红色的点状损害，或仅见片状充血或正常黏膜，阴道上皮细胞变性脱落，白细胞浸润。多数病例感染可累及尿道，患者出现尿频、尿急、尿痛等症状。

感染本虫的产妇，在阴道式分娩过程中，可将滴虫传染给婴儿。婴儿的感染主要表现为呼吸道和结膜的炎症病变。男性感染者虽常呈带虫状态，但可导致配偶连续重复感染。当感染累及尿道和前列腺时，可出现尿痛、夜尿，前列腺肿大及触痛和附睾炎等症。有学者认为阴道毛滴虫可吞噬精子，或因感染分泌物增多影响精子活力，而导致男性不育症。

4. 诊断

（1）病原学诊断：取阴道后穹窿分泌物、尿液沉淀物或前列腺液，用生理盐水涂片法或涂片染色法镜检，若查得本虫滋养体即可确诊。也可采用培养法。

（2）血清学和核酸诊断：可用市售的检测本虫抗原的免疫学诊断试剂盒诊断，如酶免疫法(EIA)、直接荧光抗体试验(DFA)和乳胶凝集试验(LA)。此外，PCR 技术和 DNA 探针也可用于本虫感染的辅助诊断。

笔记栏

5. 流行与防治

（1）流行：阴道毛滴虫呈全球性分布。在美国，每年有 200 万～300 万妇女感染本虫。在我国的流行也很广泛，各地区感染率不等。

（2）传染源与传播途径：传染源为滴虫性阴道炎患者和无症状带虫者。传播途径包括直接传播和间接传播两种方式。前者主要通过性交传播，为主要的传播方式。后者主要通过使用公共浴池、浴具、马桶传播等。

（3）防治：应及时治疗带虫者和患者以减少和控制传染源。对夫妻或性伴侣，双方应同时进行治疗方可根治。临床上常用的首选口服药物为甲硝唑。局部治疗可用乙酰胂胺（滴维净）或 1∶5 000 高锰酸钾溶液冲洗阴道。注意个人卫生与经期卫生。不使用公用泳衣裤和浴具。在公共浴室，提倡使用淋浴，慎用公共马桶。

二、其他常见鞭毛虫

1. 蓝氏贾第鞭毛虫　　蓝氏贾第鞭毛虫是一种全球性分布的寄生性肠道原虫，引起蓝氏贾第鞭毛虫病，简称贾第虫病。贾第虫主要寄生于人和某些哺乳动物的小肠，引起腹泻。本病又称"旅游者腹泻"。本虫生活史简单，包括滋养体和包囊两个阶段。人或动物摄入被四核包囊污染的饮水或食物而被感染，在十二指肠脱囊形成 2 个滋养体，滋养体主要寄生于十二指肠或小肠上段，落入肠腔到达回肠下段或结肠腔后，在外界环境不利时，形成包囊并随粪便排出体外。

急性感染时，初起症状有恶心、厌食、上腹及全身不适。此后出现典型表现，突发性腹泻，粪便恶臭水样，便中偶见黏液，极少带血，常伴胃肠胀气、呕吐、呃逆和上中腹部痉挛性疼痛。急性期通常 3～4 d，部分患者即可自行消退，转为无症状带包囊者，有些患者可再次出现短期的急性症状。幼儿患者病程可持续数月，出现脂肪泻和体重减轻。亚急性期表现为间歇性排恶臭味软便或呈粥样便，伴腹胀、腹部痉挛性疼痛。慢性期患者比较多见，表现为周期性腹泻，稀便，量少有恶臭，病程可达数年而不愈。粪便检查滋养体或包囊，十二指肠引流液镜检也可查出滋养体。常用治疗药物有甲硝唑、呋喃唑酮等；中药苦参、白头翁等有一定疗效。感染本虫的孕妇可用巴龙霉素进行治疗。

2. 杜氏利什曼原虫　　杜氏利什曼原虫为内脏利什曼病的病原体，该虫的无鞭毛体主要寄生于人或动物宿主肝、脾、骨髓、淋巴结等组织器官的巨噬细胞内，引起全身症状；在印度，患者皮肤常有暗的色素沉着，并有发热，故称黑热病。当雌性白蛉叮刺患者或受感染的动物宿主时，血液或皮肤内含无鞭毛体的巨噬细胞被吸入胃内，发育为前鞭毛体，大量聚集在口腔及喙。当白蛉叮刺人体时，前鞭毛体随白蛉唾液进入人体。一部分被多型核白细胞吞噬消灭；一部分则进入巨噬细胞，形成无鞭毛体。无鞭毛体在巨噬细胞内存活并进行分裂繁殖，导致巨噬细胞破裂。游离的无鞭毛体可被携带到身体其他部位，又进入其他巨噬细胞，重复上述增殖过程。

临床上分为以下几种类型。

（1）内脏利什曼病：人体感染杜氏利什曼原虫后，经过 3～5 个月或更长的潜伏期，患者出现长期不规则发热，并出现脾、肝、淋巴结肿大、白蛋白/球蛋白比例倒置、贫血、蛋白尿和血尿等全身症状。

（2）皮肤利什曼病：部分黑热病患者在治疗过程中或在治愈后数年甚至十余年后可发生，患者在面部、颈部、四肢或躯干等部位出现许多含有利什曼原虫的皮肤结节，结节呈大小不等的肉芽肿，或呈暗色丘疹状，常见于面部及颈部。

（3）淋巴结型利什曼病：临床表现主要是全身多处局部淋巴结肿大，肿大的淋巴结以腹股沟和股部最多见，常大小不一，部位较表浅，无明显压痛或红肿。

通过骨髓穿刺、淋巴结穿刺或皮肤活组织检查等查出病原体可确诊。治疗患者的常用药物有五价锑剂葡萄糖酸锑钠，国产制剂为葡萄糖酸锑钠（斯锑黑克）；少数经锑剂反复治疗无效的患者可用戊烷脒或二脒替等芳香双脒剂或和五价锑合并使用，效果更佳。

笔记栏

知识拓展

蠊缨滴虫

　　蠊缨滴虫,滋养体圆形或椭圆形,长径为 $10\sim45\ \mu m$。一端有成簇的鞭毛,细胞核大而明显,旁基体排列呈环状,"萼"呈环状包裹着细胞核。主要寄生于白蚁和蜚蠊的消化道,可侵入人体的上呼吸道及肺组织中,引起呼吸道和肺部感染。寄生于呼吸道时早期表现为发热、无咳嗽、咯痰等症状。随着病情进展,可出现低热、白色黏痰或黄脓痰;寄生在支气管和肺部时,患者表现为剧烈咳嗽、胸闷、气急、窒息;寄生在上颌窦时,患者表现为上颌窦持续性钝痛,窦腔内充满暗褐色干酪样物;也有寄生于尿道出现低热、尿道内不适、尿痛的报道。在痰液、咽拭子、可疑组织和分泌物中找到蠊缨滴虫可确诊。治疗药物有甲硝唑、替硝唑、复方磺胺甲基异噁唑。

小 结

1. 溶组织内阿米巴
- 感染途径：经口感染
- 感染阶段：成熟包囊
- 临床表现
  - 肠阿米巴痢疾
  - 肠外阿米巴病

2. 疟原虫
- 感染阶段：子孢子
- 感染途径：经皮肤(按蚊叮咬)感染
- 临床表现
  - 疟疾发作
  - 再燃与复发
  - 贫血
  - 脾肿大
  - 凶险性疟疾
- 诊断：外周血厚薄血膜涂片——红内期疟原虫

3. 刚地弓形虫
- 感染阶段
  - 卵囊
  - 包囊
  - 假包囊
- 感染途径：经口感染
- 临床表现
  - 先天性弓形虫病
  - 获得性弓形虫病

【思考题】

(1) 如何用病原学方法诊断急性阿米巴痢疾患者?

(2) 简述疟原虫引起贫血的原因。

笔记栏

第十二章

医学蠕虫

学习要点

● **掌握**：吸虫、绦虫、线虫的形态、生活史特点、致病机制、主要临床表现。
● **熟悉**：吸虫、绦虫、线虫病的诊断方法（尤其是常用病原诊断方法）、治疗药物。
● **了解**：吸虫、绦虫、线虫病的流行因素、防治原则。

第一节 吸 虫

一、华支睾吸虫

华支睾吸虫成虫寄生于人体的肝内胆管，可引起肝胆系统疾病，俗称肝吸虫。

1. 形态

（1）成虫：虫体背腹扁平，前端较窄，后端钝圆，似葵花籽状，大小为(10~25)mm×(3~5)mm。其活时淡红色，半透明，固定后灰白色。口吸盘位于虫体前端，腹吸盘位于虫体前端近1/5处。口吸盘略大于腹吸盘。消化道简单，有口、咽、食管、两支肠管，末端为盲肠。雄性生殖系统有两个分支状的睾丸前后排列于虫体后1/3处（故称支睾吸虫）。雌性生殖系统有卵巢，细小分支状，位于睾丸之前。充满虫卵的子宫从卵巢开始盘绕向上，开口于腹吸盘前缘的生殖腔。

（2）虫卵：黄褐色，芝麻状，平均29 μm×17 μm。前端较窄有明显的卵盖，其周围卵壳增厚形成肩峰，另一端常见疣状突起，卵内含成熟毛蚴。

2. 生活史　　成虫寄生于人或哺乳动物的肝胆管内。虫卵随胆汁进入肠腔混于粪便一起排出体外。在水中被第一中间宿主沼螺、豆螺等吞食后，在消化道内孵出毛蚴，在螺体内经胞蚴和雷蚴阶段发育成尾蚴。成熟的尾蚴逸出螺体，在水中遇到第二中间宿主淡水鱼或淡水虾，则侵入其皮下、肌肉等处发育为囊蚴。终宿主因食入含有活囊蚴的淡水鱼、虾而被感染。囊蚴在十二指肠内脱囊，脱囊后的童虫逆胆汁流出的方向移行，经胆总管至肝胆管，在感染后1个月左右，发育为成虫，在粪便中可检获到虫卵。

3. 致病机制与临床表现

（1）致病机制：肝吸虫成虫寄生的肝胆管的病变程度与感染的轻重和寄生时间长短有关。病变以肝内次级胆管为主，与虫体产生机械阻塞与损伤、毒性作用与刺激有关。虫体对胆道上皮的机械性刺激及其代谢产物诱发的变态反应可引起胆管内膜上皮细胞脱落、增生，胆管壁周围炎性细胞浸润、纤维增生，导致管壁增厚、管腔狭窄。大量虫体寄生可阻塞胆管导致胆汁的淤积，出现阻塞性黄疸。细菌伴随虫体进入胆道可引起化脓性胆管炎、胆囊炎，甚至继发肝脓肿。虫卵和死亡的虫体及其碎片可成为胆石核心,形成胆管或胆囊内胆色素结石。随着病变进展可引起肝细胞坏死、萎缩、脂肪变性、肝纤维化。WHO 认为肝吸虫感染是原发性肝癌的Ⅰ类生物学危险因子,可引起胆管上皮细胞癌。肝吸虫感染还可引起营养不良和代谢紊乱,脑垂体功能受损,影响人体尤其是儿童的生长发育。

(2) 临床表现:肝吸虫病病情轻重与感染程度、病程长短、机体的免疫状态、有无继发感染等因素有关。

1) 急性肝吸虫病:一次经口大量感染肝吸虫囊蚴可引起急性肝吸虫病,起病急,潜伏期 7～40 d。首发症状是上腹部疼痛,腹泻,随后出现寒战、高热、肝大,部分患者可有黄疸。实验室检查:嗜酸性粒细胞增多、血清氨基转移酶升高。

2) 慢性肝吸虫病:反复多次少量感染或急性感染未及时治疗均可表现为慢性感染症状。临床以慢性肝吸虫病多见。轻度感染可无明显症状,有症状者以食欲缺乏、腹胀、腹痛、腹泻等消化道症状为主。重度感染者可出现肝大、胆囊炎、胆管炎、营养不良、血浆蛋白降低、贫血等。晚期患者出现严重的肝、脾肿大,肝硬化,腹水,并发消化道出血或肝性脑病等可致死。儿童、青少年慢性感染可影响其生长发育而出现侏儒症。

4. 诊断

(1) 病原学诊断:粪便或十二指肠引流液中检出虫卵是确诊的主要依据。直接涂片法操作简便,但检出率不高,建议选用改良加藤厚涂片法或醛醚沉淀法,检出率较高。肝吸虫排卵量少,虫卵小,排卵量波动大,多次粪检可提高检出率。对粪检虫卵阴性的疑似患者可采用十二指肠引流液直接涂片法检查虫卵,检出率可高达 100%。

(2) 免疫学诊断:是重要的辅助诊断方法,方法有皮内试验、间接血凝试验(IHA)、酶联免疫吸附试验(ELISA)、间接荧光抗体试验等。其中 ELISA 试验应用较多,既能检测抗体又能检测循环抗原,具有快速、简便、敏感、特异等优点。

(3) 影像学诊断:B 型超声波和计算机断层扫描(CT)检查有助于肝吸虫病的早期诊断。

5. 流行与防治

(1) 流行:肝吸虫病主要分布于东亚与东南亚地区,包括中国、日本、朝鲜、韩国等。国内有 25 个省、市、自治区及台湾和香港地区有不同程度的感染或流行。感染率较高的省份及自治区有广东、广西、台湾地区、江西、黑龙江等。

(2) 传染源与传播途径:传染源除人外,还有猫、犬、猪、鼠、貂、狐狸等保虫宿主。肝吸虫对中间宿主选择性不严格,第一中间宿主是淡水螺,包括纹沼螺、中华沼螺、赤豆螺、长角涵螺等。第二中间宿主是淡水鱼和虾,鱼有 12 科 39 属 68 种,主要是鲤科鱼类,如草鱼、青鱼、鲢鱼、鲤鱼等;虾主要为米虾和沼虾。居民生食或半生食淡水鱼、虾的习惯是感染肝吸虫的主要途径。此外,生、熟砧板不分,囊蚴污染食物经口感染常常是非流行区人群的感染途径。

(3) 防治:加强卫生宣传教育,不吃生的或半生的鱼、虾,加强粪便管理,禁止用人粪喂鱼,防止粪便污染水源,从而切断传播途径。查治感染者和犬、猫等保虫宿主,治疗药物常用吡喹酮或阿苯达唑。

二、卫氏并殖吸虫

卫氏并殖吸虫成虫主要寄生于人体肺部,俗称肺吸虫,可引起肺吸虫病。

1. 形态

(1) 成虫:虫体肥厚,腹面扁平,背面隆起,似半粒花生米,长 7.5～12 mm。活时红褐色、半透明,固定后灰白色。口、腹吸盘大小相近,腹吸盘位于体中线之前。消化系统包括口、咽、食管和分 2 支弯曲的肠管。卵巢分 5、6 叶,呈佛手状,与子宫并列于腹吸盘之后。睾丸分支,左右并列于虫体后 1/3 处。因雌雄生殖器官左右并列故称并殖吸虫。

(2) 虫卵:虫卵椭圆形,金黄色,大小为(80～118)μm×(48～60)μm。卵盖大,卵壳厚薄不均,

笔记栏

后端增厚。卵内含1个卵细胞及10余个卵黄细胞。

2. **生活史**　成虫主要寄生在人和多种食肉类猫科、犬科动物肺部,虫卵经气管随痰或吞咽后随粪便排出体外。虫卵入水后,在适宜温度(25~30℃)下,约3周发育成熟并孵出毛蚴。毛蚴在水中如遇第一中间宿主川卷螺,则侵入螺体内,经胞蚴、母雷蚴、子雷蚴的发育和无性增殖,形成大量尾蚴。成熟的尾蚴从螺体逸出,主动侵入或随螺体一起被第二中间宿主溪蟹或蝲蛄食入,在其体内(主要是肌肉中)形成囊蚴。人或其他终宿主因食入含活囊蚴的溪蟹或蝲蛄而感染。囊蚴在终宿主消化液的作用下脱囊,发育为童虫。童虫穿过肠壁进入腹腔,游走于器官之间或侵入邻近组织或腹壁,经1~3周穿膈肌经胸腔入肺,在肺内发育成熟,形成虫囊,一般在囊内含有2个成虫。童虫还可移行至皮下、肌肉、肝、脑、脊髓等处异位寄生。从感染囊蚴至成虫发育成熟并产卵需2~3个月。

3. **致病机制与临床表现**

(1) 致病机制:卫氏并殖吸虫的致病主要是童虫或成虫在组织器官内移行、寄居造成的机械性损伤及其代谢产物的刺激引起的免疫病理反应。根据病变的发展过程,可分为急性期和慢性期。

1) 急性期:主要由童虫移行引起。脱囊后的童虫穿过肠壁引起肠壁出血或脓性窦道。在腹腔、腹壁徘徊穿行,尤其是大多数童虫从肝表面移行或从肝组织穿过,引起局部出血、坏死。症状出现于食入囊蚴数天至1个月左右,重度感染者在第二天即可出现症状。轻者仅有食欲缺乏、乏力、低热等症状。重者起病急,症状明显,如高热、腹痛、腹泻等。血常规检查白细胞数目增多,可高达(20~30)×10⁹/L,嗜酸性粒细胞明显增多,一般为0.2%~0.3%。高者可达0.8以上。

2) 慢性期:童虫进入肺后引起的病变,大致可分为三期:

a. 脓肿期:主要因虫体移行引起的组织破坏和出血,病灶处呈窟穴状或隧道状,内有血液,有时可见童虫。继而出现以中性粒细胞和嗜酸性粒细胞为主的炎性渗出。病灶周围产生肉芽组织形成薄的脓肿壁,此期为脓肿期。X线可见边界模糊不清的浸润性阴影。

b. 囊肿期:由于炎症渗出,大量细胞浸润、聚集、坏死、液化,囊内为赤褐色黏稠性液体,内含夏科雷登氏结晶和大量虫卵。囊壁因肉芽组织增生而变厚,形成结节状虫囊。X线显示出边界清楚的结节状阴影,有时见液平面。若虫体离开原有虫囊移行至附近形成新的虫囊,这些虫囊可互相沟通,X线显示多房性囊状阴影。

c. 纤维瘢痕期:囊肿内的虫体死亡或转移,囊肿内容物经支气管排出或吸收,肉芽组织填充,最后病灶纤维化形成瘢痕。X线可见硬结性或条索状阴影。以上三期病变常可同时见于同一器官内。

(2) 临床表现

1) 急性肺吸虫病:潜伏期短,症状出现于感染后数天至1个月。轻者表现为食欲缺乏、乏力、消瘦、低热等,易误诊为肺结核;重者发病急,毒血症状明显,高热,伴有胸痛、咳嗽、腹痛、腹泻、肝大、腹水等。血常规检查嗜酸性粒细胞增多。

2) 慢性肺吸虫病:多数感染者早期症状不明显,发现时已进入慢性期。虫体除寄生于肺部,童虫还可异位寄生于皮下、肝、脑、脊髓和眼等部位引起致病。根据寄生部位将肺吸虫病分为以下常见类型:① 胸肺型最常见,患者有咳嗽、胸痛、咳血痰或铁锈色痰等症状;② 腹型约占患者的30%,患者有腹痛、腹泻及血便等症状;③ 肝型常见于儿童,约占儿童病例的30%,患者表现为肝大、肝区疼痛、肝功能紊乱等;④ 皮下包块型约占患者的10%,患者可见皮下游走性包块或结节;⑤ 脑型约占患者的10%~20%,可出现阵发性剧烈头痛、癫痫、瘫痪、视力障碍等症状。有些患者常多型并发。

4. **诊断**

(1) 病原学诊断:在痰液或粪便中检获肺吸虫卵即可确诊,痰检虫卵的检出率高于粪检法。皮下结节或包块活组织检查发现童虫也可确诊。

(2) 免疫学诊断:方法有皮内试验、酶联免疫吸附试验,检测抗体或循环抗原。其中酶联免疫吸附试验检测血清中循环抗原的阳性率高,可用于早期诊断和疗效考核。

(3) 影像学诊断:B型超声、X线、CT、MRI等方法均有助辅助诊断。检查可见肺部炎性浸润、囊肿及胸腔积液等。

5. **流行与防治**　　肺吸虫分布广泛,主要流行于日本、朝鲜、俄罗斯、菲律宾、马来西亚、印度、泰国等亚洲国家,非洲、南美洲也有报道。在我国大陆地区,除西藏、新疆、内蒙古、青海、宁夏未见报道外,其他 27 个省、市、自治区均有分布。

肺吸虫病是人兽共患寄生虫病,具有自然疫源性,传染源包括患者和多种食肉类保虫宿主,包括家养的猫、狗和野生的虎、豹、狼、狐狸、大灵猫等。第一、第二中间宿主的存在是本病传播流行不可缺少的环节。肺吸虫病多流行于山区和丘陵地带。其感染方式与居民生食或半生食溪蟹或蝲蛄的习惯有关,如在一些山区吃蟹有生、腌、醉等方式。此外,活囊蚴污染炊具、水源也可导致感染。

加强宣传教育,积极查治患者,不生吃蝲蛄和溪蟹及不喝生水可有效预防肺吸虫感染。目前治疗患者首选吡喹酮,阿苯达唑也有较好的疗效。

三、日本血吸虫

日本血吸虫寄生于人体门脉-肠系膜静脉系统,引起血吸虫病。

1. **形态**

(1) 成虫:雌雄异体。雄虫较粗短,乳白色,长 10～20 mm,有发达的口、腹吸盘,自腹吸盘向后虫体形成抱雌沟,雌虫常居留于抱雌沟内,以雌雄合抱状态寄生于静脉血管内。雌虫较雄虫细长,圆柱形,前细后粗,深褐色,体长 12～28 mm。

(2) 虫卵:椭圆形,淡黄色,大小约 89 μm×67 μm。卵壳薄而均匀,无卵盖,一侧有一小棘,称侧棘,卵壳表面常附有宿主组织残留物,内含一个毛蚴。

(3) 毛蚴:梨形,全身被有纤毛,平均大小 99 μm×35 μm,前端有一锥形顶突,有顶腺和头腺的开口。

(4) 尾蚴:血吸虫尾蚴是叉尾型,体长 280～360 μm。由体部和尾部组成,尾部又分为尾干和尾叉。

2. **生活史**　　日本血吸虫生活史包括虫卵、毛蚴、母胞蚴、子胞蚴、尾蚴、童虫和成虫 7 个发育阶段。在人体主要寄生于人门脉-肠系膜静脉系统。童虫在门静脉发育成熟后常以雌雄合抱的状态逆血流移行至肠系膜下静脉的黏膜下层的小静脉内寄生、产卵。一部分虫卵沉积于肠壁的小静脉中,另一部分虫卵随血流经门静脉进入肝脏。肝、肠组织内的虫卵约经 11 d 发育成熟,形成毛蚴并释放毛蚴分泌物(可溶性虫卵抗原,SEA),引起虫卵周围组织炎症、坏死,形成急性虫卵肉芽肿。在腹内压和血管内压的作用下,使坏死组织向肠腔溃破,部分虫卵随坏死组织进入肠腔随粪便排出体外。含虫卵的粪便污染水源,在 25～30℃适宜的温度下,卵内毛蚴孵出,在水中直线运动,有向光性、向清性和向组织性特点,毛蚴在水中能存活 1～3 d。如遇到中间宿主钉螺,毛蚴主动侵入螺体,经母胞蚴、子胞蚴发育形成大量尾蚴。成熟尾蚴从螺体逸出。尾蚴在水中遇到人或哺乳动物时,快速钻入宿主皮肤或黏膜,形成童虫。

童虫在局部短暂停留,随后进入小血管或淋巴管,随血流经右心到肺,经肺循环至左心入体循环,经肠系膜上、下动脉,穿过毛细血管进入肝内门静脉寄生、发育、雌雄分化,逆血移行至肠系膜下静脉内寄生、交配、产卵。从尾蚴感染至成虫开始产卵需 30～40 d。

3. **致病机制与临床表现**

(1) 致病机制:日本血吸虫生活史中的尾蚴、童虫、成虫和虫卵等发育阶段对终宿主均可产生不同程度的病理损害和复杂的免疫病理反应。其中虫卵是最主要的致病因子,虫卵沉积于肝、肠等组织诱发的虫卵肉芽肿是血吸虫病的主要病理基础。

1) 尾蚴所致损害:尾蚴经皮肤感染引起局部炎症,称之尾蚴性皮炎。是由尾蚴分泌/排泄物等引起的免疫病理反应,包括Ⅰ型(速发型)和Ⅳ型(迟发型)超敏反应。表现为入侵局部瘙痒和丘疹。

2) 童虫所致损害:童虫在宿主体内移行可引起所经脏器的病变,以肺部病变较为明显,肺部组织炎症和点状出血,患者可出现咳嗽、咯血、发热、嗜酸性粒细胞增多等症状。

3) 成虫所致损害:成虫在静脉内寄生,一般无明显症状。少数可因机械损伤引起静脉内膜炎及静脉周围炎等,一般无明显症状。

笔记栏

4）虫卵所致损害：虫卵沉着于终宿主的肝、肠组织，周围出现细胞浸润，形成虫卵肉芽肿及相继发生的纤维化是血吸虫的主要病变。

肉芽肿的形成和发展与虫卵的发育有密切关系。虫卵尚未成熟时，其周围宿主组织无反应或反应轻微。当卵内毛蚴成熟后，其分泌的可溶性抗原（SEA）经卵壳微孔释放至周围组织中，经抗原呈递细胞（APC）如巨噬细胞吞噬处理后呈递给辅助性 T 细胞（Th 细胞），当致敏的 Th 细胞再次受同种抗原刺激后产生多种淋巴因子，引起淋巴细胞、巨噬细胞、嗜酸性粒细胞、中性粒细胞及浆细胞、纤维生成因子等聚集于虫卵周围，形成虫卵肉芽肿（Ⅳ型超敏反应），又称虫卵结节。虫卵肉芽肿的形成是宿主对致病因子的一种免疫应答，其有利于隔离虫卵所分泌的可溶性抗原中的肝毒抗原对邻近肝细胞的损害，避免局部或全身免疫疾病的发生或加剧，与此同时，沉积在宿主肝、肠组织中的虫卵引起的肉芽肿又可不断破坏肝、肠的组织结构，引起慢性血吸虫病。

（5）免疫复合物所致损害：寄生在静脉血管内的童虫、成虫及其虫卵的代谢产物、分泌或排泄物等形成血液中的循环抗原与特异性抗体结合，形成的循环免疫复合物，可引起Ⅲ型（免疫复合物型）超敏反应，造成组织损伤和血吸虫性肾病。

（2）临床表现：血吸虫病的临床表现可分为急性血吸虫病、慢性血吸虫病和晚期血吸虫病。

1）急性血吸虫病：多见于对血吸虫无免疫力、初次重度感染的青壮年和儿童。潜伏期长短不一，多数感染后 5～8 周，出现以发热为主的急性症状，体温可达 38～40℃，同时有黏液血便、咳嗽、肝大、轻度脾肿大、白细胞与嗜酸性粒细胞增多等症状。急性期大量感染，虫卵常异位寄生于脑、肺、胃、皮肤，也可寄生于甲状腺、心包、肾等脏器引起异位血吸虫病。

2）慢性血吸虫病：多为急性期患者未及时治疗或反复多次感染而获得免疫力的感染者。在流行区 90% 的患者为慢性血吸虫病，患者多无明显症状（隐匿型），部分患者出现有腹痛、腹泻、黏液血便、肝脾肿大、贫血和消瘦等症状和体征。

3）晚期血吸虫病：可分为巨脾型、腹水型、结构增殖型和侏儒型。患者常有肝脾肿大、腹水、门脉高压、食管下端及胃底静脉曲张，可并发上消化道出血、肝昏迷和感染败血症致死。

4. 诊断

（1）病原学诊断：在急性期患者的黏液血便中常可检获虫卵。直接涂片法检出率低，改良加藤厚涂片法可提高检出率。毛蚴孵化法检出率较高，尼龙袋集卵法也可提高粪检效果。慢性期及晚期血吸虫患者，肠壁组织增厚，排卵受阻，粪便中不易查获虫卵，可做直肠黏膜活组织检查检，根据检获虫卵的死活判断是否为现症感染。

（2）免疫学诊断：是临床诊断的重要辅助手段，常用方法有皮内试验（IDT）、环卵沉淀试验（COPT）和 ELISA 等。常选用两种或两种以上方法联合检测。

5. 流行与防治　　本病流行于亚洲。国内分布在长江流域及长江以南的湖南、湖北等 13 个省（市、自治区）。目前，上海、福建、广东、广西和浙江五个省市、自治区达到基本消灭血吸虫病标准。

传染源是感染的人及多种哺乳动物保虫宿主，如黄牛、水牛、猪、狗、猫、羊、兔、鹿、鼠类、猴等；虫卵污染水源，水中有钉螺孳生；易感者接触疫水，这就构成了血吸虫病传播流行的三个重要环节。

查治感染者和保虫宿主，控制传染源，常用治疗药物是吡喹酮；查螺、灭螺，加强粪水管理，防止虫卵污染水源，切断传播途径；加强宣传教育，做好个人防护，避免接触疫水，保护易感染人群。

第二节　绦　虫

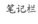

一、链状带绦虫

链状带绦虫又称猪带绦虫，成虫寄生于人体小肠，引起猪带绦虫病，幼虫寄生于人体皮下、肌肉、脑、眼等部位,引起囊尾蚴病,又称囊虫病。

1. 形态

(1) 成虫:乳白色,长带状,体长 2～4 m。头节细小,近球形,直径 0.6～1.0 mm,有四个吸盘,顶部中央隆起为顶突,其上有 25～50 个小钩,交错排列成两圈。颈节纤细,不分节,链体由 700～1 000 个节片组成,近头端的幼节扁方形,其内的生殖器官尚未成熟;中段的成节正方形,内含成熟的雌雄生殖器官各一套。雄性生殖器官有睾丸,滤泡状,150～200 个,分布于节片背面两侧。雌性生殖器官有卵巢,分 3 叶,位于节片后 1/3 的中央,左右侧叶较大,中央叶较小。末端的孕节较大,竖长方形,有充满虫卵的子宫,子宫向两侧分支,形成侧支囊,每侧 7～13 支。内含 3 万～5 万个虫卵。

(2) 虫卵:近圆形,卵壳很薄,无色透明,易破碎。自孕节散出后虫壳已脱落,大小为 31～43 μm,外层胚膜较厚,棕黄色,有放射状条纹,新鲜虫卵可见胚膜内有含 3 对小钩的幼虫六钩蚴,在形态学上与肥胖带绦虫卵难以区别,统称带绦虫卵。

(3) 幼虫:称猪囊尾蚴,俗称猪囊虫。囊泡状,乳白色,半透明,(8～10)mm×5 mm 大小,囊壁较薄,囊内充满囊液,内有一向内翻卷的白色头节。因其在胆汁液刺激下头节翻出、囊拖于尾部而得名。

2. 生活史　　猪带绦虫发育过程中需要两个宿主。成虫寄生在人的小肠,人是最主要的终宿主。猪和野猪是主要的中间宿主。幼虫也可以寄生在人体,人也是中间宿主。

成虫寄生在人的小肠,以头节上的吸盘和小钩固着在小肠的肠壁上。虫体发育成熟后,孕节单节或 5～6 节脱落随粪便排出。猪食入孕节或虫卵,在小肠内消化液作用下,六钩蚴孵出,钻入肠壁,随血液、淋巴进入血循环,到达猪的肌肉和其他组织器官,经 60～70 d 发育为猪囊尾蚴。感染囊尾蚴的猪肉俗称为“米猪肉”或“豆猪肉”。猪囊尾蚴在猪体可存活数年。

人生食或半生食含活囊尾蚴的猪肉后,囊尾蚴在小肠消化液的作用下,头节翻出,以吸盘和小钩固着肠壁寄生,经 2～3 个月发育成虫。成虫在人体内可存活 25 年以上。人若误食虫卵或孕节,六钩蚴也可在人体发育为囊尾蚴引起致病,但不能发育为成虫。

3. 致病机制与临床表现　　猪带绦虫的成虫和囊尾蚴均可寄生在人体,成虫寄生肠道引起猪带绦虫病,囊尾蚴可在多部位寄生引起猪囊尾蚴病,简称囊虫病。

(1) 猪带绦虫病:成虫寄生于人体小肠,头节上的顶突和小钩可对肠黏膜造成损伤。寄生人体的虫数常为一条,重度感染时也可有多条寄生。成虫寄生时常无明显症状。感染者常因发现有节片从肛门排出,就医诊断为猪带绦虫病。患者可有腹部不适、消化不良、腹胀、腹痛、腹泻和消瘦等症状。偶可发生肠穿孔、肠梗阻或阑尾炎。

(2) 猪囊尾蚴致病:人因食入虫卵而引起猪囊尾蚴病,其危害比成虫引起的绦虫病更为严重。人体感染囊尾蚴的方式有:① 异体感染,经口感染他人排出的虫卵;② 自体外感染,体内有成虫寄生,误食入自己排出的虫卵;③ 自体内感染,体内有成虫寄生,因肠管逆行蠕动,孕节或卵反流入胃而感染。依据囊尾蚴的主要寄生部位将人体囊尾蚴病分为以下三类。

1) 皮下及肌肉囊尾蚴病:囊尾蚴寄生于皮下、黏膜下或肌肉中。可形成直径为 0.5～1.5 cm 的皮下结节,数目可由 1 个至数千个不等。结节多为椭圆形,触摸时与周围组织无粘连、无压痛、可移动,硬如软骨结节,多见于头部和躯干部,常分批出现,可自行消失。感染轻时,无症状。重度感染时,可感到肌肉酸痛无力、发胀、麻木或呈现假性肌肥大。

2) 脑囊尾蚴病:由于虫体寄生的部位、数量和机体对变态反应的反应性,临床表现复杂多样。可无任何症状,也可突然猝死。癫痫发作、颅内压增高和精神症状是脑囊尾蚴病的三大主要症状,以癫痫发作最为常见。患者可出现头痛、恶心、呕吐、神志不清、失语等。

3) 眼囊尾蚴病:囊尾蚴可寄生在眼的任何部位,以眼球玻璃体和视网膜下最为常见。患者可有视力障碍和眼内虫体蠕动感,眼底检查可见视神经乳头水肿或视神经萎缩,严重者致视网膜剥离、白内障、青光眼等,最终导致失明。

4. 诊断

(1) 猪带绦虫病的诊断:询问患者有无食“米猪肉”或排节片史对诊断猪带绦虫病有重要意义。

笔记栏

可将患者提供的节片经生理盐水浸泡后,用两张载玻片对压,观察子宫一侧分支数以鉴定虫种。粪检虫卵检出率低,肛门拭子法(棉拭子肛拭法或透明胶纸肛拭法)可提高虫卵检出率。

(2)猪囊尾蚴病的诊断:皮下肌肉囊尾蚴病,可做皮下结节活组织检查,注意囊尾蚴与脂肪瘤和纤维瘤鉴别诊断;眼囊尾蚴病,用眼底镜检查可见活动的囊尾蚴;脑囊尾蚴病,可做 CT、MRI 等影像学检查,如结合免疫学检测对临床诊断有重要意义。常用免疫学检测方法有 ELISA、IHA 和 McAb 技术等。询问患者有无排节片史和皮下结节有助于脑囊尾蚴病的诊断。

5. 流行与防治

(1)流行:世界各地均有散在病例,尤以发展中国家较多。我国猪带绦虫病分布较广,东北、华北、广西、云南等部分地区感染率较高。

(2)传染源与传播途径:感染的人和猪是重要的传染源。本病的传播与猪的饲养方式和居民的生活习惯有关。猪的感染与"仔猪散养"、居民随地排便或人厕与畜圈共建等造成猪的感染机会增加。人的感染与居民的饮食习惯有关,广西、云南等少数民族有生食或半生食猪肉的习俗,如白族的"生皮"、傣族的"剁生",云南的"过桥米线"等。而其他地区居民的感染与过吃火锅、煮肉块或炒肉片未熟,肉中的囊尾蚴未被杀死或在猪肉加工时,刀、板生熟不分造成囊尾蚴污染熟食而经口感染。

(3)防治:查治感染者,控制传染源。早期发现和治疗感染者不仅可以有效控制传染源,还避免自体内并发囊尾蚴病,常用治疗药物有吡喹酮、阿苯达唑和甲苯达唑。中药槟榔与南瓜子联合疗法也有较好疗效,并能驱出完整虫体以鉴定虫种。脑囊尾蚴病驱虫治疗时易出现急性颅内压升高,应住院治疗观察,及时降低颅压。眼囊尾蚴病的治疗,宜先手术摘除囊尾蚴再行服药驱虫。加强粪便管理,改进养猪方法,提倡圈养。严格肉类检查,加强卫生宣传,注意个人卫生和饮食卫生,改善饮食习惯,不吃生的或未煮熟的猪肉,饭前便后洗手,保护易感染人群。

二、肥胖带绦虫

肥胖带绦虫又称牛带绦虫,仅成虫寄生人体小肠,引起牛带绦虫病。本虫与链状带绦虫同属于带科、带属,两者的形态和生活史相似。

1. 形态　肥胖带绦虫与链状带绦虫生活史各期形态鉴别要点见表 12-1。

表 12-1　链状带绦虫与肥胖带绦虫形态鉴别

内 容	虫　种	
	链 状 带 绦 虫	肥 胖 带 绦 虫
体 长	2~4 m	4~8 m 或更长
节 片	700~1 000 节,节片较薄而略透明	1 000~2 000 节,节片较肥厚而不透明
头 节	球形,直径约 1 mm,有顶突及 2 圈小钩,25~50 个	略呈方形,直径 1.5~2.0 mm,无顶突及小钩
成 节	卵巢分左右两叶及中央小叶;睾丸数目 375~575	卵巢分两叶,无中央小叶;睾丸数目 800~1 200
孕 节	子宫树枝状分支,每侧 7~13 支	子宫分支较整齐,每侧 15~30 支
囊尾蚴	头端有小钩,可寄生人体	头端无小钩,不寄生人体
虫 卵	圆形,卵壳薄而易破,直径约 40 μm,胚膜内含一六钩蚴	与前者相似,统称带绦虫卵

2. 生活史　成虫寄生人体小肠,人是唯一的终宿主。成虫发育成熟后,孕节常逐节自链体脱落,随宿主粪便排出或主动从肛门逸出。脱落的孕节仍有较强的活动力,蠕动时将虫卵从子宫前端排出,或由孕节破裂散出虫卵。当中间宿主牛吞食虫卵或孕节后,卵内六钩蚴在其小肠内孵出,钻入肠壁,随血循环至牛的周身,尤其是运动多的股、肩、心、舌和颈部等肌肉内,经 60~70 d 发育为牛囊尾蚴。除牛以外,美洲驼、骆驼、狍、羊、长颈鹿、羚羊等也可被牛囊尾蚴寄生。

人食入含有囊尾蚴的生牛肉或未煮熟的牛肉,在小肠消化液的作用下,囊尾蚴头节翻出并吸附于肠壁,经 2~3 个月发育为成虫。成虫寿命可达 20~30 年。牛囊尾蚴一般不寄生于人体。

3. 致病机制与临床表现

(1)致病机制:牛带绦虫成虫寄生人体小肠可引起牛带绦虫病。由于成虫头节吸盘及体表的

笔记栏

微毛等结构对宿主肠黏膜的机械损伤及虫的代谢产物和刺激,可引起肠黏膜的炎症反应,造成消化、吸收功能障碍。此外,成虫寄生小肠,大量夺取宿主的营养。

(2)临床表现:寄生人体的牛带绦虫一般为1条,多者7~8条,最多可达31条。感染轻者一般无明显症状。有症状者常表现为腹部不适、饥饿痛、消化不良、腹痛、腹泻和体重下降等。多数感染者自觉肛门有节片排出并伴有肛门瘙痒症状。偶尔可引起阑尾炎、肠梗阻等并发症。

4.诊断　　病原学诊断:检获虫卵或孕节是确诊牛带绦虫病的依据,方法参见链状带绦虫相关章节。

5.流行与防治

(1)流行:牛带绦虫呈世界性分布,尤其在有生食或半生食牛肉习惯的地区和民族中流行广泛,其他地区可有个案病例。我国20多个省有散在分布的牛带绦虫病例。在少数民族地区和牧区如新疆、内蒙古、西藏、宁夏和云南等地区存在地方性流行。

(2)流行因素:主要是含有虫卵或孕节的人粪污染牧草和水源,当牛群放牧或饮水时被感染。如苗族、侗族人喜欢吃"红肉"、"腌肉",傣族人喜欢吃"刹生"等,都是将生牛肉切碎后稍加佐料即食。藏族人喜将牛肉稍风干即生食,或在篝火上烤食未熟的大块牛肉。这些食肉习惯易造成人群感染。非流行地区无食生牛肉的习惯,但可因牛肉未煮熟或刀、砧板加工生熟不分造成牛囊尾蚴污染而感染。

(3)防治:肥胖带绦虫仅成虫寄生人体引起牛带绦虫病,其防治原则参见第十二章第二节链状带绦虫相关内容。

第三节　线　　虫

一、十二指肠钩口线虫和美洲板口线虫

钩虫寄生于人体小肠,引起钩虫病。寄生于人体的钩虫主要有十二指肠钩口线虫(简称十二指肠钩虫)和美洲板口线虫(简称美洲钩虫)。

1.形态

(1)成虫:体长约1 cm,活时肉红色,半透明,死后呈灰白色。虫体前端有一角质口囊,是附着于宿主肠壁的器官。口囊两侧各有1对头感器与1对头腺相连,开口于口囊的齿部,能分泌抗凝素,具抗凝血作用。咽管壁内有3个咽腺,能分泌多种酶和化学物质。雄虫尾端膨大形成交合伞,有2根交合刺从泄殖腔孔伸出。雌虫尾端尖直,呈圆锥状。十二指肠钩虫和美洲钩虫成虫主要依据体形、口囊、交合伞等鉴别(表12-2)。

表12-2　十二指肠钩虫与美洲钩虫成虫鉴别要点

鉴 别 点	十二指肠钩虫	美 洲 钩 虫
大小(mm)	较大,♀:(10~13)×0.6 ♂:(8~11)×(0.4~0.5)	较小,♀:(9~11)×0.4 ♂:(7~9)×0.3
体 形	前端与尾端向背弯曲,呈C形	前端向背、尾端向腹弯曲,呈S形
口 囊	腹侧前缘有2对钩齿	腹侧前缘有1对半月形切板
交合伞	略圆,背辐肋在远端分2支,每支又分3小支	略扁呈扇形,背辐肋在基部分2支,每支又分2小支
交合刺	2根,末端分开,阴门位虫体中部腹侧略后处	一根末端形成倒钩,与另一根末端合并,阴门位虫体中部腹侧略前处
尾 刺	有	无

笔记栏

（2）虫卵：两种钩虫虫卵形态相似，统称钩虫卵。椭圆形，大小为$(56\sim76)\mu m\times(36\sim40)\mu m$，卵壳薄，无色透明，随粪便排离人体时卵内含有2～4个卵细胞，卵壳与卵细胞间有明显的空隙。卵内细胞在适宜的条件下可继续分裂为多细胞。

2. 生活史　　十二指肠钩虫与美洲钩虫的生活史基本相似。成虫寄生于宿主小肠上段，借助口囊内钩齿（或板齿）咬附在肠黏膜上，以宿主的血液、淋巴液、肠黏膜和脱落上皮细胞为食。雌虫交配后产受精卵。每条十二指肠钩虫雌虫平均每天产卵1万～3万个，美洲钩虫为5 000～10 000个。

虫卵随宿主粪便排至外界，在适宜的温度（25～30℃）和湿度（相对湿度60%～80%）下，在荫蔽、含氧充分的疏松土壤中，24 h即可孵出第一期杆状蚴。其以土壤中的细菌和有机物为食，营自由生活。48 h后，蜕皮为第二期杆状蚴，再经5～6 d，第二次蜕皮，发育为感染期丝状蚴。丝状蚴多生活在距地面约1.3 cm的表层土壤中，在自然环境下一般可存活3～4周。

感染期幼虫（丝状蚴）以经皮肤感染为主要途径，十二指肠钩虫尚可经口腔黏膜感染。丝状蚴具有向温性和向组织性。当其与人体皮肤或黏膜接触时，借助机械和酶的作用经毛囊、汗腺、皮肤破损处钻入皮肤，在皮下组织中移行，数小时后进入毛细血管或淋巴管，随血流经右心至肺部。大部分幼虫可穿破肺部微血管进入肺泡，借支气管、气管壁上皮细胞的纤毛运动上行达会厌，随宿主吞咽经食管、胃到达小肠。幼虫在小肠中定居，蜕皮2次发育为成虫。自幼虫侵入至成虫交配产卵，一般需5～7周。

3. 致病机制与临床表现　　两种钩虫的致病机制相似，十二指肠钩虫引起的皮炎和贫血较美洲钩虫严重，是婴儿钩虫病的主要致病虫种，故十二指肠钩虫对人体危害更大。

（1）幼虫致病及症状

1）钩蚴性皮炎：俗称"粪毒"。丝状蚴钻入皮肤，数十分钟内局部有烧灼、针刺、奇痒感，出现充血斑点或丘疹，1～2 d内出现红肿及水疱，继发感染形成脓疱，3～4 d后结痂、脱皮自愈。皮炎常见于足趾、手指间，也可见于手、足背部。

2）呼吸道症状：感染后1周左右，钩蚴移行到肺部，引起局部出血和炎症反应。患者出现咽喉发痒、咳嗽、痰中带血、畏寒、低热等全身症状。X线显示肺纹理增粗，两肺可闻及啰音或哮鸣音。血液检查嗜酸性粒细胞增多，一般十余天症状自行消失。

（2）成虫致病及症状

1）消化道症状：成虫以口囊咬附肠黏膜，造成散在性出血点和小溃疡，甚至形成片状出血性瘀斑。患者早期表现为上腹不适或隐痛、恶心、呕吐、腹泻、大便隐血等，常被误诊为消化性溃疡或慢性胃炎。少数患者出现异嗜症，喜吃生米、生豆、煤渣、破布等，可能与铁质缺乏出现的神经精神变态反应有关，服铁剂后症状可消失。

2）贫血：钩虫的主要危害是成虫吸血，使患者长期处于慢性失血状态。铁和蛋白质不断耗损，从而导致低色素小细胞型贫血。患者表现皮肤蜡黄、黏膜苍白、头晕、乏力，严重者可出现心慌、气短、面部及全身水肿等贫血性心脏病的症状。

钩虫引起患者长期慢性失血的原因：① 虫体自身的吸血及血液迅速经其消化道排出；② 钩虫吸血时头腺可分泌抗凝素，阻止血液凝固，造成黏膜伤口渗血；③ 虫体经常更换咬附部位，使原叮咬处继续渗血，其渗血量与吸血量相当；④ 失血量与钩虫寄生生存的时间呈正比。

3）婴儿钩虫病：婴儿感染钩虫的途径主要是使用被钩蚴污染的尿布、内衣、内裤等经皮肤感染。有学者认为钩蚴可能经胎盘使胎儿先天感染，也可经母乳喂养造成感染。患儿常见症状是食欲减退、腹泻、柏油样黑便。体征为皮肤黏膜苍白，贫血严重，肝、脾肿大，血红蛋白减少，嗜酸性粒细胞明显增多，并发症多，病死率较高。

4. 诊断　　病原学诊断：从感染者粪便中检获虫卵或幼虫是确诊的依据。常用方法有粪便直接涂片法、饱和盐水浮聚法，后者的检出率较前者高5～6倍，是诊断钩虫病的首选方法。钩蚴培养法检出率较高，并可鉴别虫种，常用于流行病学调查，但需培养5～6 d才能观察结果。

5．流行及防治

（1）分布与流行：钩虫感染呈世界性分布，主要流行于热带和亚热带发展中国家。我国除少数气候干燥、寒冷地区外，其他各省均有钩虫感染。北方以十二指肠钩虫为主，南方以美洲钩虫为主，多属混合感染。流行因素：钩虫病的流行与自然因素、农作物种植、生产方式及生活条件等多种因素有关。钩虫病的传播与气温、雨量、土质、荫蔽条件密切相关。感染季节因地而异。最易感染的时间一般在施肥后不久，久雨初晴或久晴初雨时。

（2）传染源与传播途径：钩虫病患者及带虫者是唯一的传染源。虫卵随着粪便排出体外，在适宜的环境下孵出幼虫。人们主要是通过生产劳动等方式接触污染的土壤而受感染，特别是赤脚用新鲜人粪施肥的蔬菜、玉米、红薯、桑树、棉花、甘蔗等更易感染。经口感染多与吃生菜的习惯有关。

（3）防治

1）查治感染者：是防治钩虫病的主要措施。

2）对症治疗：钩虫患者出现贫血、消化道出血、营养不良或异嗜症者，应首先采取对症治疗，给予支持疗法，适当纠正贫血等症状后，再行驱虫治疗。

3）病原治疗：钩蚴性皮炎的治疗，可用15%噻苯咪唑软膏局部涂敷，或采用透热疗法，将受染部位浸入约53℃热水中，20～30 min，可杀死局部组织中的幼虫。驱虫治疗药物较多，包括阿苯达唑、甲苯达唑、三苯双脒、噻嘧啶和伊维菌素等，有报道小剂量联合用药可提高疗效。

4）加强粪便管理：不随地大便，不用新鲜粪便施肥，提倡将粪便无害化处理，杀灭虫卵后再行施肥。

5）加强个人防护：是预防感染的关键。不赤脚下地耕作，尽可能减少手、足与土壤接触，尽量使用机械作业取代手工操作，以减少感染的机会。用15%噻苯咪唑软膏涂搽皮肤，对预防感染有一定作用。

二、似蚓蛔线虫

似蚓蛔线虫简称蛔虫。成虫寄生于人体小肠可引起蛔虫病。

1．形态

（1）成虫：虫体长圆柱形，两端稍细，头端更尖细，形似蚯蚓，活时淡红色或微黄色，死后灰白色。其体表有细横纹，两侧有明显侧线。头顶端有三叉形口孔，周围有3个唇瓣，呈品字形排列。唇瓣内缘有细齿，外缘有乳突。雌虫长20～35 cm，直径为3～6 mm，尾端尖直。雄虫长15～31 cm，直径为2～4 mm，尾部向腹面卷曲，有交合刺1对，呈镰刀状。

（2）虫卵：人体排出的蛔虫卵包括受精卵和未受精卵两种。受精卵呈宽椭圆形，大小为(45～73)μm×(35～50)μm。卵壳表面有一层凹凸不平的蛋白质膜，被胆汁染成棕黄色。卵壳厚。早期卵壳内含有一个大而圆的受精卵细胞，在卵细胞两端与卵壳之间形成新月形空隙，随着卵细胞的分裂发育，空隙消失。未受精卵呈长椭圆形，大小为(88～94)μm×(39～44)μm。卵壳与蛋白质膜均较受精卵薄，卵壳内充满大小不等的屈光颗粒。

2．生活史　　受精蛔虫卵在温暖(21～30℃)、潮湿、荫蔽、氧充足的土壤中，约2周后卵细胞发育形成幼虫。再经1周，幼虫在卵内蜕皮1次，成为第二期幼虫。含二期幼虫的虫卵即感染性虫卵。人体食入感染期虫卵，虫卵在小肠内孵出幼虫，侵入肠黏膜和黏膜下层的静脉或淋巴管，进入门静脉，经肝、右心到达肺泡。幼虫在肺内蜕皮2次，并停留一段时间。第四期幼虫沿支气管、气管移行至咽部，随宿主吞咽经食道、胃进入小肠。在小肠内完成第四次蜕皮，经数周逐渐发育为成虫。从人体感染到雌虫产卵需60～75 d。每条雌虫每天产卵可达24.5万个。成虫寿命一般为1年左右，感染者有自然排虫现象。

3．致病机制与临床表现

（1）幼虫致病及症状：幼虫移行过程对小肠、肝脏和肺组织都有不同程度的损害，可导致局部出血、炎症反应，亦可形成由嗜酸性粒细胞、中性粒细胞和巨噬细胞浸润包围的幼虫肉芽肿。患者出现咳嗽、哮喘、呼吸困难、有黏液痰或血痰，肺部炎性浸润和血中嗜酸性粒细胞增多，临床称为蛔蚴性肺炎（Loeffler综合征）。多数患者在发病后1～2周自愈。大量感染者，其幼虫可通过肺毛细血管、胰腺、肾、脑和脊髓等,引起异位病变。

(2) 成虫致病及症状

1) 夺取营养及消化道症状:蛔虫以小肠内半消化物为食物,不但夺取大量营养,而且损伤肠黏膜,造成消化和吸收功能障碍,导致营养不良。患者常有食欲缺乏、恶心、呕吐、腹泻或便秘及间歇性脐周腹痛等症状。重度感染的儿童可出现发育障碍或智力迟钝。

2) 毒素作用与变态反应:虫体的代谢产物或死后分解产物可引起荨麻疹、皮肤瘙痒、血管神经性水肿、结膜炎等过敏反应,也可出现失眠、磨牙、惊厥等神经症状。

3) 钻孔习性与常见并发症:成虫有窜扰钻孔的习性,当人体发热、食入辛辣食物或某些药物及饮酒后,常可刺激虫体钻入开口于肠壁的管道,引起多种并发症。常见的并发症有胆道蛔虫症、蛔虫性肠梗阻、蛔虫性阑尾炎,严重的可引起肠坏死、肠穿孔和急性腹膜炎等。

4. 诊断　　病原学诊断:检获患者粪便中的虫卵,或吐出、排出蛔虫均可确诊。常用的粪便检查方法有粪便直接涂片法、定量透明法和饱和盐水浮聚法。由于蛔虫产卵量大,直接涂片法1张涂片镜查的检出率为80%,3张涂片的检出率可达95%。雄虫单性寄生粪便中无虫卵排出。粪检虫卵阴性,而临床疑似蛔虫病者,可做诊断性驱虫,根据驱出的虫体鉴定再作确诊。

5. 流行及防治

(1) 流行:蛔虫呈世界性分布,尤其在温暖、潮湿和卫生条件差的热带和亚热带地区,人群感染较为普遍。蛔虫感染的人群分布为农村高于城市、儿童高于成人。

蛔虫卵对外界不良因素的抵抗力很强,在荫蔽的土壤中或蔬菜上,可活数月至1年之久。食醋、酱油或腌菜、泡菜的盐水不能杀死虫卵。10%的硫酸、盐酸、硝酸和磷酸均不影响虫卵的发育。

蛔虫生活史简单,雌虫产卵量大,虫卵抵抗力强,存活时间长,人因不良的卫生行为和饮食习惯,有经口食入感染性虫卵的机会,是造成蛔虫病流行的主要因素。人群感染蛔虫的季节与当地气候、生产活动等因素有关,一般以春夏季为主。

(2) 防治:查治感染者,控制传染源,常用驱虫药有阿苯达唑、甲苯达唑和噻嘧啶等;加强粪便管理,切断传播途径;加强宣传教育,提高防病意识,注意饮食卫生和个人卫生,做到饭前、便后洗手,不生食未洗净的蔬菜及瓜果,不饮生水,消灭苍蝇、蟑螂,减少传播和感染机会。

知识拓展

旋毛形线虫

旋毛形线虫(简称旋毛虫),寄生于人体肠道和横纹肌引起旋毛虫病,是一种动物源性人兽共患寄生虫病,也是主要的食源性寄生虫病之一。人的感染主要因生食或半生食含有旋毛虫幼虫囊包的肉类所致,临床主要表现为发热、眼睑水肿、皮疹、肌肉疼痛等,重症患者可因并发症而死亡。我国旋毛虫病死亡率约为3%。国外报道死亡率可达6%~30%。从患者腓肠肌或肱二头肌取样活检幼虫或囊包阳性以确诊。免疫学检测对早期感染和轻度感染有诊断意义。防治原则包括治疗患者、改善饮食习惯、改善养猪方式、加强肉类检疫和控制保虫宿主等综合防治措施。常用治疗药物有阿苯达唑、甲苯达唑和噻苯咪唑等。

小　结

1. 华支睾吸虫 ⎰ 感染阶段:囊蚴
　　　　　　　 感染途径:经口感染
　　　　　　　 临床表现 ⎰ 急性肝吸虫病
　　　　　　　　　　　　　 慢性肝吸虫病

2. 卫氏并殖吸虫 ┤
　感染阶段：囊蚴
　感染途径：经口感染
　临床表现 ┤ 急性肺吸虫病 / 慢性肺吸虫病

3. 日本血吸虫 ┤
　感染阶段：尾蚴
　感染途径：经皮肤或黏膜感染
　临床表现 ┤ 急性血吸虫病 / 慢性血吸虫病 / 晚期血吸虫病

4. 链状带绦虫 ┤
　感染阶段：囊尾蚴/虫卵/孕节
　感染途径：经口感染
　临床表现 ┤ 绦虫病 / 囊虫病

5. 肥胖带绦虫 ┤
　感染阶段：囊尾蚴
　感染途径：经口感染
　临床表现：绦虫病

6. 钩虫 ┤
　感染阶段：丝状蚴
　感染途径：经皮肤或黏膜感染
　临床表现 ┤ 钩蚴性皮炎/呼吸道症状 / 贫血/消化道症状 / 婴儿钩虫病

7. 蛔虫 ┤
　感染阶段：感染性蛔虫卵
　感染途径：经口感染
　临床表现 ┤ 蛔蚴性肺炎/呼吸道症状 / 营养不良/消化道症状 / 胆道蛔虫症/蛔虫性肠梗阻/蛔虫性阑尾炎

【思考题】

（1）你学过的吸虫有哪些？简述其生活史主要环节（寄生部位、中间宿主、感染期和感染方式）。
（2）试比较链状带绦虫和肥胖带绦虫生活史，说明哪一种带绦虫对人体危害更大。
（3）简述钩虫性贫血的致病机制。

第十三章

医学节肢动物

学习要点

- **掌握：** ① 医学节肢动物的基本概念、对人体的危害；② 常见医学节肢动物与疾病的关系。
- **熟悉：** 医学节肢动物的生活史、形态特征、生态、常见种类。
- **了解：** 病媒节肢动物的判定、防制原则。

第一节　医学节肢动物概论

节肢动物种类多、分布广，占动物种类的 2/3 以上。能通过刺螫、寄生及传播病原体等方式危害人类健康，与医学有关的节肢动物，称为医学节肢动物。其中能传播病原体的节肢动物称病媒节肢动物。

一、医学节肢动物主要类群及特征

节肢动物是无脊椎动物中最大的一类，其主要特征为：虫体左右对称，有成对的分节附肢；体表由几丁质和醌单宁蛋白组成的外骨骼，肌肉组织与之相连，运动敏捷；开放式的循环系统，其主体称血腔，内含血淋巴；发育过程中大多有蜕皮和变态。

与医学有关的节肢动物隶属甲壳纲、多足纲、唇足纲、五口纲、蛛形纲及昆虫纲 6 个纲，其中具有医学重要性的种类绝大多数集中在昆虫纲和蛛形纲（表 13 - 1）。

表 13 - 1　医学节肢动物主要类群及其特征

分　类	虫　体	触角	翅	足	重　要　种　类
昆虫纲	分头、胸、腹 3 部分	1 对	1～2 对 有的退化	3 对	蚊、蝇、白蛉、蚤、虱、蜚蠊等
蛛形纲	分头胸部和腹部，或头胸腹融合为躯体	无	无	成虫 4 对幼虫 3 对	蜱、革螨、恙螨、蠕形螨、疥螨、尘螨等
甲壳纲	分头胸部和腹部	2 对	无	5 对步足	淡水蟹、虾、蝲蛄、剑水蚤、镖水蚤等
唇足纲	分头和若干体节	1 对	无	每节 1 对，	蜈蚣
倍足纲	分头和若干体节	1 对	无	第 2 节后每节 2 对	马陆
五口纲	头胸腹不能区分	无	无	成虫无足幼虫 2 对	舌形虫

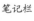

笔记栏

二、医学节肢动物对人体的危害

节肢动物对人体的危害可分为直接危害和间接危害两大类型。

1. **直接危害**

（1）骚扰与吸血：蚊、白蛉、蚤、虱、臭虫、蜱、螨等叮刺吸血，除引起局部瘙痒，还影响睡眠和工作。

（2）寄生：蝇类幼虫寄生引起蝇蛆病，疥螨寄生于表皮角质层引起疥疮，蠕形螨寄生于皮脂和毛囊引起蠕形螨病，仓储螨类经呼吸道吸入引起肺螨症等。

（3）毒害与过敏：有些节肢动物的毒液、毒毛、涎液、分泌物、排泄物和皮屑壳等可引起毒害和过敏反应。蜱类、蜂类、蜈蚣、蝎子和毒蜘蛛螫刺可引起局部红肿、疼痛，严重者可出现神经麻痹、休克等症状，甚至死亡。刺蛾、松毛虫和桑白毛虫幼虫（俗称痒辣子）的刺毛触刺皮肤可引起皮炎、斑丘疹和骨关节病。尘螨可引起过敏性哮喘、鼻炎等。

2. **间接危害**　节肢动物携带病原体可传播多种虫媒病，携带的病原体包括细菌、病毒、立克次体、螺旋体、原虫包囊、蠕虫虫卵等多种微生物和寄生虫（表13-2）。按其在传播过程中与病媒节肢动物之间的关系可分为机械性传播和生物性传播。

表13-2　我国主要虫媒病及其病媒节肢动物

类　别	虫　媒　病	病　原　体	主要病媒节肢动物
细菌病	鼠疫	鼠疫杆菌	印鼠客蚤、方形有黄鼠蚤、长须山蚤
	野兔热	土拉伦斯菌	蜱、革螨
病毒病	流行性乙型脑炎	日本脑炎病毒	三带喙库蚊
	登革热	登革热病毒	埃及伊蚊、白纹伊蚊
	森林脑炎	森林脑炎病毒	全沟硬蜱
	新疆出血热	新疆出血热病毒	亚洲璃眼蜱
立克次体病	流行性斑疹伤寒	普氏立克次体	人虱
	鼠型斑疹伤寒	莫氏立克次体	印鼠客蚤
	恙虫病	恙虫病立克次体	地理纤恙螨、红纤恙螨
螺旋体病	虱媒回归热	俄拜氏疏螺旋体	钝缘蜱
	莱姆病	伯氏包柔疏螺旋体	全沟硬蜱
原虫病	疟疾	疟原虫	中华按蚊、嗜人按蚊、微小按蚊、大劣按蚊
	黑热病	杜氏利什曼原虫	中华白蛉、中华白蛉长管亚种、硕大白蛉吴氏亚种
蠕虫病	班氏丝虫病	班氏吴策线虫	淡色库蚊、致倦库蚊
	马来丝虫病	马来布鲁线虫	中华按蚊、嗜人按蚊

（1）机械性传播：病原体在节肢动物体表或体内的形态、数量不发生变化，病媒节肢动物只是机械性携带和传递病原体，如蝇、蜚蠊传播细菌和原虫包囊。

（2）生物性传播：病原体在节肢动物体内经过发育和（或）繁殖后，以接种等方式传播疾病。根据病原体在节肢动物体内发育或繁殖的情况分为4种生物性传播形式。

1）发育式：病原体在节肢动物体内只有发育变态，无数量的增加。如丝虫幼虫在蚊体内经发育后传播。

2）繁殖式：病原体在节肢动物体内经繁殖增加数量，无形态的变化。细菌、病毒、立克次体、螺旋体等在节肢动物体内增殖到一定数量才具有传播能力，如蚤传播鼠疫。

3）发育繁殖式：病原体在节肢动物体内不但发育而且繁殖，病原体只有在节肢动物体内完成发育和繁殖过程后才能传播疾病，如疟原虫在蚊体内的发育和繁殖。

笔记栏

4）经卵传递：有些病原体不仅在节肢动物体内繁殖，而且侵入雌虫卵巢，经卵传至下一代，可在不同发育阶段传病。如硬蜱传播森林脑炎病毒，软蜱传播回归热疏螺旋体，蚊传播日本脑炎病毒等。

三、医学节肢动物的防制原则

医学节肢动物的预防和控制是虫媒病防治中的重要环节。针对节肢动物繁殖力强、种群数量多、生活习性复杂等特点，必须采取综合防制措施才能达到有效控制的目的。医学节肢动物的防制原则包括环境治理、物理防制、化学防制、生物防制、遗传防制、法规防制等。

知识拓展

节肢动物抗药性发展现状

目前至少有 548 种节肢动物对一种或几种杀虫剂和杀螨剂产生了抗药性，抗性虫种数目最多的 5 个目约占总数的 90%，其中蚊蝇（双翅目）为最多，其他依次为蜱螨（蜱螨目）、蝶蛾（鳞翅目上）、甲虫（鞘翅目）和虱蝉等（同翅目）。对有机氯类杀虫剂产生的抗性最普遍，约占总数的 66%，有机磷类占 29%，氨基甲酸类占 5%。因此，应制订相应的预防措施，加强抗性预防的宣传，合理使用杀虫剂和杀螨剂，在开发杀虫剂时也要注重对其抗性的评估。

小 结

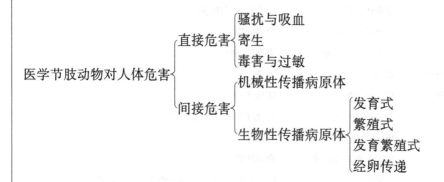

【思考题】

（1）医学节肢动物对人类有哪些危害？

（2）节肢动物生物性传播疾病的方式有哪些？举例说明。

笔记栏

推荐补充阅读书目及网站

李凡,徐志凯. 医学微生物学. 第8版. 北京:人民卫生出版社,2013.

李明远,徐志凯. 医学微生物学. 第3版. 北京:科学出版社,2015.

李剑平,刘雪梅. 医学免疫学与病原生物学. 北京:科学出版社,2013.

吴观陵. 人体寄生虫学. 第4版. 北京:人民卫生出版社,2013.

诸欣平,苏川. 人体寄生虫学. 第8版. 北京:人民卫生出版社,2013.

曹雪涛. 医学免疫学. 第6版. 北京:人民卫生出版社,2013.

中国免疫学信息网. www.immuneweb.com.

中国科学院微生物研究所. www.im.cas.cn.

中国疾病预防控制中心寄生虫病预防控制所. www.ipd.org.cn.

中国微生物学会. csm.im.ac.cn

世界卫生组织热带病研究和培训特别规划署. www.who.int/tdr.

免疫遗传学. www.imgt.org.

美国微生物学会(American Society for Microbiology,ASM). www.asm.org.

主要参考文献

王勇. 医学寄生虫学. 第 2 版. 北京：高等教育出版社, 2014.

乔继英，程彦斌. 人体寄生虫学图谱. 北京：人民卫生出版社, 2002.

李士根. 人体寄生虫学. 南京：江苏科学技术出版社, 2013.

吴观陵. 人体寄生虫学. 第 4 版. 北京：人民卫生出版社, 2005.

诸欣平. 人体寄生虫学. 第 8 版. 北京：人民卫生出版社, 2013.